全科医学基础

黄秀兰　主编

中央民族大学出版社

图书在版编目（CIP）数据

全科医学基础/黄秀兰主编. —北京：中央民族大学出版社，2006.4

ISBN 7－81108－140－7

Ⅰ.全… Ⅱ.黄… Ⅲ.全科医学－高等学校－教材 Ⅳ.R4

中国版本图书馆 CIP 数据核字（2006）第 016277 号

全科医学基础

主　　编　黄秀兰
责任编辑　杨　玉
封面设计　赵秀琴
出 版 者　中央民族大学出版社
　　　　　北京市海淀区中关村南大街 27 号　邮编:100081
　　　　　电话:68472815(发行部) 传真:68932751(发行部)
　　　　　　　68932218(总编室)　　　68932447(办公室)
发 行 者　全国各地新华书店
印 刷 者　北京宏伟双华印刷有限公司
开　　本　880×1230(毫米)　1/32　印张:11.25
字　　数　280 千字
印　　数　2000 册
版　　次　2006 年 4 月第 1 版　2006 年 6 月第 1 次印刷
书　　号　ISBN 7－81108－140－7/ R·22
定　　价　23.00 元

目　　录

前　言

自2002年中央民族大学实行学分制以来，中央民族大学生命与环境科学学院面向全校各专业学生开设了“全科医学基础”公共选修课，意在让学生掌握一些基本的医学知识。始料未及的是，这门课受到学生热烈的欢迎，每个学期选课人数爆满。在教学过程中，迫切需要有一本合适的教材，针对这一要求，我们争取到2003年“中央民族大学精品教材项目”立项支持，经过编写组全体人员两年多的共同努力，完成了全书的编写工作。

全书分八章。第一章是导论，介绍了现代医学模式和有关全科医学的概念及基本原则。第二章至第八章针对青年大学生成长过程中的生理心理的突出问题，分别论述了紧急救护、常见症状的鉴别诊断及处理、传染病的防治、精神卫生、心理障碍、常见精神疾病、生活嗜好品七个方面的内容，着重阐述了医学知识和常用技术。本书有三个突出特点：

第一，明确的针对性。目前国内外学术界关于全科医学的研究成果和知识积累都已不少，但至今没有一本针对非医学专业大学本科生的教材，这完全不能适应《全科医学基础》的教学需要。因此，本教材的第一个特色就是清晰而明确的针对性，即针对非医学专业大学本科生教学的需要。

第二，鲜明的民族特色。中央民族大学学生大多来自边远民族地区，毕业后也将回到民族地区工作，由于社会经济发展的相对落后和接受高等教育人数较少，使民族地区比发达地区更需要“通用型人才”，医学知识应当是他们知识结构中的必要部分。因此，在中央民族大学针对非医学专业学生开设《全科医学基础》课程，就具有十分重要的意义，这也是每次都有那么多学生选修这门课的根本原因。编写针对这样一个学生群体的《全科医学基础》教材，就具有鲜明的民族特色。

第三，强烈的时代感。随着经济与社会的不断发展，随着物质生活的不断改善，特别是我国进入全面建设小康社会的新阶段，疾病谱也在发生变化，人们对医学保健和服务的要求也越来越普遍。在这种背景之下，本教材项目具有强烈的时代特征。

围绕这三个特点，本教材紧扣全校公共选修课的教学要求，适应大学生通识教育的模式，旨在提高民族院校大学生的综合素质。一是增强大学生自我健康的素质，包括身体健康和心理健康，这对他们认识自我、保护自我、完善自我、健全自我具有很重要的意义；二是提高大学生的健康救助能力，使他们能够为身边遭遇身心健康困难的人们提供简单的医学救助。我们的许多学生毕业后要从事民族工作，或者到民族地区去工作，具有一定的医学知识，对他们更有效地开展工作很有帮助；三是开阔学生的视野，拓宽学生知识面，完善学生知识结构，使他们通过医学知识的学习，促进其专业知识的学习。按照这三项任务，我们精心编排了有关的内容，以达到激发学生学习兴趣、培养学生生活能力、提高学生救助意识，同时便于学生自学的目的。

编写工作的分工是：黄秀兰同志是本书主编，组织参编人员收集资料、讨论教材内容、确定章节、拟订提纲，并承担了第一章（全科医学导论）、第三章（常见症状的鉴别诊断和处理）、第四章（传染病的防治）、第六章（心理障碍）和第八章（生活嗜好品）的编写，并统一插编了文本框；覃筱燕同志编写了第二章（紧急救护）和第四章第五节（常见传染病简介）；徐斯凡同志编写了第七章（常见精神疾病）；周宜君同志编写了第五章（精神卫生）。

本书不仅是集体合作的结果，还得到了多方面的支持与帮助。首先要感谢中央民族大学教务处及学校有关专家的热情关心和大力支持，他们提出了许多宝贵的意见和建议。还要感谢中央民族大学出版社和责任编辑杨玉同志给予的支持和帮助，使本书得以及时出版。由于时间仓促，编写水平有限，本书难免存在一些不足之处，敬请读者不吝赐教，批评指正。

编　者

2006 年元月

第一章　全科医学导论

第一节　医学模式的演变

一、医学模式

医学模式（medical model）是在人类认识自身生命、并与疾病抗争的实践过程中逐渐形成的理论体系和行为模式，同时也是指导医学理论研究和医疗实践的基本框架。医学模式并非一成不变，它会随着医学科学的发展与人类健康需要的变化而不断变化和发展。医学模式的演变常常会给医学科学理论和医疗实践行为带来变革，提高人类对自身生命的认识水平，增强人类与疾病抗争的能力。因此，要准确把握医学发展的方向，我们必须从现代健康需要和现代思维方式出发，去理解和运用现代的医学模式。这样，才能认识和处理个体医学与群体医学、生物医学与社会医学、微观医学与宏观医学、临床医学与预防医学、防治疾病与促进健康、医学进步与社会发展之间的多重关系，以应对和解决现代社会所面临的各类越来越复杂的医学难题。

二、生物医学模式

18世纪下半叶到19世纪初，资产阶级工业革命推动了西方发达国家的城市化，同时也带来了传染病的不断蔓延。霍乱、伤寒等传染病的大流行，催生了细菌学的开拓性研究，疾病的细菌学病因理论随之诞生。与此同时，一大批现代生命科学，如生理学、生物学、解剖学、组织学、胚胎学、生物化学、病理学、免疫学、遗传学等，也相继形成，为解决临床医学和预防医学的一些重大难题提供了医学理论和技术基础，推动了医学从经验走向科学。人们对生命现象及健康与疾病有了新的认识，健康就是要维持宿主、环境和病原体三者之间的平衡，疾病就是这种平衡遭到破坏所引起的后果。现代医学的生物医学模式就这样逐渐形成了。

生物医学模式（biomedical model）是建立在生物科学基础上，反映病因、宿主与自然环境之间变化规律的医学观和方法论。在这种模式下，人们认为每一种疾病都必须并且可以在器官、组织或细胞、分子水平上找到可以测量的形态学或化学改变，都可以确定出生物的或理化的特定病因。生物医学模式一方面奠定了医学实验研究的基础，促进了人们对人体生理活动及疾病的定量研究，另一方面又推动了特异性诊断和疗法的发展，提高了人类应对疾病的技术水平。短短几十年间，急性、慢性传染病和寄生虫病大幅度下降，平均期望寿命显著延长。

三、生物—心理—社会医学模式

随着疾病谱的变化和医学科学的发展，生物医学模式逐渐暴露出它的局限性。集中体现在此模式把人从社会群体环境中孤立出来，只注重生命个体的结构、功能和信息统一，忽视了人的社会群体性和复杂的社会心理活动，因而难以圆满解释和有效解决当今人类健康所面临的突出问题。如冠心病、糖尿病等慢性非传染性疾病的发生发展，除生物因素外，还与社会环境因素、个人行为、生活方式及心理因素紧密有关。进一步说，即使以生物因素为主的传染性疾病，在流行和防治方面也受心理和社会因素的影响。因此，人们对健康和疾病的认识，不仅要对疾病进行生理（生物医学）的解释，还要了解病人（心理因素）、病人所处的环境（包括自然环境和社会环境）及社会医疗保健体系（社会体系）。1977 年，美国纽约罗彻斯特大学精神病和内科教授恩格尔指出：“生物医学逐渐演变为生物、心理、社会医学是医学发展的必然。”

生物－心理－社会医学模式（biological - psycological - social medicince model）是根据系统论的原则，把健康或疾病理解为从原子、分子、细胞、组织器官到人的个体，以及由个体、家庭、社区、人类社会构成概念化相联系的自然系统。在这个系统中，疾病的表现形式不再是简单的线性因果模型，而是互为因果、协同制约的立体化网络模型。生物－心理－社会医学模式恢复了心理、社会因素在医学研究系统中应有的位置，是对以还原论为基础的生物医学模式的补充和发展，在重视生物因素的前提下，把人的健康问题置于社会系统中去理解，全方位探索影响人类健康的因果关系。进而，这种模式在强调心理、社会因素的同时，更加准确地界定了生物因素的含义，更为充分地肯定了生物医学的价值。

按照生物－心理－社会医学模式，影响人类健康的因素有四个方面：①环境因素，包括自然环境因素和社会环境因素；②生活方式和行为因素；③生物遗传因素；④医疗卫生服务因素。因此，医学应该关心病人生物的、心理的、社会的各个层面的问题，不仅要关注病，更要关心人，给病人以全面的照顾。于是，以家庭为单位、以社区为范围的全科医学服务应运而生，全科医生在社区工作，深入病人家庭服务，有可能为病人提供这种全面的医学照顾。

根据生物－心理－社会医学模式对全球的主要死因进行分类，WHO 调查报告显示，在与人的健康与长寿的关系中，生物遗传因素占 15%，社会因素占 10%，医疗条件占 8%，气象条件占 7%，而 60%取决于个人的生活方式和行为嗜好。

第二节　全科医学的基本概念

全科医学（general practice/ family medicine）是20世纪60年代末在西方发达国家兴起的一门综合性医学学科，20世纪80年代后期传入中国。经过几十年的发展，全科医学已逐渐形成了自己独特的学科体系，其影响已渗透到医疗服务、医学教育和医学研究等许多领域，弥补了西方医学高度专科化的不足，促进了许多国家和地区医疗保健事业的平衡发展，为提高人类的健康水平作出了重要的贡献。在综合性医院里，全科医学服务已成为一个与其他临床专科并存的、深受群众欢迎的、独特的临床医学科室；在医疗保健体系中，全科医学服务即全科医疗（general practice）已被公认为基层医疗的最佳模式；在医学教育中，全科医学已成为一种十分重要的毕业后培训项目或独特的临床医学专业；而全科医生（general practitioners）正在成为为社区居民提供初级卫生保健服务的最佳人选。

一、全科医学

全科医学是一个面向社区与家庭，整合临床医学、预防医学、康复医学以及人文社会学科相关内容于一体的综合性医学学科。其主旨是强调以个人为中心、以家庭为单位、以整体健康的维护与促进为方向的长期负责式照顾，并将个体与群体健康照顾融为一体。其范围涵盖了各种年龄、性别、各个器官系统及各类疾病，体现一个“全”字，它范围宽广，内容丰富，与其他各专科相互交叉，同时又有自己独特的角度和知识技能。

作为初级卫生保健（primary health care）的学科，全科医学的核心和最鲜明的专业特征是“以家庭为单位的初级卫生保健服务”。将家庭这一要素引入到医学和医疗之中，同时兼顾个人和社区，这是全科医学与其他学科相区别的重要基础。因此，许多国家和地区也将全科医学称为“家庭医学（family medicine）”。在我国，全科医学服务的内容主要包括预防、治疗、康复、保健、健康教育、计划生育六个方面。

初级卫生保健的基本内容包括四个方面九个要点。四个方面是指：健康促进；预防保健；合理治疗；社会康复。九个要点包括：①针对主要健康问题的预防和控制的健康教育；②改善食品供应和合理营养；③供应卫生的饮水和有基本环境卫生措施；④妇幼保健与计划生育；⑤针对主要传染病的预防接种；⑥预防和控制地方病；⑦对常见病与外伤给予合理的治疗；⑧提供基本药物；⑨预防和控制非传染性疾病和促进精神卫生。

二、全科医疗

全科医疗是将全科医学理论应用于病人、家庭和社区照顾的一种基层医疗保健专业服务。它是一种整合了其他许多学科领域的综合性临床专业，除了包含其他医学专业的内容外，还强调运用家庭力量、人际关系、咨询等多方面的知识技能。

全科医疗的主要特点是：强调持续性、综合性、个体化的照顾；强调早期发现和处理疾患；强调预防疾病和维持健康；强调在社区场景对病人提供服务，并在必要时协调利用社区内外的其他资源。其中，全科医疗的最大特点是强调对病人的“长期负责式照顾”，其关注中心和服务对象是作为整体的人。全科医生一旦与服务对象建立了某种契约关系，就有责任随时随地关注他们的身心健康，对其主观和客观的、即刻的与长期的各种卫生需求作出及时的评价和处理。可以说，全科医疗是一种由医生承担的、以健康为中心、以需求为导向、以人为本的主动式全面服务。

全科医疗服务贯穿于人的生命的全过程：从妇女围产期、新生儿保健、少儿保健，到青年保健、中年保健、老年保健，乃至濒死期与死亡照顾。在不同的国家与地区，由于卫生保健体制和人员分工不同，全科医疗所涉及的内容也有所区别。在某些国家，接生和围产期保健完全由妇产科专业人员负责，而与全科医疗无关；在某些地区，更多的预防工作是由护士或专职公共卫生人员提供，全科医疗则更集中于病患的照顾。由于服务地点和场所的不同，服务内容的区别就更明显：如在乡村地区由于转诊难，全科医疗服务范围较城市地区广泛得多，往往包括接生、外科常规手术、各种内窥镜检查等；在老龄化严重的地区，全科医疗常包括护理院和临终关怀病院的老年医护与善终服务；在学校的保健中心，全科医疗除了日常门诊外，更注重青少年保健和心理咨询的实施。

随着医疗卫生改革的深入，全科医疗被赋予越来越重要的社会责任，其服务涉及的知识技能也在日益拓宽，对从业人员的要求也越来越高。要做好对个人和家庭提供长期负责式服务，就应当熟悉并掌握健康水平（而不仅是疾病）的测量、疾病的预测、各年龄段不同症状的含义、疾患对家庭的冲击和家庭资源的利用等等；要提供群体性的医学服务，就需要更多的流行病学、统计学知识，以及与社区健康促进相关的各种工作技能；要做好医疗保健系统的管理者，就需要更全面地关注全科医疗服务中动机－效果与成本－效益的要求、社区卫生服务及全科医疗管理的技术；要影响卫生政策和卫生资源投向，就需要与服务对象和决策者进行更经常而有效的沟通协调等等。这些需求客观上推动了全科医学的发展建设，并吸收了越来越多的专业人员，壮大了全科医学服务队伍。

1948年WHO成立时宣布的宪章中指出：健康是一种躯体上、精神上和社会适应上的完善状态，而不是没有疾病或虚弱现象。该定义具有高度的概括性和全面性。其中，躯体上的完善状态是指躯体的结构完好与功能正常，常以当今科技检查手段未发现异常情况为标准；精神上的完善状态包括心理、情绪和道德上的完善；社会适应上的完善状态是指对社会适应的完好，个人的行为与社会道德规范相一致，能在社会系统里扮演一个适合其身份的角色，并使其能力得到充分的发挥。

三、全科医生

全科医生又称为家庭医生（family doctor），是全科医疗服务最重要的执行者。英国皇家全科医学院把全科医生定义为在病人家里、诊所或医院向个人和家庭提供人性化、基层、连续性医疗服务的医生。全科医生应承担对自己的病人所陈述的任何问题做出初步决定的责任，在适当的时候请专科医生会诊。为了共同的目的，通常与其他全科医生以团队形式一起工作，并得到医疗辅助人员、适宜的行政人员和必要设备的支持。

美国家庭医生学会把家庭医生定义为经过家庭医疗这种范围宽广的医学专业教育训练的医生。家庭医生具有独特的态度、技能和知识，向家庭的每个成员提供持续性与综合性的医疗照顾、健康维持和预防服务。一个训练有素的家庭医生能处理急性感染、取活体组织检查、修补损伤、治疗肌肉骨骼扭伤和轻微骨折、取异物、治疗阴道炎、提供产科服务及新生儿照顾、精神支持治疗等；其服务范围可以从确认某些潜在危险因素时所进行的常规健康检查，直到要求专科医师以最先进的技术手段进行的会诊或转诊。这要求家庭医生必须了解可用于协助处理病人的各种各样的仪器设备，还要注重病人的心理特征。

结合我国情况，可以给全科医生下一个通俗的定义：全科医生是指对个人、家庭和社区提供优质、方便、经济有效的基层医疗保健服务的医务人员，其职责是对生命、健康与疾病的全过程进行全方位的负责管理；其服务涵盖不同的性别、年龄的对象及其所涉及的生理、心理、社会各层面的健康问题。

1986 年 WHO 指出：健康促进是指个人及社会增加对健康影响因素的控制能力和改善整体健康的全过程，以达到躯体的、精神的和社会适应的完善状态，确保个人或群体能够确定和实现自己的愿望，满足自己的要求，改善和处理周围环境。

第三节　全科医学的基本原则

一、基层医疗保健

基层医疗保健的主要功能有：疾病的首次医学诊断与治疗；心理诊断与治疗；对具有各种不同背景、处于不同疾病阶段的病人提供个体化的支持；交流有关诊断、治疗、预防和预后的信息；对慢性病人提供连续性照顾；通过筛查、教育、咨询和预防性治疗来预防疾病和功能丧失。

从事基层医疗保健工作的医生主要是全科医生、内科医生、外科医生、儿科医生、妇产科医生、眼科医生、泌尿科医生、精神科医生等，他们组成基层医疗服务团队，向社区居民提供全方位的服务。不同专业的医生在基层医疗单位的服务范围和工作量有着明显的差别。由于全科医学专业训练比其他专科具有更强的综合性、连续性、协调性，因而更适合于基层医疗服务的要求，因此，全科医生便成为基层医疗保健中最受群众欢迎、利用最多的临床医生。

全科医疗是一种以门诊为主体的一线医疗服务。社区居民在遇到健康问题、寻求卫生服务时，最先想到、最先接触的医疗保健就是全科医疗，因而它也被称为首诊服务。全科医疗服务既便利，又经济，能够有效地解决社区居民绝大部分的健康问题，即使是遇到解决不了的问题，也能根据需要安排病人及时进入更高级别的医疗保健服务。

躯体健康的表现：精力充沛，对日常工作不感到紧张和疲劳；善于休息，睡眠良好；应变力强，环境适应能力强；体重标准，身材匀称，发育良好；视力正常，嗅觉灵敏，听力正常；头发光泽、浓密；肌肉丰满，皮肤富有弹性；牙齿清洁，无龋齿，无松动，牙龈正常；能抵抗常见病；内脏无结构和功能改变等。

二、人格化照顾

在生物-心理-社会医学模式下，全科医疗的核心理念是以病人为中心，病人不仅是疾病的载体，更为重要的是有个性有感情的人。全科医疗所关注的不仅是寻找有病变的器官组织，更重要的是维护病人的整体健康。为此，全科医生应当把病人看作是自己的合作伙伴，从一个“完整的人”的角度，全面系统地去考虑其生理、心理、社会、精神等方面的需求，采取一整套的综合措施去加以解决。通过这种建立在医患之间亲密关系的人格化服务，全科医生可以更好地调动病人的主动性，使之积极参与和配合健康维护和疾病控制的全过程，这会提高医疗服务的有效性。

因此，医生、患者之间的这种建立在信任基础上的亲密关系，使全科医生能够更真实地从病人的观点来看病人的问题。在这一过程中，全科医生应该从各个方面、利用各种方式充分了解和熟悉自己的病人，全面深入地了解和掌握病人的生活经历、工作情况、社会背景、个性类型等等，以便能够提供恰当而到位的服务，进行符合病人实际的、更有针对性的预防或治疗。专科医生在临床上更倾向于采用规范化、标准化的诊断和治疗，而全科医生除了提供常规的生物医学诊治措施之外，还对病人负有长期照顾的责任，这要求医生必须更加个性化、人格化，以便为病人所接受。

心理健康的表现：人格完整，情绪稳定，自我控制能力强，能保持心态平衡，自尊、自爱、自信，有自知之明；有安全感，能保持正常的人际关系，能虚心接受别人的批评和建议，在不违背集体意志的前提下，有限度地发挥个性；对未来有明确的生活目标，有理想，有抱负，不断进取。

三、综合性照顾

全科医疗服务是一种综合性、全方位的医疗照顾，就其服务对象而言，不分病人的性别、年龄、种族、疾患类型、社会文化背景、经济情况、居住环境等；就其服务内容而言，包括医疗、预防、康复和健康促进；就其服务层面而言，涉及生理、心理、社会、文化各个方面；就其服务范围而言，涵盖个人、家庭、单位、社区；就其服务手段而言，可利用一切有利于病人康复的方式和工具，包括现代医学、传统医学、民族医学。鉴于全科医疗服务的这种综合性、全方位、立体性、系统性，因此它是一种真正的“一体化服务”。

全科医疗的服务项目齐全，在诊疗方面，包括内科、儿科、妇产科、门诊外科、皮肤科、眼科、耳鼻喉科、骨科、精神科的常见问题，以及老年病、慢性病、职业病等的防治；在预防保健方面，包括婚前检查、计划生育指导和优生咨询、妇幼保健、计划免疫、职业体检、定期健康检查。此外，还包括心理咨询、医学咨询、健康教育、家庭医疗护理等等。根据病人需要，可提供现代和传统医学的各种有效手段，如我国的中医药学、少数民族医药学等等。

疾病是指机体在一定条件下，经致病因素作用，在一定部位发生的结构、功能和代谢异常，表现为症状、体征或一组症状（综合征）的一种复杂而又有一定表现形式的病理过程。按病因将疾病分为：遗传病，传染病，寄生虫病，物理因素及放射因素引起的疾病，化学伤，中毒，营养不良，代谢病，水电解质紊乱，变态反应性疾病，结缔组织疾病，免疫性疾病，精神病，肿瘤及瘤样病变，全身性原因未明的疾病、症状和综合征，等等。

四、持续性照顾

全科医疗是从生到死或者说是从生前到死后的全过程服务，因而是一种持续性的医疗照顾。全科医疗的持续性特征体现在以下几个方面：①人生的各个阶段，从婚育咨询开始，经过孕期、产期、新生儿期、婴幼儿期、少儿期、青春期、中年期、老年期直至濒死期，都在全科医疗服务范围之内；当病人去世后，全科医生还要顾及其家属居丧期的保健，乃至某些遗传危险因素和疾病的持续性检测问题；②在健康、疾病、康复的各种状态，全科医疗对其服务对象分别负有不间断的一、二、三级预防责任，从健康促进、危险因素监控，到疾病的早、中、晚期诊治和管理；③任何时间地点，包括服务对象出差或旅游期间，甚至住院或会诊期间，全科医生对其都负有持续性责任，要根据病人需要事先或随时提供服务。

由于持续性服务是全科医疗区别于专科医疗的一个重要特征，因此需要通过一些不同于专科医疗的特定途径来实现这种服务，包括：建立家庭保健合同，以此明确医患双方的相对长期关系；建立预约就诊制度，保证病人就诊时能见到自己的家庭医生；建立慢性病随访制度，使任何一个慢性病患者可获得惯犯化的管理而不致失控；建立急诊或 24 小时电话值班制度，使全科医疗对病人的“首诊”得到保证；建立完整的健康档案（即全科医疗病历），使每个服务对象的健康—疾病资料获得完整准确的记录和充分利用。事实上，由于我国社会所处的发展阶段和发展水平，我们在这方面的工作还有一定的差距。

亚健康状态指机体处于健康和疾病之间的状态。主要表现为疲乏无力，容易疲劳，精神不振，头脑不清晰，思想涣散，头痛，眼睛疲劳，视力下降，耳鸣，食欲欠佳，睡眠不好，手足发凉，便秘，记忆力减退，性功能障碍，全身酸痛等。但按照临床公认的疾病诊断标准包括各项检查，不能明确诊断为某种疾病。预防亚健康状态的关键是自我保健，包括饮食疗法、运动疗法、音乐疗法、心理疗法，以及纠正不良个人行为等。

五、协调性照顾

为实现全科医疗的全方位、全过程服务，全科医生还担任着协调人的角色，是动员各级各类资源服务于病人及其家庭的枢纽。全科医生掌握着各级各类专科医疗信息，必要时可为病人联系转会诊服务；了解社区的健康资源，如健康促进协会、志愿者队伍、托幼托老机构、营养食堂、护工队伍等，可为病人提供有效的社区支持；熟悉病人及其家庭的情况，有利于发挥家庭资源在医疗中的作用。通过对上述各种健康资源的协调和利用，全科医生可以成为服务对象的“健康代理人”。一旦病人需要，全科医生将调动医疗保健体系和各种社会资源，为病人提供医疗、护理、精神等多方面的支持和援助。

比如，当一个全科医生同时有三个冠心病病人，其中一人可能适于服药，另一人更需要进行精神治疗，第三个人则可能有手术适应症，那么，该医生就要根据病人的整体情况做出判断，及时恰当地向病人提出处理建议并做出妥善安排，使他们都得到恰当的处理。在这种情况下，全科医生的协调作用就十分突出，通过会诊、转诊和会晤等协调措施，与内科、外科、精神科等专科医生和病人家庭及社区积极合作，共同解决病人的健康问题，从而确保其获得正确、有效和高质量的医疗服务。

疾病谱是用统计学的方法来研究疾病在人群中的发病率和死亡率及其排列的先后顺序。不同历史时期、不同国家、不同社会制度、不同民族、不同生活习俗，疾病谱是不尽相同的。20世纪中叶以前，影响人类健康的主要疾病是传染病和营养不良。近几十年来，随着社会经济状况的改善，以及特异性抗生素、疫苗的成功应用，传染病和营养不良逐渐减少，而各种慢性非传染性疾病，如肿瘤、糖尿病、心脑血管疾病、神经及精神疾病等已占据疾病谱的主要地位。

六、可及性照顾

全科医疗是一种可及的、方便的基层医疗照顾，它具有地理上的接近、利用上的方便、关系上的亲切、结果上的有效以及价格上的便宜等一系列的特点。一个社区在建立全科医疗服务机构时，应从对当地民众的可及性出发，考虑地点、服务内容、服务时间、服务质量、人员素质、队伍结构、服务价格及收费方式等，以使绝大部分社区居民感受到这种服务是可以利用，且值得利用的医疗服务机构。事实上，由于医患双方的亲近与熟悉，全科医生在诊疗中可以大大减少不必要的问讯与辅助检查，从而获得比一般专科医疗更好的成本效益。这使全科医生能够充当一种社区健康的“守门人”角色，从而赋予他们一项特殊任务，即为患者节省了经费，既预防了疾病，又杜绝了浪费。

预防疾病，特别是预防慢性病及其并发症，是全科医生的主要任务之一。据有关部门统计，每年从预防入手可以节省的住院经费及药费，是相当惊人的。我国一些较早开展全科医疗的地区，用自身对照或横向对照的方式，对单种疾病（如高血压、糖尿病）、单个病人及家庭、或处方的花费进行比较，可以发现全科医疗服务在疾病预防方面所具有的优势，这使得社区卫生服务机构能够生存发展。

杜绝浪费，就在于全科医疗服务减少了不必要的检查、治疗或用药。这就要求全科医生具备必要的流行病学知识，熟悉病人情况、家庭背景和社区环境，了解临床常用检查项目的灵敏性和特异性，强化临床思维能力训练。只有这样，才能切实提高诊断治疗水平，才能适应社区居民对基层医疗服务日益增高的要求。

死亡分为：自然死亡（生理性死亡）、病理性死亡和意外死亡。由疾病导致的病理性死亡始终是人类死亡的主要原因之一。意外死亡一般是指由自然灾害、交通事故、工伤事故、医疗意外、自杀、他杀及处死等原因所导致的非正常死亡。据我国有关部门统计，心脑血管疾病、恶性肿瘤、意外死亡分别占据中国死因谱的前三位，约占总死亡原因的2/3。

七、其他

全科医疗是以家庭为照顾单位。家庭是全科医生的服务对象，又是其诊疗工作的重要场所和可利用的有效资源。以家庭为单位的照顾主要涉及两方面的内容：一是个人和其家庭成员之间存在相互作用，家庭的结构与功能会直接或间接影响家庭成员的健康，反过来也会受到家庭成员健康或疾病状况的影响；二是家庭生活周期的不同阶段存在不同的主要矛盾和突出问题，若处理不当就可能产生危机，进而还可能在家庭成员中引起连锁的健康问题，对家庭成员造成健康损害。因此，在进行全科医疗服务时，不仅要关注病人自己的健康问题，而且要考虑其家庭的健康影响。

全科医学所特有的整体论和系统论的思维方式，突破了传统的专科医学对待疾病的还原论方法，强调把病人看作社会和自然大系统中的一部分，从身体、心理、社会和文化等因素来观察、认识和对待健康问题。可见，生物－心理－社会医学模式不仅是全科医学的理论基础，也是全科医生诊治病人的基本原则。

安乐死是指快乐或尊严地死亡，又称为“无痛致死”。分为：①主动安乐死，是指对那些患有不治之症的病人，经过各种医疗抢救确无恢复生命的可能，病人的精神和躯体又极度痛苦，此时在病人和家属的要求下，经医生认可，用药物或其他认可的方式结束病人的生命，死时安详、舒适；②被动安乐死，是指对那些确实无法挽救其生命的病人，终止维持病人生命的医疗措施，任病人自行死亡。目前，安乐死仍是一个复杂、敏感和有争议的问题。

思考题

1. 如何认识“生物－心理－社会”医学模式？
2. 什么叫全科医学、全科医疗、全科医生？
3. 全科医学的基本原则有哪些？

第二章　紧急救护

第一节　概　　述

根据 WHO 统计，全世界每年的创伤病人中，有 20%的死亡是因为没有得到现场救治所致；心肌梗死致死病例中，40%～60%死于发病最初几小时内，而其中 70%是因来不及到医院就诊而死于途中或家中。如果能够在心跳停止后 4 分钟内给予及时的心肺复苏，病人生存率可达 43%，12 分钟后复苏的存活率则几乎为 0。因此，当发生危急重症时，及时而正确的紧急救护就具有特殊的重要性。

一、生命体征的观察

人们主要从三个方面来判断生命的体征：意识是否存在？呼吸是否存在？心脏和脉搏是否跳动？其中，呼吸和心跳是关键性指标。

1. 有无意识的观测

意识障碍因严重程度的不同而分为两种类型：一是轻度意识障碍，如嗜睡、昏睡，在刺激后可产生不同反应，大声呼叫后能回答；二是深昏迷，不管大声呼唤或强烈刺激，不能睁眼，身体也不动弹，什么反应也没有。

2. 有无呼吸的观察

有无呼吸，可以通过眼睛去看、去感觉，也可将耳朵或手指贴近病人的口鼻去感觉。如果病人呼吸微弱，可撕一小束棉花或一小张纸贴在病人的鼻孔或口腔附近，可以通过观察棉花或小纸片的摆动来判断病人的呼吸情况。

3. 有无脉搏的确认

心脏是否跳动，可用手摸病人手腕的桡动脉、颈部的颈动脉、腹股沟部的股动脉等的搏动情况。如仍不确切，可用手触摸病人左乳房附近的心脏跳动，也可用耳朵直接贴近病人左胸听心音。

4. 注意瞳孔的变化

瞳孔作为大脑的窗口，对推断大脑异常情况具有重要的意义。正常情况下，左右瞳孔等大等圆，光照射时瞳孔缩小。如果瞳孔左右不对称，光照射也不改变，提示脑异常。意识丧失且瞳孔散大，表明脑的严重异常，常伴有心跳或呼吸停止，必须做好复苏的准备。

遇到危急重症时，为了进行有效的抢救，同时为了保护抢救人员自己，首先要弄清原因，是溺水、触电、烧伤、中毒等意外事故，还是急症发作。如对酸碱烧伤者，救助者不应直接接触，以防灼伤自己，应戴上塑料手套、围裙等；对现场毒气中毒者，救助者不能贸然进入，应予送风，并戴防毒面具，方能入内救人；对触电者，不能用手去拉尚未脱离电源的人，应先用竹竿、木棍等挑开电源或拉闸切断电源后，才能救助。

二、正确呼叫“120”

在日常生活、工作、旅途等各种场合，均可能遇到突发意外事故、病症急性发作等紧急情况。如遇这样的意外情况，及时呼叫救护车十分重要，这使当事人能够借助专业医疗救护人员进行现场抢救，或者及时送至医院救治。

全国各地的医疗急救电话均为“120”。遇有紧急伤病员，只要拨通“120”，很快就会有救护车载着医生和必要的急救器材赶到现场。但在呼叫“120”急救电话时，需要注意以下几个问题：

1. 准确拨通“120”。不能因紧张而拨错号码，这会耽误抢救时间。

2. 情绪镇定，表述清晰。切忌语无伦次、泣不成声，延误抢救时间。

3. 简单而确切地诉说伤病员的病情。如“心绞痛”、“触电”、“食物中毒”、“车祸”等，以便救护人员有所准备。如果是群体发病或集体事故伤，要说明伤病员的人数。

4. 准确叙述伤病员所在的详细地点。如××区、××路、××胡同、××号（或××小区、××楼、×室），提供伤病员所在地附近的明显标志物，并说明位置关系，如在××大厦北边50米的粉色楼×层。

5. 留下你的姓名、电话、住址。这有助于当救护人员找不到伤病员所在地点时，及时与你联系。

6. 等候、接应救护车。拨打“120”呼救后，应派人在伤病员所在地附近、交通要道或电话中所述明显标志物旁等候、接应救护车，节约救护车寻找目标的时间。

7. 做好把伤病员送上救护车的相关准备。比如呼救后应及时清理运送病人通道上的障碍，以便搬运病人。

第二节 复 苏 法

院前急救的关键是心肺复苏（heart and lung resuscitate）。首先判断病人是否心搏骤停，如果呼叫无反应、意识丧失、颈动脉搏动消失、听不到心音，即可判定为心搏骤停。这时，不要再反复去听诊心音，以免丧失抢救时机，而是要采取紧急措施，促使病人苏醒。

现场常用复苏方法有 ABC 步骤：A（airway）是指保持呼吸道通畅；B（breathing）是指进行人工呼吸；C（circulation）是指建立有效循环。

一、保持呼吸道通畅（A）

1. 一旦确定心搏骤停，要小心翼翼地置病人于仰卧位，最好在胸背部放置硬木板或平卧在地上。切忌将病人放在软床上。

2. 仰头抬颜开放气道。双手托起病人下颌，以免舌根后坠堵塞呼吸道。

3. 用手指清理气道内的异物或分泌物。

4. 再观察病人胸部有无活动，贴近病人口鼻，感觉呼吸道有无气体呼出。如无反应，立即口对口进行人工呼吸（artificial respiration）。

二、人工呼吸（B）

口对口人工呼吸是为病人提供空气的有效手法。主要以人工被动方法使空气到达病人的肺泡，以重建呼吸，减轻机体及组织的缺氧。抢救人员的具体操作方法如下：

1. 将病人仰头抬颜，使其口腔、咽喉处于同一轴线上。

2. 一手捏紧病人的鼻孔，深吸一口气。

3. 用自己的双唇包绕封住病人的口外部，快速用力向病人口内吹气，然后离开口唇，松开捏紧的鼻孔，使病人胸部及肺回缩而被动呼气。

4. 反复进行，保持 15 次/分钟。以胸部是否起伏充分来确认是否有效。

三、建立有效循环（C）

心搏骤停后90秒内心脏应激性最高，若此时立即进行心前区捶击（1~2次），效果较好。具体方法：右手握空心拳，于病人左胸骨中下段以中等力量迅速向下捶击，再施以胸外心脏按压（chest circumcenter press）。其原理为：按压时，血流由心脏流向肺动脉及主动脉；放松时，静脉血回流到心脏，使心室充盈。如此反复，可改善重要脏器及组织的缺氧。建立有效循环的具体步骤如下：

1. 病人仰卧于硬板床或平地上，抢救者位于病人左侧。

2. 在病人胸骨中下段按压胸部，下压深度为4cm，按压频率为80次/分左右。双手掌根法是常用的方法，用左手掌根压在定位点，右手五指交叉夹住左手各指上翘使之离开胸壁后，肩、肘、掌根三点呈一线垂直于胸壁进行按压。

3. 按压一次，放松一次，按压和放松的时间均等。但在放松时抢救者的手掌不离开病人的胸骨部位。

胸外心脏按压多与人工呼吸先后配合进行。只有一个抢救人员时，可单独施以胸外按压和人工呼吸，一次口对口人工呼吸，胸外心脏按压3~4次。胸外心脏按压用力不能过猛，以防止发生肋骨骨折。对婴幼儿用双拇指重叠放在定位点，双手其余手指环抱于胸背部。用重叠的拇指按压。对幼儿、学龄前儿童按压深度为2cm，对婴儿，只用中指、食指压迫胸骨即可。

四、心肺复苏有效指标

扪及颈动脉搏动，说明胸外按压有效。如胸外按压与放松时，均可触及脉搏，说明心跳已恢复，并能测得血压。口唇、皮肤逐渐转红，自主呼吸恢复，原放大的瞳孔变小，对光反射存在。

第三节 止血的方法

一般的出血（bleeding），用布或绷带捆扎后即可止血（hemostasis），但在严重的出血时，必须采用特殊的止血方法。

一、出血种类

按照出血的血管部位不同，可分为三种类型：

1. 毛细血管出血 即渗血性出血，血色鲜红。用薄的纱布稍加压包扎即可止血，或缝合伤口后，出血可自行停止，危险性小。

2. 静脉出血 血色暗红，血液持续缓慢地流出。将出血的部位抬高超过心脏水平，放置无菌纱布，压迫填塞即可止血。也可再用绷带稍加压包扎，其上放置冰袋，更易止血。深部大静脉出血则需结扎止血。

3. 动脉出血 血色鲜红，血流呈喷射状流出，或搏动性冲出。深部动脉出血时，看不见鲜血喷出。口渴常提示出血量多和动脉性出血。必须立即止血，血管断端需结扎才能止血。

根据血液是否流出体外，可分为两个类型：

1. 外出血 血液自伤口向体外流出。

2. 内出血 血液从破裂的血管流入组织、脏器和体腔内。①与外界相通的体腔如胃、肠、肺、肾、膀胱等出血时，分别表现为呕血、便血、咯血、尿血等。②与外界不相通的体腔如腹膜腔内、骨盆、腹膜后、胸膜腔内等出血时，仅表现为失血性休克。与疼痛性休克不同之处是伴有血红蛋白进行性降低。

正常成年人全身的总血量大约为4000ml左右。如果短时间内出血量达800ml以上，就会发生休克。表现为面色苍白、出冷汗、血压下降、脉搏细弱等。如果失去总血量的一半时(2000ml)，组织器官处于严重缺血状态，出血者会很快死亡。因此，外伤后出血进行现场止血，是抢救外伤病人生命的重要环节。

二、止血方法

1. 指压法

指压法是短时间内进行的止血法，能达到基本止血，并为彻底止血争取时间。当腋下、上臂的动脉出血时，用拇指指尖在锁骨上方用力向下方的第一肋骨方向压。当前臂、手的动脉出血时，用拇指在上臂内侧动脉搏动的部位用力向肱骨方向压。当手指、足趾的动脉出血时，用食指、拇指在出血指（趾）的根部两侧用力捏紧即可止血。当下肢动脉出血时，用两手拇指在出血的大腿根部前内方，可触到动脉搏动的部位，用力向股骨方向压可止血。当头部动脉出血时，用手将颈动脉向颈椎骨方向压，此法虽然可止血，但可能导致脑供血不足，具有很大的危险性。因此，一旦遇到头部动脉出血时，必须立即送往医院。

2. 加压包扎止血法

主要适合于小伤口。用无菌纱布（无条件时用干净布替代）或棉垫覆盖伤口后，稍加压包扎，大都可止血。如包扎后敷料外很快有点状血染，说明下方有动脉破裂出血或较粗的血管破裂，应在血染处敷料表面填塞无菌敷料，再次加压包扎，使血染部位受力最大，达到止血目的。

3. 止血带止血法

用于四肢复杂外伤广泛出血及动脉破裂大出血。首先，避免用绳索、电线等作止血带，最好用充气止血带止血，如无充气止血带，可用2cm宽的帆布带或其他无弹性且结实的布带，加以绞棒绞紧，使远端伤口停止渗血，动脉停止搏动即可固定绞棒。其次，止血带下均应在缚扎处先垫上2～3层纱布。一般来说，止血带止血效果不但不理想，而且有损伤神经、肌肉的危险，因此，使用止血带时每30分钟要改用指压15分钟。专业人员则需要记录上止血带的时间，每隔1小时放松1～2分钟，若长时间不放松止血带则会造成止血远端肢体缺血坏死。上臂止血带应缚扎在上1/3处，不能缚扎在中、下1/3处，以免损伤桡神经。前臂和小腿由于存在骨间动脉，不适合用止血带，因为压不到动脉。

4. 其他止血法

(1) 手术止血法　即结扎血管、修复血管或吻合血管，效果最为理想。在现场可用止血钳夹住深部喷血的大血管，然后将伤口和止血钳一起包扎，送到有条件的救护车、飞机或医院进行结扎止血或血管修复。

(2) 介入止血法　在X线透视下，动脉内插入导管，将凝血剂或栓塞剂选择性注入出血区营养动脉，适用于腹膜后或骨盆骨折广泛出血。

迅速大出血的预防：如遇异物（竹竿、刀、剑等）插入体内，切忌在现场拔出异物。比如钢筋从左前胸刺入穿过心脏，在现场只要将伤口与钢筋包扎好，不使钢筋移动，送到医院后做好充分准备，开胸探查。在刺伤部位邻近心肌做荷包缝合后再拔去异物，迅速束紧荷包缝线，有可能保全生命，否则迅速大出血或急性心包填塞均可致死，失去抢救机会。

第四节 病人体位及搬动病人的方法

一、保持体位正确

1. 座位

心脏病患者，如有心功能不全、呼吸困难时，取半卧位最好，减少回心血量，减轻肺淤血。

2. 仰卧位

一般面部向上平卧位，适合于意识清醒的多数场合。老年和意识障碍者不宜使用。如出现舌根后坠，则需将枕头去掉，改垫在肩部，使头部稍向后仰，保持气道通畅。

3. 休克体位

与座位相反，使病人上半身尤其是头部低下，两下肢抬高，以促使血液回流到心脏。

4. 昏迷体位

意识丧失后有呕吐时，即使没有造成窒息，也必须采用上半身俯卧、头侧向一边的体位，注意俯卧之后，有时病人头面部也呈俯卧状，必须严密观察病人的呼吸情况。

二、搬动病人的方法

一般来说，需要紧急抢救的病人，大多不得搬动，应保持静卧，原地抢救。但在为了进行某些特殊处理必须搬动病人时，也应尽可能地保持在平稳状态下进行搬动。在搬运途中，要严密观察生命体征的改变，即使是救护车运送时也不例外。常用于搬运病人的方法：

1. 协助病人步行法

目的在于协助病人自然行走，切忌过度用力或过急。对小孩患者，在其背后用双手伸入腋下，轻轻托起，救助者随病人平稳地步行；对成年患者，救助者用左肩托住病人的腋下，右手握住病人的手腕，左手扶住病人的腰，按着病人的步调行走，如病人用右足时，救助者也应用右足行走。

2. 用手搬运病人法

在没有担架、且距离较近的情况下，可用手进行搬运。主要有两种方式：

（1）一人搬运　分背背和上抱两种情况。背背是通常采用的方法，即用背去背病人，但必须尽量低着身体去背，这一点非常重要。采用上抱方法时，首先在病人的一侧蹲下，两手伸到病人的背后，病人用两手抱住救助者的颈部，将身体支撑起来，救助者同时抱起病人，将病人的重心放在双膝上，然后缓慢站起来。一般以站在病人右侧易于上抱。

（2）二人搬运　分座位搬运和卧位搬运两种情况。座位搬运时，搬运者靠近病人的两侧，首先搬运者用自己的右手抓住自己的左手腕，在用左手抓住对方的右手腕，或用长布、麻绳等做成一个圈，让病人平稳地坐上后进行搬运。产妇在家临产、羊水破时，可让其坐在木椅上再进行搬运。卧位搬运时，可采用纵抱法和横抱法。纵抱的做法是一人在病人背后用两手伸过病人的两腋部，然后在前胸两手相握，另一人站在病人的双下肢间，用手抓住两侧膝部进行搬运。横抱的做法是二人站在病人的两侧，一只手在病人背部握住对方的手，另一只手则在病人的大腿后面握住对方的手，而病人则搂住搬运者的颈部进行搬运。也可二人站在病人的一侧，一人抱住病人颈、背部，另一人则抱住病人的腰、膝部，病人抱住在上方的搬运者的颈部支撑着身体，进行搬运。

3. 担架搬运法

担架搬运需采用横抱法将病人放在担架上，并轻轻地缚在担架上以免病人跌下，同时用枕头或衣服垫在病人的头部两侧以免头部晃动。两人搬运时，病人的脚在前，搬运者的步调一致，尽可能地平稳，不能摇晃。

脊柱因有脊髓通过，受伤后情况严重。正确固定和搬运脊柱损伤患者，对进一步的处理至关重要。只要怀疑有脊柱损伤的患者，在进行急救和搬运时，应数人同时将伤员平移到木板上固定，或用长椅、床板、门板等替代，切忌使其脊柱屈伸、扭曲，以免增加骨折的移位或损伤脊髓。搬运时应使用硬板或担架，不得使用帆布、绳索等软担架运送。不能采取一人抱肩、一人抬腿的方法，更不能扶助伤员试图行走。情急之中如果搬运方法不当，可造成脊髓损伤导致截瘫。

第五节　包扎和固定

一、包扎

包扎的目的是保护伤口，减少感染，固定敷料，帮助止血。所用材料通常为绷带、三角巾等。现场急救时，可将衣、裤、巾、单等撕开作包扎用。无论何种包扎，均要求包扎好以后不要移动且松紧适度。

1. 小伤口　可用创可贴、小方巾等进行包扎。

2. 较大伤口　宜用绷带、三角巾等进行包扎，后者在急救时更为方便。包扎的方法有：①层层缠绕　从身体末端开始，层层缠绕，终止于近心端；②螺旋缠绕　适合于手腕部和胸部包扎，逐渐向上缠绕，每绕一周都需同上一圈重叠少许；③折回缠绕　适合于上肢、下肢包扎，由较细的部位向较粗的部位缠绕；④“8”字缠绕　用于包扎肘、膝关节，此法缠绕关节能屈曲，也可单独或联合其他方法用于任何部位的包扎；⑤三角巾包扎法具有三角巾制作方便、操作简便，适合于任何部位包扎等优点，但不便于加压，且不够牢固。

二、固定

骨、关节损伤时必须固定制动，以减轻疼痛，也避免骨折片损伤大血管和神经，并能帮助防止休克。较重的软组织损伤，也宜将局部固定。

对四肢采取夹板固定。缺乏材料时，可采取自身固定法，如将受伤上肢缚在胸廓上，受伤下肢固定于健肢上。颈椎骨折，应采用颈托固定，并将头胸固定。

第六节　各部位外伤的处理

对各部位外伤的现场急救，必须实施急救五大技术：保持呼吸道通畅、止血、包扎、固定和搬运。

一、颅脑伤的现场急救

头部被重物击中或从高处坠落头部先着地时，有可能引起严重的颈椎骨折、脊髓挫裂伤，甚至会引起脊柱骨折以下区域麻痹。

1. 包扎伤口

遇有头部开放性伤口，可用急救包或干净的衣服，将头部伤口加压包扎。如有脑组织膨出，应在膨出组织周围用纱布围好或用小杯盖上，避免脑组织受压，然后包扎固定。

2. 调整体位

伤员在担架上置于侧卧位或俯卧位，用宽胶布将头固定或用枕头、衣服将头部两侧固定，防止运送途中震荡。

3. 舌根后坠处理

可用安全别针在距舌尖 2cm 近中线处穿过全层，将舌拉出，固定在颈、胸部衣服上。

4. 扼要记录伤员的意识状态、瞳孔大小、脉搏、呼吸等，以供后续治疗参考。

头部外伤时，在处理表面伤口的同时，还应该注意观察病人的意识。如果意识丧失或模糊；或开始清醒，后逐渐模糊；或除了流血外，还有水一样的东西（脑脊液）从颅内流出时；或剧烈头痛、恶心、呕吐时，均有可能是颅内出血或大脑受到损伤，应立即送到有脑外科的医院。

二、颌面、颈部伤的现场急救

1. 解除窒息

(1) 口中有血凝块、骨碎片、异物等，应及时取出。

(2) 颌部破坏，舌肌失去支撑者，必须将舌牵出固定。

(3) 上颌骨骨折下坠时，可用压舌板或树枝横行悬吊。

(4) 鼻咽腔伤后水肿引起窒息者，可用水果刀切开环甲筋膜，气管内放置通气导管，紧急时可用笔筒、竹管代替，保持呼吸道通畅。

2. 处理颈部大出血

出现颈部大出血时，向伤口内喷入止血粉、凝血酶等，用对侧上肢做支架加压包扎。下颌或上颌伤先用纱布填塞止血，然后包扎。

3. 伴有昏迷的颌面部伤员转送时，应取侧卧位，防止窒息。

4. 伴有颈椎损伤病人应牵引头部，不能使病人颈部弯曲，采用颈托固定颈部，避免脊髓损伤以致高位截瘫。

三、胸部伤的现场急救

胸部受伤后，若单纯吐血痰且并不很严重时，应静卧休息，局部有外伤可用冷湿布外敷。在因胸部外伤导致呼吸困难、口唇紫绀或因胸部开放性损伤引起空气经伤口进胸腔等情况时，需采取适当现场急救，并及时送往医院进行手术治疗。

1. 遇有开放性气胸，应立即用无菌棉垫、纱布、洁净毛巾或衣服严密封闭伤口，再用敷料加压包扎，最好在敷料外加盖塑料布。

2. 若有多发性肋骨骨折或反常呼吸，除用敷料包扎外，应以棉垫或衣物卷等垫在伤处，再用绷带或三角巾包扎固定。

3. 遇有张力性气胸伤员呼吸困难、循环障碍而情况危急时，应立即在伤侧第二肋间锁骨中线处，以粗针头穿刺排气，并在针头尾端套上一带孔的橡皮指套，作为排气的活瓣。有条件者应做肋间闭式引流。

四、腹部伤的现场急救

对于腹部外伤的病人，必须立即运送到能手术且距离最近的医院去。如有大量出血、面色苍白者，此时尽管腹部皮肤完整无损，也是相当严重的腹部创伤，如被塌方的土石压迫腹部和被车碾压腹部时，均可能有内脏损伤，须立即送医院。在送往医院前，应采取以下急救措施：

1. 立即包扎伤部，如有腹腔脏器脱出，切忌送回，用纱布将脏器围好，用碗盖上后再行包扎。不要将刺入腹部的利器拔出，用毛巾等放在利器周围使其固定。

2. 闭合伤应在伤后 6 ~ 12 小时内剖腹探查，现场急救中应注意抗休克处理。

3. 转送途中伤员应取仰卧位，膝下垫高，膝髋屈曲，使腹壁松弛。

五、四肢伤的现场急救

1. 止血

小伤口出血可用无菌敷料加压包扎止血；广泛出血伤口如严重挤压撕脱伤，应在肢体近心端上止血带或指压止血，确无出血后再包扎伤口。

2. 骨折的判断和处理

有下述症状之一，就可初步诊断为骨折：①正常情况下不能弯曲的部位弯曲了；②局部疼痛剧烈，轻摇患肢，疼痛加剧；③摇动断肢时，可触到骨摩擦感和听到“咔吱”的骨摩擦音；④患肢较健肢缩短，骨折端重叠，局部皮肤隆起，局部变形。

具体处理办法如下：①剪开受伤肢体的衣裤，使骨折部位暴露；②用纱布、绷带等包扎伤口；③用夹板固定或健侧肢体固定。

紧急情况下，可选用小夹板、树枝、木棍、板、雨伞等进行肢体固定。夹板固定于肢体的内外侧，内侧板稍短，外侧板稍长。夹板外可用棉花或干草包绕，然后用布或绷带捆好，不要太紧也不要太松，固定范围要超过骨折处的上、下关节，以减轻搬运过程中的疼痛及周围软组织、血管、神经的进一步损伤。太紧将阻断血流，太松在搬运时可引起骨折端剧痛。

3. 脱臼的判断和处理

关节脱离关节囊即为脱臼。如有下述症状，应考虑脱臼的可能：①关节处疼痛；②患肢几乎不能活动；③关节上有特殊的变形，关节囊空虚；④患肢较健肢缩短；⑤试行活动关节时，关节呈弹性固定。处理办法：脱臼后暂用夹板原位固定，及早去医院，尽快复位。

第七节　烧伤和冻伤

一、烧伤

烧伤（burn）是指由热水、火、化学药品等造成的损伤。常常因意外事故所引起，如小孩多被盛有开水的锅和取暖器具烫伤，制造、使用鞭炮过程中易发生爆炸烧伤等等。儿童与老年人烧伤面积超过总体表面积10%～15%、成年人超过20%时，就会有生命危险。然而，如果有必要的安全措施，加上足够的警惕，烧伤往往也是可以避免的。

1．烧伤程度

根据烧伤的程度，可将烧伤分为三度：

Ⅰ度烧伤　局部皮肤红肿。即使不作任何处理，疼痛1～2天即可消失，局部发红处2～3天消退。

Ⅱ度烧伤　局部皮肤红肿，有水疱。疼痛剧烈，有烧灼感，3～4天后减轻。如有细菌感染化脓，多残留一层薄伤疤。

Ⅲ度烧伤　局部皮肤苍白、溃破，无疼痛感，部分发黑、坏死，易感染化脓，遗留疤痕。

2．处理方法

（1）如果衣裙被烧，采取在地上打滚或用毯子裹着再淋水等方法灭火，切忌来回奔跑，加重烧伤。

（2）不断用自来水冲洗烧伤的局部，使之充分冷却，使疼痛减轻，且利于早期愈合。至少冷却至疼痛缓和，一般为30分钟。

（3）将衣服脱掉。

（4）Ⅰ度烧伤冲洗后用无菌纱布或干净的布覆盖即可，Ⅱ、Ⅲ度烧伤经充分冲洗、保护性包扎后，即送医院进一步治疗。

被烫伤后，立即用自来水等干净的水冷却被烫伤部位。被化学药品烧伤时，一般用清水冲洗。但当溅到身上的是生石灰或镁时，千万不能用水冲洗，否则会使其发热，加重烧伤，而应该尽量抖掉粉末。不要在烫伤部位涂抹酱油、面酱等，否则影响医生对烧伤程度的判断。可用手掌法判断烧伤面积：将自己的手掌面积看作全身表面积的1%，推算烧伤面积，但手掌不能直接接触烧伤部位。

二、冻伤

冻伤（congelation）是指人体长时间暴露在寒冷环境下，体温过低，血液循环缓慢和细胞代谢不良，导致手、足、面颊、耳、鼻等局部发生损伤，严重者出现全身性损伤。当机体抵抗力低下时，如患病、外伤、饥饿、疲劳、醉酒等，均易于发生冻伤。

1. 冻伤程度

一般根据冻伤的程度，将冻伤分为三度。

Ⅰ度冻伤　又称为红斑性水疱，包括通常所指的冻疮，仅损伤表皮。表现为皮肤充血、水肿、也可呈紫红色，复温后出现红肿、刺痛、灼热感。可自行消退，不留痕迹。

Ⅱ度冻伤　又称为水疱性冻伤，损伤可达真皮。有水疱形成，局部疼痛剧烈，红肿明显，甚至皮肤紫绀、感觉消失，可出现血性水疱。

Ⅲ度冻伤　又称为坏死性冻伤。皮肤呈紫蓝色，感觉消失；有水疱形成，疼痛剧烈；二周左右出现组织坏死，完全坏死的肢体呈木乃伊状。常留下严重瘢痕和功能障碍，甚至需截肢。

冻僵是最为严重的冻伤，多见于意外事故、登山事故、海难沉船等。表现为寒战、皮肤苍白冰凉、呼吸心跳加快，随后反应迟钝、神志不清、全身肌肉关节僵硬。如果抢救不及时，可因呼吸循环衰竭致死，高寒环境中切忌入睡。

2. 处理方法

(1) 一般冻伤　用40℃左右的温水浸泡冻伤处，然后用毛巾按摩。局部涂抹冻疮膏，如有破溃感染，局部涂抹抗生素。

(2) 冻僵　脱离寒冷环境，尽早将病人抬进暖和的房内，使其身体逐渐暖和过来。把冻伤部位放入温水中，千万不能马上接触热水。冻伤病人安静下来后，让其喝温开水，当全身情况许可时，及早送医院。冻伤破溃的局部皮肤和组织，用清洁的布遮着，等待医生处理。

第八节　意外事故的处理

一、电击伤

电的危险性与电压有关，且与接触面大小、时间长短、体内电流强度和方向及个人耐受性等因素有关。睡眠者较觉醒者耐受力强，触电后立即昏倒不省人事，常发生心跳骤停，有的表现呈兴奋状态。局部出现烧伤，但与一般的烫伤、烧伤不同，受损伤口深而广。

抢救时，最重要的一点是要确保抢救者自身的安全。抢救室内触电者时，首先要立即切断电源。在户外，要用干燥的木棍等将下垂的电线挑到远处。抢救触电者时，救助者自身需处于绝缘状态，如戴上皮革手套或胶手套穿干燥的胶鞋，以防自己触电，千万不能用金属制品触摸触电者身体。清除掉引起触电的原因后，立即查看触电者的呼吸、意识、脉搏。必要时，进行心肺复苏。

二、溺水

溺水（drowning）是目前意外死亡的主要原因之一。可采取的救助方法有：①将木棒、竹竿、网、救生圈等投给溺水者，让其抓住后上岸；②用船救助时，需在船头或船尾救其上船，千万不能让溺水者太接近船身，否则有翻船的危险；③游泳救助时，不要立即接近溺水者，大约在离其 2～3m 远时，游到溺水者背后，用左手从腋下搂住其胸部，或托起其下巴抓住头发将溺水者托上岸。如果被溺水者抱住，救助者可将头没入水中作假死状，或与溺水者一起往水中沉，或将溺水者击昏，使其松手，然后再从其后面救助。

出水后根据具体情况进行处理：①如有意识，则静卧休息观察，有呕吐者，则使病人俯卧，压迫腹部，使其将水吐出；②如无意识，则尽快倒水，可采取单膝倒水法、牛背倒水法或肩部倒水法；③实施心肺复苏，原则上为溺水者做人工呼吸和胸外心脏按压要一直坚持到溺水者恢复呼吸心跳或有专业抢救人员到来为止。

常用倒水操作方法：①单膝倒水法　救助者单腿跪地，另一腿自然屈曲，将溺水者横置于救助者大腿上，以腹部为高点，头胸向下，令助手以 20 次/分的节律按压溺水者腰部，倒出呼吸道和消化道中的水；②牛背倒水法　适合于一些农村地区。将溺水者横卧于现场的牛背上，以腹部为高点，头胸朝下，驱牛小跑以倒水；③肩部倒水法　溺水者如为儿童，将其腹部置于救助者肩部，救助者边跑边倒出溺水者呼吸道中的水，边转移到平地，为下一步心肺复苏做准备。

三、遇到交通事故时的思想准备

发生了交通事故后，在现场的人一定要注意后续开来的车辆，采取措施将出事车辆转移到安全位置或在事故发生地上放置警示牌，防止继发事故的发生。同时，招呼附近的人帮助呼叫救护车、向警察报案、抢救受伤人员等。检查伤员意识，必要时采取初步抢救措施。交警到来之后，听从交警的指挥。由于交通事故受伤的病人，大多有脑部及身体内部的损伤，从外观很难判断受伤部位，应尽快送往医院。

第九节 急症的处理

处理急症原则上不要慌乱，需沉着、冷静；不要贸然决定，但需尽快作出正确的判断和处理；不要大声呼唤、叫喊，尤其对重症病人，会加重情绪反应；救命最优先，其次是应急处理；平时多储备些急救知识，有备无患。

一、脑血管意外

脑血管意外（cerebrovascular accident）包括蛛网膜下腔出血、脑出血、脑血栓、脑栓塞等，这些情况的应急处理相同。

1. 症状

患者突然昏倒，迅速进入深睡眠状态，当打开眼睑时，可见两个眼球向左右看什么似的，颜面发红，可有抽搐，根据以前病史如有高血压、动脉粥样硬化，可考虑为脑血管意外。

2. 处理

一边应急，一边联系医院。①不能搬动患者，在昏迷原地抢救，当发生在卫生间不得不搬动时，尽可能保持头部不动，平稳地搬运到最近的房间；②松解衣服，安静地仰卧，上半身稍抬高，头部稍向后仰；③有呕吐时，将头侧向一边，以防呕吐物堵塞呼吸道；④保持房间通风和适当的暗度，禁止大声呼叫和翻动身体。

二、中毒

1. 原因

引起中毒的原因很多，生活中比较多见的原因有：①食物中

毒 多由食物中的细菌及其毒素引起；②药物中毒 除以自杀为目的的催眠药外，色素、农药、水银等均可引起中毒；③气体中毒 如CO、CO_2、NO_2、氰酸中毒等。

2. 症状

胃肠道症状：恶心、呕吐、腹痛、腹泻、呕血、便血等；循环系统症状：脉搏细弱、脸色苍白或紫绀等；神经系统症状：头痛、眩晕、神志模糊，严重者可出现呼吸麻痹和意识丧失。

3. 处理

迅速送往医院。让患者饮2~3杯温水后，用手指刺激喉咙引起呕吐，尽快排出毒物。保存盛毒物的器皿，尽早弄清毒物的性质，尽可能保护现场，以便调查清楚是自己饮用还是他人投毒。气体中毒者，应尽快将患者搬动到空气新鲜的地方。

三、鼻衄

发生鼻衄（nasal hemorrhage）即鼻出血时，用棉花塞住鼻孔，捏紧片刻，头和鼻梁用冷水外敷。头向后仰或擤鼻涕，不能吸鼻涕，流到喉咙的血液要吐出来，常发生鼻出血者，应到医院作详细检查。

四、流产

妊娠过程中出现的阴道流血，提示有流产（abortion）的可能。流产时可有下腹部疼痛，也可无下腹部疼痛，后者如没有明确的停经史，诊断则极为困难。宫外妊娠破裂时，不但有阴道出血，还可引起大量的腹腔出血、失血性休克，甚至导致死亡。

处理原则：孕妇静卧，保胎；及早送医院。有习惯性流产者，应得到妊娠指导并预防流产。由于宫外孕存在很大的危险性，需引起高度重视，尽早去医院就诊。

五、异物

1. 呼吸道异物

呼吸道堵塞不能呼吸时，尽快使呼吸道通畅，恢复呼吸。尽管有呼吸，但口唇严重紫绀无改善时，立即送医院。

2. 眼内异物

眼内有异物时，不要揉搓，可凝视片刻。用脸盆盛满干净的水，将脸浸入盆内，眼睛在水里多次开合，即可将异物排出，将上眼睑上翻看时，如异物在眼结膜附近，可用干净纱布或手绢轻轻擦拭，将异物弄出，如仍解决不了，应去医院。眼睛里进了酸碱时，充分用自来水冲洗。

3. 鼻异物

立刻擤鼻涕，用一只手将无异物一侧堵住，然后用力向外擤鼻涕。异物进入部位较深，无法自己弄出时，应去医院耳鼻喉科处理。

4. 耳异物

虫子进入耳道时，用电筒从耳孔照入，虫子向着光亮处爬出。如仍在耳道内，可用油、酒精、卫生球粉放入耳道，将虫杀死，然后用玻璃洗管吸自来水冲洗。如果豆类进入耳道，可滴入酒精使其缩小，再将头偏向一侧，用手掌轻轻拍打耳朵，能使异物很快出来。如水进入耳道，头部侧向入水侧，同侧脚用力跳，水即可流出。

被鱼刺卡住不能拔出时，有时因吞饭团等方法反而造成鱼刺刺得更深，甚至刺破食道、动脉、心脏等，可引起死亡。将嘴大张，舌尽量下压，如能看到鱼刺，可用镊子将刺取出。每日饮用食醋数次，可能有软化鱼刺的作用。也可用筷子卷住棉花，或用结实的线捆紧指头大的棉花，用水吞入，有时可将鱼刺取出或拉出。必要时应送医院耳鼻喉科处理。

六、动物咬伤

1. 毒蛇咬伤

当发生毒蛇咬伤时，首要原则是阻止毒素向全身弥散。处理方法：在被咬伤肢体近心端用布条、绳子、绷带或手绢等用力捆紧，再用嘴吸出伤口内毒液；在被咬部位用刀切开，使局部出血。然后送到医院，注射抗毒血清后，才松解捆扎物。必要时作抗休克处理。

2. 蜂、蚂蚁、毒虫等叮咬伤

当被蜂、蚂蚁、毒虫等叮咬伤时，如有毒虫的针残留，应将其迅速拔出。用1%氨水或碳酸氢钠（小苏打）溶液涂擦。因为多数毒素为酸性，涂擦碱性液体可中和毒素，但伤后立即使用才有效。如伤口局部水肿，用冷湿布外敷后去医院。

3. 宠物咬伤

当被猫、狗咬（抓）伤后，不管其是否为有病的猫狗，均按预防狂犬病的方式处理，因为有些携带狂犬病毒的猫狗并不发病。具体做法为：①彻底冲洗伤口，用20%肥皂水或淡盐水及随后用清水反复冲洗伤口半小时，然后用酒精或碘酊消毒；②在咬伤处近心端上止血带，促使血液流出；③暴露伤口，不要包扎或缝合伤口，而应暴露在阳光下；④尽早去医院注射狂犬病疫苗、狂犬病抗病毒血清。伤口较深者还应注射破伤风抗毒血清。

思 考 题

1. 如何观察生命体征？
2. 如何正确呼叫“120”？
3. 呼吸心跳骤停时应采取哪些措施？
4. 急救时应注意哪些问题？
5. 各部位外伤的处理原则是什么？

第三章　常见症状的鉴别诊断与治疗

第一节　全身性症状

一、发热

在丘脑下部的体温调节中枢的精细调控下，通过神经体液因素调节产热和散热的动态平衡，正常人的体温保持相对恒定。在正常情况下，口温（舌下测温）36.3～37.2℃，肛温36.5～37.7℃，腋温36～37℃。正常体温在个体间略有差异，且常受机体内外因素的影响而微有波动，下午较上午稍高，但波动不超过1℃。

发热（fever）是指体温病理性升高。体温超过正常范围，即当腋下、口腔或直肠内温度分别超过37℃、37.2℃和37.7℃，或者昼夜波动在1℃以上时，称为发热。

> 如何测量体温？一般在腋下测量体温。将体温计传感部位放于腋下正中，夹紧胳膊。测量时间一般为5分钟。运动、进食、洗浴等可使体温略为上升，应安静休息15～30分钟后进行体温测量，并记录测量结果。

（一）发热程度和类型

根据热度的高低，发热程度常分为：低热37.3～38℃；中等度热38.1～39℃；高热39.1～41℃；超高热41℃以上。

发热时常有畏寒、头痛、口干、疲乏、食欲下降、皮肤无汗等不适。体温急剧升高时伴有寒战。高热时皮肤灼热潮红、烦躁、神志恍惚、谵语、呼吸脉搏加快，甚至抽搐昏迷。

发热类型简称热型，是指发热性疾病出现的具有特征性的热度变化规律。在疾病发生、发展过程中，独特的热型可为诊断提供重要依据。使用某些药物如抗菌药物、解热药、肾上腺皮质激素等，发热规律可受到干扰，变得不典型。此外，个体对疾病的反应性不尽相同，老年、体弱者反应性差，患感染性疾病时可无寒战高热，甚至不发热，在诊断中应予重视。常见的热型有：

1. 稽留热　体温持续在39～40℃或以上达数日或数周，一天内波动不超过1℃。见于伤寒、斑疹伤寒、大叶性肺炎等发热的极期。

2. 弛张热　体温在39℃以上，但波动度大，一天内体温波动在2℃以上。见于风湿热、败血症、严重肺结核、脓毒血症等。

3. 间歇热　体温突然上升达39℃以上，持续数小时或更长，然后下降至正常。数小时或数日后又升高，如此反复发作，发热与无热状态交替出现。见于疟疾、肾盂肾炎、胆道感染伴结石梗阻、淋巴瘤等。

4. 波浪热　体温逐渐升高达39℃以上，数日后又逐渐降至低热或正常，隔数日后又逐渐上升，如此反复出现，体温曲线呈波状起伏。见于布氏杆菌病、恶性淋巴瘤等。

5. 消耗热　体温波动范围较大，一天内变化在3～5℃之间。见于败血症、严重肺结核等。

6. 双峰热　体温曲线每天有两个高峰出现，见于黑热病、恶性疟疾、大肠杆菌败血症、绿脓杆菌败血症等。

7. 颠倒热（逆行热）　早晨体温高于晚间体温，见于脓毒血症等。

8. 不规则热　发热无一定规律，一天体温上下波动。可见于肺结核、流感、风湿热、癌症晚期等。

（二）发热的病因

引起发热的病因很多，一般区分为感染性发热和非感染性发热两大类，以前者多见。

1. 感染性发热

由各种病原体如病毒、细菌、支原体、立克次体、螺旋体、真菌、寄生虫、原虫等侵入机体后，均可引起相应感染性疾病。不论是急性或慢性、局限性或全身性感染，均可引起发热。

2. 非感染性发热

凡是由病原体以外的各种因素引起的发热，称为非感染性发热。主要见于：

（1）无菌性坏死组织的吸收　可见于大手术后组织损伤、大面积烧伤、急性心肌梗死、恶性肿瘤坏死、内出血等。

（2）变态反应与过敏性疾病　可见于风湿热、药物热、血清病等。

（3）结缔组织病变　可见于急性播散性红斑狼疮、结节性动脉炎、皮肌炎等。

（4）血液病　可见于急性白血病、恶性淋巴瘤、慢性骨髓性白血病等。

（5）内分泌或代谢障碍性疾病　可见于痛风、甲状腺机能亢进、癫痫持续状态、重度脱水等。

（6）体温调节中枢功能障碍　可见于脑出血、中暑等。

（7）植物神经功能紊乱　多为低热，并伴有植物神经功能紊乱的表现。

（三）伴随症状

1. 寒战　常见于大叶性肺炎、急性胆囊炎、败血症、急性肾盂肾炎、流行性脑脊髓膜炎、疟疾、急性溶血或输血反应等。

2. 结膜充血　常见于流行性出血热、麻疹、斑疹伤寒、钩端螺旋体病等。

3. 口唇单纯疱疹 多见于大叶性肺炎、流行性脑脊髓膜炎、间日疟等。

4. 肝脾肿大 常见于传染性单核细胞增多症、病毒性肝炎、肝及胆道感染、白血病、结缔组织病、疟疾等。

5. 关节肿痛 常见于败血症、风湿热、结缔组织病、痛风等。

6. 昏迷 先发热后昏迷，多见于流行性乙型脑炎、斑疹伤寒、流行性脑脊髓膜炎、中暑等；先昏迷后发热则多见于脑出血、巴比妥类药物中毒等。

（四）常见的发热性疾病

急性发热大多为感染所致，患者如有下列全部或部分表现，提示体内有感染存在：①突然起病；②伴有或不伴有畏寒、寒战的发热；③伴有咽痛、流涕、咳嗽等呼吸道症状；④全身不适，伴有肌肉或关节痛、畏光、眼痛、头痛等；⑤恶心呕吐及腹泻；⑥皮肤有感染病灶；⑦淋巴结肿大或脾脏肿大，白细胞升高或降低。

1. 常见急性感染性发热疾病

多由病毒或细菌感染机体所引起。

（1）普通感冒 低热（也可无发热）、全身不适、肌肉酸痛、乏力、头痛；继而出现喷嚏、鼻塞、流清涕、呼吸不畅；可有声音嘶哑、咽痛、轻咳少痰。一周左右症状可逐渐消失而痊愈。

（2）流行性感冒 急骤起病，先畏寒或寒战，发热可高达39～40℃，持续2～3日；全身不适、四肢及腰背酸痛、头痛、流清涕，因鼻咽部充血、水肿而有喉痛及鼻塞；也可有轻度咳嗽，痰不多。

严重的流行性感冒可并发肺炎，尤幼年和年老体弱者，起病后一两天即可出现高热、烦躁不安、呼吸困难、咯血和四肢及口唇发绀，应引起警惕。

(3) 急性气管炎、支气管炎　多由感冒或流行性感冒继发细菌感染所引起。轻度或中度发热，可有刺激性咳嗽、胸骨后灼痛或胸闷。初起有少许黏液痰，数天后痰量增多，常为黏液脓性痰。一般经治疗后发热、咳嗽、咳痰等症状可在数天内逐渐减轻以致消失；如症状加重或发热未消退者，应考虑有肺部炎症。

(4) 肺炎　由多种病原体（细菌、病毒、支原体或依原体等）感染而致的肺部实质性炎症性病变。

发病急骤，半数患者先有受凉、感冒、上呼吸道感染等病史，继而寒战、高热，常因胸膜受累出现胸痛，咳嗽频繁，初为干咳随后有少许黏液痰或黏液脓性痰，大叶性肺炎患者，痰可呈铁锈色。病变范围大者可引起呼吸急促，严重者可出现烦躁不安、意识不清。

(5) 泌尿道感染　大多为细菌感染所致。急性尿道炎或膀胱炎患者的主要症状是尿频、尿急、尿痛，少有发热或寒战。若为肾盂肾炎，则可出现寒战发热；病变累及膀胱者也可出现尿频、尿急、尿痛，偶可出现肉眼血尿，镜下可见大量红、白细胞。

此外，尚有很多不同病原体引起急性发热性疾病，其症状因病原体及其侵犯部位不同而有差异，必须通过全面的检查，如体格检查、实验室检查及其他辅助检查如 X 射线、超声波等，才能确诊。包括病毒引起的疾病如急性病毒性肝炎、乙型脑炎、麻疹、流行性腮腺炎等；细菌引起的疾病如结核病、伤寒、副伤寒、急性痢疾等；寄生虫感染引起的疾病如疟疾、阿米巴痢疾等。

2. 常见的非感染性急性发热性疾病

(1) 中暑　在高温环境中或炎夏烈日暴晒下，从事一定时间的劳动且无足够的防晒、降温措施，常易发生中暑。这是由于人体受外界环境中热源的作用和体内产生的热量不能通过正常的生理散热以达到平衡，致使体内热蓄积，体温升高。主要表现为：

高热41℃以上，无汗、皮肤干燥灼热、嗜睡、胡言乱语等；重者可引起休克、心衰、虚脱、晕厥、昏迷等。

中暑常有先兆症状。先兆中暑是指在高温环境中，劳动或停留一段时间后出现头昏、头痛、口渴、大量出汗、全身疲乏、胸闷、心悸、注意力不集中，体温略升高，但不超过38℃。此时立即离开高温环境，经短时间休息后症状可消失。若未能及时处理，体温可继续升高到38.5℃以上，并有面红、皮肤灼热，随后可出现恶心呕吐、大量出汗、皮肤变冷湿、脉搏细弱而快，此时为中度中暑。若处理及时，数小时内逐渐恢复。若继续发展，则转为重度中暑。

（2）风湿热　是一种溶血性链球菌感染引起的全身变态反应性疾病，主要表现为：发热、多发性游走性关节炎，关节红、肿、热、痛及运动障碍，可同时有心脏的病变，皮肤可出现环形红斑及皮下结节。

（3）结缔组织病　如急性系统性红斑狼疮，除发热外，有多个器官的损害，如肝、肾、关节及皮肤的病变。

（4）恶性肿瘤及血液疾病　如白血病、胃癌、结肠癌等。

（五）发热及其相关疾病的一般处理

治疗的关键是明确病因，对因治疗。出现低热和中等热度一般不必作对症处理。高热时应给予适当处置，减轻患者不适。体温超过40℃，可出现惊厥、谵妄、休克或心功能不全，必须积极施行紧急降温措施，方法如下：

1. 物理降温

在额部、枕后、颈、腋下和腹股沟等处放置冰袋或冷湿毛巾降温。也可用25%～50%酒精反复擦抹四肢及大血管途经处，力争迅速降温。对于超高热（>41℃）应将病人转入室温低、凉爽的环境中，并可加用冰盐水（0.9%氯化钠）灌肠。

2. 药物降温

可给予口服或肌注解热镇痛药，如阿司匹林、对乙酰氨基酚等。对超高热或伴惊厥、谵妄者，可采用冬眠疗法（冬眠Ⅰ号、冬眠Ⅱ号），根据病情给予肌注或加入5%葡萄糖250mL中静脉滴注。超高热持续不退者，在无禁忌症情况下可加用小量地塞米松，利于降低体温，同时减轻脑水肿。使用药物降温者应密切观察，防止降温时出汗过多，体温骤降而出现休克。

3. 一般处理

卧床休息，补充维生素B族和维生素C，病情较重者要注意维持水和电解质的平衡。对惊厥、谵妄者可适当使用地西泮、苯巴比妥等镇静剂。

功能性发热常表现为低热，包括：①植物神经功能紊乱，影响正常的体温调节而引起发热，常伴有心动过速、失眠、月经不调等其他植物神经功能紊乱症状；②生理性发热，见于月经前低热，妊娠期低热，高温环境下的生理性低热；③神经性低热，多见于青年女性，长期低热，原发性口温增高，可持续数月至数年，一般情况良好，药物治疗无效，但可不治而愈，预后良好；④感染后低热，见于急性传染病如伤寒等痊愈后，少数患者仍有低热，持续数月而无其他原因，可能与体温调节中枢的功能尚未完全恢复有关。

二、贫血

贫血（anaemia）是指外周血液中单位容积的红细胞数（RBC）、血红蛋白量（Hb）和/或红细胞比容（HCT）低于相同年龄、性别和地区的正常标准。一般认为，在平原地区，成年男性 Hb < 120g/L，RBC < 4.5×10^{12}，和/或 HCT < 0.42；女性 Hb < 110g/L，RBC < 4.0×10^{12}，和/或 HCT < 0.37 即可诊断为贫

血。其中以 Hb 降低最为重要。婴儿、儿童及孕妇 Hb 较成人低；久居高原地区居民的 Hb 较海平面居民高。

（一）常见病因

根据贫血的病因和发病机制，将贫血分为红细胞生成减少性贫血、红细胞破坏过多性贫血和失血性贫血。而根据红细胞的平均容积和平均血红蛋白浓度，可分为正常细胞性贫血、大细胞性贫血、单纯小细胞性贫血、低色素小细胞性贫血。临床上常将两种分类方法结合应用，以获得准确而全面的诊断。

1. 红细胞生成减少性贫血

（1）造血干细胞增生和分化异常　见于再生障碍性贫血、纯红细胞再生障碍性贫血、骨髓增生异常综合征、甲状腺功能减退症及肾衰时的贫血等。

（2）骨髓被异常组织浸润　见于白血病、骨髓瘤、转移癌、骨髓纤维化等。

（3）红细胞成熟障碍　见于巨幼细胞性贫血、缺铁性贫血、铁幼粒细胞性贫血等。

2. 红细胞破坏过多性贫血

（1）红细胞内在缺陷　见于遗传性球形细胞增多症、遗传性椭圆形细胞增多症、阵发性睡眠性血红蛋白尿、葡萄糖-6-磷酸脱氢酶缺乏等。

（2）红细胞外因素　见于免疫性溶血性贫血（自身免疫性、血型不合输血、药物性等）、机械性溶血性贫血（人工心脏瓣膜、行军性血红蛋白尿等）。

3. 失血性贫血

（1）急性失血性贫血　多见于外伤大出血、内出血等。

（2）慢性失血性贫血　多见于月经量过多、肠道寄生虫感染如钩虫病等。

（二）诊断和鉴别诊断要点

贫血是临床上常见的由多种原因或疾病引起的一种症状，故诊断贫血时应了解贫血的程度、类型，并查明病因。贫血的病因诊断最为重要，只有针对造成贫血的不同病因进行治疗，才能取得较好的疗效。

1. 临床表现特点

疲乏、困倦、软弱无力是贫血最常见和最早出现的症状。严重贫血可出现低热。皮肤黏膜苍白是贫血的主要体征。头痛、头晕、目眩、耳鸣、注意力不集中、食欲减退、腹胀、活动后心悸、气短等也常见。应仔细询问病史，了解贫血发生的时间、病程及贫血的症状，包括有无出血史、黑便、酱油色尿；妇女月经量是否过多，营养状况及有无偏食习惯；有无化学毒物、放射性物质及特殊物质接触史；家族中有无类似的贫血患者及有无慢性炎症、肝肾疾患、结缔组织病和恶性肿瘤病史等等。

2. 伴随症状和体征

(1) 舌光滑萎缩、反甲　多见于缺铁性贫血。

(2) 黄疸、酱油色尿、肝脾肿大　多见于溶血性贫血。

(3) 肢体麻木　多见于维生素 B_{12} 缺乏。

(4) 慢性隐匿性失血　多见于溃疡病、胃癌、钩虫病等。

(5) 出血、感染　多见于再生障碍性贫血。

3. 常用实验室检查

实验室检查是诊断贫血的主要依据。外周血红细胞数及血红蛋白量是确定贫血的可靠依据。在此基础上，选择性作一些特殊的血液学检查，如网织红细胞计数、骨髓检查等，有助于明确诊断。

(三) 主要治疗措施

1. 病因治疗

消除贫血的病因是治疗贫血的首要原则。贫血病因的性质决定了贫血的治疗效果，如急性、慢性失血所致贫血，在采取相应的治疗措施使失血停止后，贫血可得到纠正；某些药物或血型不合引起的溶血性贫血所致的贫血，在停用药物或停止输血后，贫血很快就可恢复；对营养不良性贫血除使用铁制剂、叶酸或维生素 B_{12}外，还应对造成缺乏的原因进行纠正或治疗，以免复发；某些贫血由于原发疾病治疗效果差，贫血很难纠正。

2. 药物治疗

（1）铁制剂　常用的亚铁制剂包括琥珀酸亚铁、富马酸亚铁、葡萄糖亚铁等，仅对缺铁性贫血有效，对非缺铁性贫血长期应用是有害的。

（2）叶酸和维生素 B_{12}　仅对缺乏这两种维生素的巨幼细胞性贫血有效，对其他贫血无效。溶血性贫血可适当补充叶酸，对单纯维生素 B_{12}缺乏的巨幼细胞性贫血，单用叶酸治疗会加重病情。

（3）维生素 B_6　大剂量服用（100mg，每日 2～3 次）对部分铁幼粒细胞贫血有效。

（4）其他　糖皮质激素对自身免疫性溶血性贫血有较好的疗效，也可用于再生障碍性贫血和阵发性睡眠性血红蛋白尿的发作期；雄激素可减轻再生障碍性贫血的症状；红细胞生成素可纠正肾性贫血。

3. 输血

输血能迅速减轻或纠正贫血，是对症治疗的主要措施。在急性大失血时，输血可迅速恢复血容量并纠正贫血。长期多次输血有引起铁负荷过重的可能，应尽量减少输血。为了减轻输血对心血管系统的负荷和多次输血引起的输血反应，应尽量不输全血，而采取红细胞成分输血。

4. 其他措施

脾切除可减轻遗传性球形细胞增多症和脾功能亢进患者红细胞破坏，对某些溶血性贫血也有一定疗效；重型再生障碍性贫血、骨髓增生异常综合症等可采取骨髓移植。

红细胞的寿命约为120天，人体每天破坏和生成的红细胞和血红蛋白大致相等，维持一个动态平衡。血红蛋白和红细胞数等正常值是指正常血容量而言。在妊娠、低蛋白血症、充血性心力衰竭、脾肿大、巨球蛋白血症时，血浆容量增加，血液被稀释，血红蛋白浓度降低，容易被误诊为贫血；在脱水，循环血量减少时，由于血液浓缩，血红蛋白浓度增高，即使有贫血也不容易表现出来。

三、紫癜

紫癜（purpura）又称为皮下出血，是指自发性或为不经意的外伤所致皮肤淤血点、紫斑和淤斑，很少发生血肿。通常是血管外因素、血管因素及血小板因素所致出血性疾病的主要表现。可能是皮肤局限性病变的一个组成部分，也可能是全身疾病的一个重要体征。

（一）常见病因

1. 血管外因素

血管周围组织变性、萎缩及弛缓所致出血。分为先天性和获得性两类。

（1）先天性（遗传性）疾病　可见于弹性假黄瘤、遗传性间质发育不良等。

（2）获得性疾病　可见于老年性紫癜、恶病质性紫癜。

2. 血管因素

毛细血管和小血管壁由于先天性结构异常或因损伤后毛细血管壁通透性或脆性增加，导致血管内红细胞外溢，引起皮肤、黏膜出血，血管因素是出血性疾病最常见的因素。分为先天性和获得性两类。

(1) 先天性（遗传性）疾病 可见于遗传性出血性毛细血管扩张症、家族性单纯性紫癜等。

(2) 获得性疾病 可见于过敏性紫癜、症状性非血小板减少性紫癜，也可见于其他血管异常所致紫癜。

3. 血小板因素

血小板在止血过程中占很重要的地位，血小板异常包括血小板减少或血小板功能异常，均可引起出血。

(1) 血小板减少 可见于特发性血小板减少性紫癜、获得性血小板减少性紫癜（药物、感染、骨髓病等所致）。

(2) 血小板功能异常 见于血小板无力症、血小板病、出血性血小板增多症等。

(二) 诊断和鉴别诊断要点

1. 临床表现

(1) 详细完整的病史是诊断出血性疾病的重要根据。自发性出血或外伤后流血不止，应考虑遗传性出血性疾病，必须进一步调查家族史。

(2) 体格检查时应注意皮下出血的形态和部位，过敏性紫癜好发于双下肢和臀部，大小不等，稍高于表面，对称分布；血小板减少性紫癜或血小板功能障碍性疾病常表现为针尖样出血点，全身散在性分布。

2. 伴随症状及体征

(1) 关节疼痛、腹痛、血尿 多为过敏性紫癜。

(2) 舌、唇及面颊部血管痣 应考虑为遗传性毛细血管扩张症。

(3) 肝脾肿大、血小板减少 可提示脾功能亢进。

(4) 黄疸、骨骼疼痛、淋巴结肿大 应寻找出血的原发疾病。

(5) 女性患者仅表现为月经量过多，应考虑血小板疾病。

3. 常用实验室检查

相关实验室检查有助于确定有无出血性疾病、出血的原因及程度，是诊断出血性疾病不可缺少的手段。

(1) 出血性疾病的筛选试验　包括毛细血管脆性试验、出血时间、血小板计数、血块退缩试验、凝血时间（试管法)、凝血酶时间及凝血酶原时间等。

(2) 特殊实验检查　包括血小板黏附功能、血小板聚集功能、血小板第Ⅲ因子有效性实验。还有凝血酶原消耗试验、凝血活酶生成试验、凝血酶时间测定、凝血因子活动度测定等。

(3) 其他　针对原发病进行检查，如肝、肾功能测定、骨髓检查、B超等。

(三) 主要治疗措施

1. 病因治疗

对获得性的出血性疾病，必须针对病因，进行积极处理，才能达到治疗目的。肝病引起的出血要积极改善肝功能，由胆道梗阻引起的出血必须解除梗阻，才能有利于维生素K的吸收。

2. 输血及血液成分的补充治疗

补充患者缺乏的血小板及凝血因子，包括输血、输血浆、血小板或其他一些血液成分制品。情况危重或紧急手术时，更应在短期内积极大量补充。

3. 止血

选择有效的止血药物，必须针对性强，否则不可能取得应有疗效。

4. 预防出血

(1) 密切观察皮肤出血点、紫癜、淤斑的变化。

(2) 观察和测量血压变化，预防内脏出血。

(3) 做好输新鲜血及成分输血的准备和护理。

血管外因素所致出血性疾病最常见的临床表现是易淤伤，出现自发性淤点、淤斑，而较少产生血肿；止血和凝血机制实验检查阴性。血管因素所致出血性疾病以淤点、淤斑为主要特征，血肿较少；出血时间、止血带试验、阿司匹林耐受试验多呈阳性。血小板因素所致出血性疾病，自发性淤点、淤斑较前二者明显严重，并有胃肠道、阴道出血，颅内出血常为致死原因之一；血小板计数、出凝血时间、血块回缩试验、止血带试验等多呈异常。

四、黄疸

黄疸（icterus）是由于胆红素产生过多，肝细胞对胆红素的摄取、结合或排泄等过程的障碍，引起血液中胆红素浓度增高，使巩膜、皮肤、黏膜、体液和其他组织被染成黄色。正常人血清中胆红素浓度不超过 17μmol/L 如胆红素浓度超过正常而肉眼未能检出黄疸时，称为隐性黄疸。

（一）常见病因

1. 溶血性黄疸

大量红细胞破坏，胆红素生成过多，使血中胆红素潴留产生的黄疸。见于血红蛋白病、遗传性球型红细胞增多症、误输异型血后溶血、蚕豆病（遗传性葡萄糖－6－磷酸脱氢酶缺乏）、恶性疟疾、新生儿溶血症、药物如伯胺喹或蛇毒引起的溶血等。

2. 肝细胞性黄疸

各种病因引起肝细胞损害，使胆红素代谢失常，血中胆红素增高发生的黄疸。急慢性病毒性肝炎、肝硬化、肝癌等各种肝病可引起黄疸；酒精、利福平、四环素、烟酸等药物中毒可致肝损害，出现黄疸。疟疾、伤寒、败血症、钩端螺旋体等疾病也可引起黄疸。

3. 阻塞性黄疸

肝内或肝外胆道机械性阻塞，胆红素排泄受阻，血中胆红素增高所引起的黄疸。

(1) 肝外阻塞性黄疸　可见于胆囊炎、胆石症、胰头癌、胆管癌、肝癌、急慢性胰腺炎、手术后胆管狭窄等。

(2) 肝内阻塞性黄疸　可见于毛细胆管性肝炎、原发性胆汁性肝硬化、妊娠期特发性黄疸等多种疾病；氯丙嗪、对氨基水杨酸、红霉素、他巴唑等药物也可引起肝内胆汁郁积。

4. 先天性非溶血性黄疸

由于肝细胞的先天性缺陷，不能完成胆红素正常代谢所产生的黄疸。出生后至成年期均可发生，青年发病多见。如 Dubin-Johnson 综合征、Rotor 综合征等。

(二) 诊断和鉴别诊断要点

1. 临床表现特点

黄疸患者常有食欲不振、乏力、恶心、呕吐、腹胀、腹泻、腹痛等消化道症状，阻塞性黄疸常有皮肤瘙痒。黄疸深浅不同，症状的轻重程度各异。查体时可见巩膜、皮肤、黏膜黄染，严重时痰、泪液、汗液也呈黄色。尿呈浓茶色，溶血性黄疸时尿呈酱油色。阻塞性黄疸时，粪色变淡，甚至呈陶土状。

2. 伴随体征和症状

(1) 寒战、高热　可见于急性胆管炎、肝脓肿、败血症、钩端螺旋体病、恶性疟疾、急性溶血等。

(2) 腹痛　如伴急性阵发性上腹绞痛，多为胆道系统结石梗阻、胆道蛔虫病等；伴肝区持续性疼痛应考虑病毒性肝炎、肝脓肿、肝癌等。

(3) 胆囊肿大　常见于胆囊炎、胰头癌、壶腹癌、胆总管癌等肝外阻塞。

(4) 肝肿大　多见于肝炎、肝硬化、肝脓肿、急性胆道感染，此时肝脏边缘较钝，可有肝区叩痛；若肝脏质地硬，表面不平，有结节感或块状隆起者，要考虑肝癌。

(5) 脾肿大　可见于肝硬化、病毒性肝炎、疟疾、败血症、遗传性溶血性疾病等。

(6) 消化道出血　可见于肝硬化、重症肝炎、急性出血性胆管炎等。

(7) 恶液质　如晚期肝硬化、肝癌、胰头癌、胆总管癌等。

3. 常用实验室检查

对黄疸病人应进行血清胆红素定量试验（直接胆红素、间接胆红素）、血清酶学检查（包括反映肝细胞损害的谷丙转氨酶、谷草转氨酶、γ/谷氨酰转肽酶）。进行尿中胆红素、尿胆原以及粪中尿胆原检查，可协助黄疸性质的鉴别。乙型肝炎抗原抗体系统测定，对肝炎诊断有重要意义。还应进行血清蛋白定量、白蛋白/球蛋白比例测定、蛋白电泳、血胆固醇酯测定、血浆凝血酶原时间及甲胎蛋白等检查。根据临床病史和体征选择上消化道钡餐、胆囊造影、逆行胰胆管造影等检查手段。腹部B型超声波检查有助于内科、外科黄疸的鉴别，必要时可进行十二指肠引流、肝脏活组织检查、腹腔镜检查以协助诊断。

（三）主要治疗措施

1. 病因治疗

尽快明确诊断，积极对因治疗，肝外阻塞性黄疸应选择适当手术治疗时机。

2. 对症治疗

(1) 溶血性贫血　积极纠正和阻断产生急性溶血的诱因，贫血严重者可紧急输血。补充液体，纠正酸中毒，维持血压正常，保持足够尿量，预防急性肾功能衰竭，必要时可应用糖皮质激素治疗。

(2) 肝细胞性黄疸　注意休息，加强营养，停止使用对肝脏有损害的药物。补充10%葡萄糖液、维生素B、维生素C等，可加入适量胰岛素、氯化钾，以增加糖原合成，保护肝脏。

(3) 阻塞性黄疸　肝内阻塞者可服用消胆胺4g，每日3次。肝外阻塞者应解除阻塞病因，并注射维生素K。皮肤瘙痒严重者可外用炉甘石洗剂，或使用少量抗组织胺药物。

(4) 抗感染治疗　根据病情选用适当抗生素。

3. 一般处理

(1) 嘱卧床休息，进食高热量、高蛋白、高维生素、易消化食物。

(2) 观察尿液和粪便色泽、次数、量的变化。

(3) 对呕吐者，应记录呕吐物的性状和量。腹痛者应观察腹部体征的变化，黄疸深者应密切观察神志的改变，以便及时作相应处理。

黄疸的转归与黄疸的性质、患者体质强弱、治疗护理等因素有关。除了药物治疗外，精神状态、生活起居、休息、营养等有重要的辅助治疗意义。

五、水肿

过多的液体积聚在人体组织间隙内，使组织肿胀称为水肿(dropsy)。水肿常较明显地表现在眼皮、面部、阴囊及下肢，久病卧床者表现在臀部和腰部。水肿部位的皮肤发紧、肿胀，严重者皮肤发亮，甚至渗水。

(一) 常见病因

1. 全身性水肿

(1) 心源性水肿　常见于肺源性心脏病、扩张型心肌病、风湿性心脏病二尖瓣关闭不全、高血压性心脏病等心功能失代偿阶段。

(2) 肾源性水肿　常见于肾小球肾炎、慢性肾小球性肾炎、肾病综合征、各种继发性肾脏疾病。肾病综合征水肿最为严重。

(3) 肝源性水肿　可见于亚急性重症肝炎、肝硬化失代偿期、晚期血吸虫病。

(4) 营养不良性水肿　可见于长期营养不良、维生素 B 缺乏、重度烧伤、结核病等各类慢性消耗性疾病。

(5) 其他原因所致水肿

①黏液性水肿　见于甲状腺机能减退，水肿是由于组织液蛋白质含量增高所致。

②药物所致水肿　如肾上腺皮质激素、雌激素、雄激素、胰岛素等激素类药物，萝芙木制剂、保泰松、甘草、钙拮抗剂等均可引起水肿。

③经前紧张综合征　常出现于月经前 10 天左右，月经后尿量增加，水肿逐渐消退。

④妊娠性水肿　妊娠中期以后，可有下肢轻度水肿，同时出现蛋白尿、血压升高、眼底改变时，则为妊娠高血压综合征。

⑤特发性水肿　原因未明，妇女多见。可能与内分泌功能失调，与直立体位反应异常有关。水肿与体位有关，直立或工作劳累后出现水肿，平卧后水肿即逐渐消退。立卧位水试验有助于明确诊断。

2. 局限性水肿

(1) 局部炎症性水肿　由于局部炎症造成毛细血管渗透性增加引起水肿。如蜂窝织炎、丹毒、疖、痈等，局部有红、肿、热、痛。

(2) 局部静脉、淋巴回流受阻　慢性淋巴管炎、下肢静脉曲张、绦虫病、栓塞性静脉炎等，常可出现下肢水肿。淋巴管周围受压也可引起水肿，如纵隔肿瘤或淋巴结肿大，压迫上腔静脉时，可引起头颈部、双上肢水肿。腹内肿块压迫或血栓形成，使下腔静脉回流受阻或阻塞时，可出现下肢、阴囊水肿、腹水甚至肝脾肿大。

(3) 血管神经性水肿　属于变态反应性疾病，主要因对药物、食物或周围环境介质过敏引起，以面、舌、唇部多见。出现喉头声门水肿时，则可危及生命。

(4) 其他　物理性因素如灼伤、冻伤等，常出现局部水肿。

(二) 诊断和鉴别诊断要点

1. 临床表现特点

心源性水肿常先出现于踝部，为凹陷性，常有心脏疾患体征及颈静脉怒张、肝肿大、静脉压增高等心力衰竭征象。肾源性水肿时，浮肿最早见于眼睑、面部，然后延及全身，常有明显的尿改变或高血压、血浆蛋白降低等变化。肝源性水肿以腹水及肝功能损害为特征。黏液性水肿为非凹陷性，常有皮肤干燥、毛发脱落、反应迟钝等表现。血管神经性水肿常突然发生，水肿皮肤苍白、蜡样光泽、硬而富有弹性。

2. 伴随体征和症状

(1) 肝肿大　可见于肝源性或心源性水肿。同时有心脏杂音、心脏扩大、颈静脉怒张提示为心源性；同时有蜘蛛痣、肝功能损害、血浆白蛋白降低提示为肝源性。

(2) 蛋白尿　重度蛋白尿，尿中有形成分增加，出现各种管型，常为肾源性。轻、中度蛋白尿见于心源性水肿、妊娠性水肿。

(3) 呼吸困难　常见于心脏病引起的水肿。

(4) 低蛋白血症　肝源性、肾源性、营养不良性水肿均可出现。

3. 常用实验室检查

应进行尿液蛋白定性、定量测定，尿中细胞及管型的检查，有助于了解肾脏的情况。选择进行血浆蛋白、血胆固醇、肌酐、肝功能、血糖等血液生化指标测定，甲状腺功能（T_3、T_4）测定、眼底检查、心电图和心功能检查、X线胸部检查、腹部B型超声波检查等。必要时还可选择进行食道 X 线吞钡检查、胆道造影、同位素肾图、螺旋 CT、核磁共振检查等协助诊断。

（三）主要治疗措施

1. 病因治疗

积极寻找病因，针对病因治疗是消除水肿的关键。对心力衰竭及肝、肾功能损害分别给予针对性治疗。营养不良性水肿应针对所缺的营养进行补充，如维生素 B_1、血浆白蛋白等。妊娠水肿宜配合妇产科共同治疗。药物引起的水肿，应立即停药。血管神经性水肿可给予适量激素和钙制剂配合治疗。

2. 对症治疗

轻度水肿不一定要作处理。中度以上水肿可给双氢克尿塞 25mg 口服，每日 1～3 次；或呋喃苯胺酸 20mg 口服，每日 1～2 次。严重者可给予呋喃苯胺酸 20mg 肌肉注射或静脉注射。治疗中应注意维持水、电解质的平衡，积极补钾，防止由于大量利尿引起低钾低氯性碱中毒。低蛋白血症引起的水肿，应补充血浆白蛋白，提高血管内胶体渗透压，缓解症状。

3. 一般处理

注意休息，增加营养，补充维生素，注意皮肤的清洁，防止水肿皮肤破溃和皮肤感染。服用利尿药时应记录尿量，观察体重变化，每 3～5 天测体重一次。

> 水肿产生的主要机制有：钠与水的潴留；毛细血管滤过压增高；毛细血管通透性增高；血浆胶体渗透压降低；淋巴回流受阻等。

六、休克

休克（shock）是因急性循环功能不全，全身组织特别是心、脑、肾等重要器官血流灌注不足而引起缺血缺氧及代谢障碍，产生脏器功能障碍的综合征群。主要表现为血压下降（收缩压<80mmHg，脉压<20mmHg）、心排出量降低所显示的一系列临床症状。

（一）常见病因

根据引起休克的原因，常将休克分为低血容量性、心源性、感染中毒性、过敏性、神经源性等类型。

1. 低血容量性休克

（1）大量出血　包括内出血、外出血。

（2）失水　呕吐、腹泻、肠梗阻、胃肠道瘘管等，使血容量突然减少。

（3）失血浆　大面积烧伤、腹膜炎、创伤等也可导致血容量减少。

2. 感染性休克（又称为中毒性休克）

由严重感染引起。常见于肺炎、胆道炎、败血症、腹膜炎、菌痢、脑膜炎、流行性出血热等。

3. 心源性休克

由心脏泵血功能低下所致。常继发于急性心肌梗死、急性心包填塞、心肌炎、心肌病、严重心律失常、慢性心功能不全终末阶段等。

4. 过敏性休克

机体对某些药物或生物制品发生过敏反应所致。可见于青霉素注射、使用含碘造影剂及各种血清制剂。

5. 神经源性休克

由于神经作用使周围血管扩张，有效血容量相对减少所致。可见于各种外伤、剧烈疼痛、脑脊髓损伤、麻醉意外、直立性低血压等。

（二）诊断和鉴别诊断要点

1. 临床表现

(1) 早期　神志清醒，烦躁、焦虑或激动；面色苍白，口唇微绀，冷汗，肢体湿冷；心率加快，脉搏尚有力，收缩压不稳定，可偏低、正常或偏高，舒张压升高，脉压减小；尿量减少。

(2) 中期　表情淡漠，意识模糊，软弱无力；脉搏细速，收缩压 < 80mmHg，脉压 < 20mmHg；口渴，尿量 < 20mL/h。严重时出现无尿，气促，昏迷。

(3) 晚期　发生弥漫性血管内凝血，可出现皮肤黏膜出血、血尿、消化道或内脏出血。可发生心力衰竭，呼吸衰竭，脑、肝、肾功能衰竭。

我国制定的休克诊断标准为：①有诱发休克的病因；②意识异常；③脉搏细速，> 100 次/分钟或不能触知；④四肢湿冷，胸骨部皮肤指压阳性（压后再充盈时间 > 2 秒），皮肤出现花纹，黏膜苍白或发绀，尿量 < 30mL/小时或尿闭；⑤收缩压 < 80mmHg；⑥脉压 < 20mmHg；⑦原有高血压者，收缩压较原水平下降 30% 以上。凡符合上述第①项，及第②③④项中的两项和第⑤⑥⑦项中的一项者，即可诊断为休克。

2. 伴随症状和体征

(1) 神志模糊　由于脑组织缺血、缺氧引起，应注意与中枢神经系统感染、药物中毒、低血糖昏迷、尿毒症昏迷、肝昏迷相鉴别。

(2) 少尿、无尿　发热、轻度失水等均可出现尿少、尿浓缩。急慢性肾炎、尿毒症、心力衰竭和泌尿系肿瘤、炎症、结石等也可出现少尿。

(3) 皮肤黏膜出血　流行性脑脊髓膜炎常出现脑膜刺激征。各种血液病的皮肤黏膜出血经血液常规及骨髓检查均可明确。还应注意肝脏疾患、药物反应等所引起的皮肤黏膜出血。

(4) 紫绀　由于周围组织缺血缺氧所引起，应注意与各类先天性心脏病、严重肺部疾患如肺气肿、肺纤维化、哮喘等中央型紫绀鉴别。

(5) 多脏器损害　出现休克肺、休克肾、脑水肿、心脏和肝脏功能损害、胃肠道出血等多脏器损害时，诊断已明朗，提示病情极为严重，预后凶险。

3. 常用实验室检查

应进行血、尿、粪常规检查，血尿素氮、血糖、血清电解质、二氧化碳结合力、转氨酶、乳酸脱氢酶、动脉血血气分析等。心电图检查能协助心源性休克的诊断。感染性休克应在抗生素药物治疗前进行血、体液、渗出物或脓液的细菌培养，阳性者应作药敏试验，以指导临床抗生素的选用。反复测定动脉压、中心静脉压和尿量，并进行眼底检查和甲床检查等，及时反映血液动力学和微循环灌注状况。

(三) 主要治疗措施

休克的治疗越早越好。对不同类型的休克应迅速采取有针对性的措施，抓住疾病的病因及病情的主要矛盾积极、及时、准确处理，才能取得成功。

1. 一般紧急处理

(1) 病人平卧，呼吸困难者可半坐卧位，注意保温。

(2) 维持呼吸道通畅，给氧。必要时行气管插管或气管切开术，用人工呼吸器辅助呼吸，纠正低氧血症。

(3) 采用静脉穿刺或静脉切开方法，尽早开通静脉通路，为进一步治疗做准备。

2. 不同类型休克的处理

(1) 感染性休克的处理

①病因治疗　选用有效、抗菌谱较广的抗菌药。致病菌明确后，按药敏情况选用抗生素，剂量应足够大，且以联合用药为宜。

②扩容治疗　原则是先快后慢，先盐后糖，先多后少。根据病情适量补给胶体液，即全血、血浆、白蛋白或低分子右旋糖酐。力争在短时间内改善微循环，逆转休克状态。病情好转的标志：神志清楚，口唇红润，肢端温暖；收缩压 > 90mmHg，脉压 > 30mmHg；脉率 < 100 次/分钟；每小时尿量 > 30ml；血液浓缩消失，血红蛋白回复基础水平。

③纠正酸中毒、维持水电解质平衡　纠正酸中毒首选 5%碳酸氢钠，肾功能损害时不宜用。其次是 11.2%乳酸钠，还可选用 3.63%三羟甲基氨基甲烷（THAM）。

④血管活性药物的应用　扩血管药物应在充分扩容的基础上使用，适用于冷休克。α受体阻滞剂能改善微循环，防止肺水肿发生，如苄胺唑啉，可与适量间羟胺同时滴注，防止血压急剧下降。β受体兴奋剂多巴胺最常用，能调节血管舒缩功能，选择性地扩张内脏血管，使肾血流量增加。也可应用异丙肾上腺素。抗胆碱能药能解除血管痉挛，改善微循环，兴奋呼吸中枢，抑制血小板聚集。常静脉注射山莨菪碱（654－2）或阿托品，但青光眼忌用。

⑤维护重要脏器的功能　重建有效心搏出量和血压后，应积极维护心、脑、肺、肾等重要脏器的功能。采取给氧、使用肾上腺皮质激素和能量合剂，根据病情还可给予甘露醇、呋喃苯胺酸。

⑥肾上腺皮质激素　应用大剂量地塞米松或强的松龙静脉滴注。

（2）心源性休克的处理

心源性休克多由急性心肌梗死引起。

①镇痛　应用吗啡、度冷丁等止痛，同时可用镇静剂以减轻病人思想紧张和恐惧感。

②补充血容量　估计有血容量不足时，一般应用低分子右旋

糖酐，既能较快地扩张血容量，又能抑制红细胞和血小板聚集，改善微循环，亦可选用5%或10%葡萄糖。治疗中应经常注意肺部有无肺部啰音和呼吸情况改变，以防肺水肿发生。

③维持血压　补充血容量后，血压仍不升，应使用升压药，使收缩压维持在90~100mmHg，可选用间羟胺、多巴胺、多巴酚丁胺等。

④应用血管扩张药　心排血量低，周围血管收缩，四肢厥冷，面色苍白，唇指发绀，可选用硝普钠、硝酸甘油、酚妥拉明等。

(3) 低血容量型休克的处理

①补充血容量　为治疗的最主要环节，大量失血应以补充全血为主。情况紧急又未能取得全血时，可先用低分子右旋糖酐或中分子右旋糖酐，同时应尽快争取全血的输入。失血浆为主的休克应输入血浆或白蛋白，失水引起的休克应补充生理盐水或葡萄糖盐水，并应结合电解质情况进行调整。

②纠正酸中毒　休克时间较长者，多有酸中毒，应根据血pH值或二氧化碳结合力给予5%碳酸氢钠。

③维持重要器官功能　肾功能损害常见，补充血容量，血压回升后，若尿量不增加，应给予甘露醇、山梨醇或呋喃苯胺酸等利尿剂。大量、快速输液时，可给予强心药，防止心功能衰竭的发生。

④病因治疗　在积极的抗休克治疗的同时，应尽快明确病因并予以纠正。胃十二指肠溃疡大出血、胃癌大出血、肝癌破裂出血等，应予以手术治疗。糖尿病失水休克应予以胰岛素治疗等。

(4) 过敏性休克的处理

此类休克大都猝然发生，如青霉素过敏，约半数在接触抗原后5分钟发生，应当机立断，积极处理。

①立即脱离过敏源（药物、食物等）。

②立即肌肉注射或皮下注射0.1%肾上腺素0.3~0.5mL，紧接着静脉滴注0.1~0.2mL。

③应用肾上腺皮质激素，静脉注射地塞米松10~20mg，并可用琥珀酸氢化可的松200~400mg静脉滴注。

④补充血容量，按病情可选用间羟胺、多巴胺等血管活性药物。

⑤抗过敏处理，可用异丙嗪25~50mg肌肉注射或氯苯那敏10mg口服治疗。

⑥其他措施，有支气管痉挛者用氨茶碱0.25g加入10%葡萄糖液20mL中缓慢静脉滴注，针刺人中、十宣、内关等穴位，严重喉头水肿者，需及时做气管切开术。

(5) 神经源性休克的处理

①由于剧烈疼痛引起者，应给吗啡、度冷丁等镇痛。

②由于血管扩张引起者，可选用间羟胺、苯肾上腺素、麻黄素、去甲肾上腺素等肌注或静脉滴注。

适当输入液体，补充相对不足的血容量。

青霉素速发型过敏性休克抢救程序

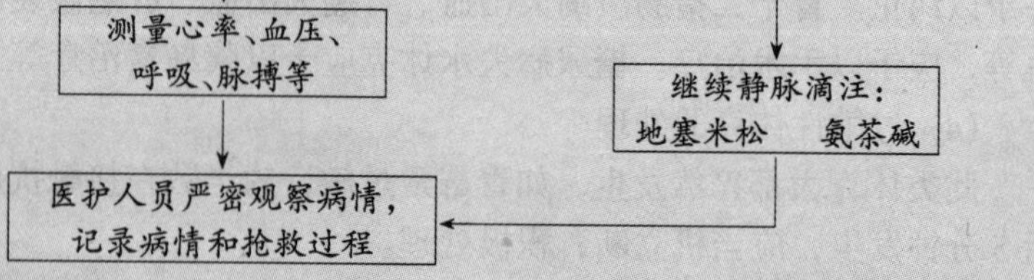

第二节　头颈部症状

一、头痛

头痛（headache）是指额、顶、颞及枕部的疼痛。多因头颅的疼痛感受器受到某种致痛因素（物理性或化学性）刺激，形成异常神经冲动，经痛觉传导通路传递到大脑皮质而产生。多种疾病均可引起头痛，但一般无特殊意义，如全身感染发热性疾病常伴有头痛，精神紧张、过度疲劳时也可出现头痛。而反复发作或持续的头痛则可能是某些器质性疾病的信号，应尽快查找病因，积极治疗。

（一）常见病因

头痛可源于颅骨、肌肉、神经、血管等组织器官的病变，也可是很多全身性疾病的伴随症状。因此，头痛产生的原因十分复杂，有颅内的、颅外的；有头颅局部的，也有全身性的；还有不明原因的头痛。

1. 颅内疾病

（1）感染性疾病　可见于各种脑膜炎、脑炎、脑脓肿、脑寄生虫病等。

（2）血管性疾病　见于脑出血、蛛网膜下腔出血、脑血栓形成、脑栓塞、高血压脑病、脑动脉瘤、脑供血不足、脑血管畸形、血栓闭塞性脑脉管炎等。

（3）占位性病变　可见于脑肿瘤、颅内转移瘤、脑膜白血病浸润、颅内囊虫病或包虫病等。

（4）外伤性疾病　多见于脑震荡、脑挫伤、硬脑膜下出血、脑外伤后遗症等。

（5）其他　如偏头痛、丛集性头痛（组织胺性头痛）、头痛性癫痫、腰椎穿刺后或腰椎麻醉后头痛。

2. 颅外疾病

(1) 神经痛　常见于三叉神经痛、舌咽神经痛、枕神经痛。

(2) 骨疾病　如颅骨肿瘤、颈椎病等。

(3) 其他　如眼、耳、鼻、牙等部位疾病所致的头痛，头颈部肌肉持久性收缩引起的紧张性头痛。

3. 全身性疾病

(1) 急性感染　如流行性感冒、伤寒、肺炎等发热性疾病。

(2) 心血管疾病　可见于高血压病、心力衰竭、脑动脉硬化等。

(3) 中毒　如一氧化碳、铅、酒精、药物（颠茄、水杨酸类）中毒。

(4) 其他　如中暑、尿毒症、肺性脑病、贫血、低血糖、月经性头痛等。

(二) 头痛相关疾病诊断要点

1. 临床表现特点

(1) 头痛发生的缓急　急性头痛，并伴有发热，常提示存在急性感染。突起剧烈头痛，持续不减，伴不同程度的意识障碍而无发热者，多为脑血管破裂或蛛网膜下腔出血。头痛进行性加剧，并有颅内压增高的症状，如呕吐、视乳头水肿等，多考虑颅内占位性病变。慢性反复发作头痛是偏头痛的特征之一。青壮年慢性头痛，但无颅内压增高，常在焦急、情绪紧张时发生，多为紧张性头痛。

(2) 头痛的部位　了解头痛部位对病因的诊断有重要意义。急性感染性疾病头痛呈弥漫性，难于定位。青光眼引起的头痛多在眼球周围或眼眶上部，一侧头痛是偏头痛和颅神经痛的特征之一。

(3) 头痛的性质和程度　三叉神经痛、偏头痛，脑膜刺激所致头痛最剧烈。脑肿瘤头痛呈逐渐增强倾向，因肿瘤的位置及生长速度而异。原发性三叉神经痛特征是面部短促、阵发电击样剧痛，沿神经支配区放射。舌咽神经痛常因吞咽动作诱发或加剧。搏动性头痛见于高血压、血管神经性头痛。

(4) 头痛发生的规律与持续时间 某些头痛可发生在特定时间。晨间头痛可见于鼻窦炎、颅内占位性病变。夜间发作常为丛集性头痛。阅读后发生的头痛多为眼源性。剧烈的三叉神经痛持续时间仅数十秒。神经官能症头痛病程较长，呈明显的易变性、波动性。偏头痛呈周期性发作，常与月经期有关。

2. 伴随症状和体征

(1) 呕吐 为颅内压增高征象，眼底检查可发现视乳头水肿。见于脑肿瘤、脑膜炎、脑出血、颅脑外伤以后。呕吐后头痛明显减轻是偏头痛的特点。

(2) 眩晕 见于小脑肿瘤、小脑脑桥角肿瘤、椎-基底动脉供血不足。

(3) 视力障碍 见于某些眼疾（如青光眼）和某些颅内肿瘤（如垂体瘤）。短暂的视力减退见于椎-基底动脉供血不足或偏头痛的发作。

(4) 脑膜刺激征 见于各种脑膜炎、假性脑膜炎、蛛网膜下腔出血。

(5) 癫痫样发作 见于脑寄生虫病、脑肿瘤、结核性脑膜炎、脑血管畸形。

(6) 发热及精神症状 见于急性感染性疾病、蛛网膜下腔出血等。

3. 常用实验室检查

除血、尿常规检查外，应根据临床表现及体格检查情况，选择心电图、血沉、尿素氮、血糖、肝功能及内分泌功能检查。脑脊液检查可了解颅内疾患的性质。眼底检查可发现屈光不正、动脉硬化及颅内压增高征象。脑电图、脑血流图、脑血管造影、CT及核磁共振等检查的综合分析，可反映颅内病变的部位、范围、性质、程度、对周围组织的影响等，对头痛的诊断有重要意义。

（三）主要治疗措施

1. 对症治疗

（1）镇痛　严重头痛时可选用对乙酰氨基酚、吲哚美辛、延胡索乙素、罗通定、度冷丁、芬太尼等。

（2）镇静、抗癫痫　可与镇痛药配合使用，以减轻疼痛。可选用苯巴比妥、利眠宁、地西泮、苯妥英钠等。

（3）减轻血管扩张　主要用于血管性头痛。麦角胺可以减轻或终止偏头痛发作，在先兆或发作初期使用有效。孕妇、严重心血管病、肝肾疾患忌用。也可选用二甲麦角新碱、苯乙肼，常用可乐定治疗高血压头痛、预防偏头痛发作。

（4）调整颅内压　可选用高渗脱水剂（甘露醇等）、利尿剂（呋喃苯胺酸、乙酰唑胺）、肾上腺皮质激素等。

（5）其他措施　可选择理疗、普鲁卡因封闭、针灸、中草药等。

2. 病因治疗

对颅内占位性病变应积极争取手术，炎症者应针对病原作抗炎处理，屈光不正、青光眼、鼻窦炎、中耳炎等应作针对性治疗。

3. 一般处理

保持安静。观察并记录头痛发生的时间、程度、频度，是否出现神志改变、呕吐、发热、抽搐等。

由颅外病变引起的头痛，头痛的部位常在病灶附近，多能提示病变的部位。如由眼睛、副鼻窦或牙齿病变引起的头痛，常在眼眶、鼻根周围。而由颅内病变或颅内深部病变引起的头痛头痛的部位与病变部位不一定相符。如小脑幕上病变所致头痛，位于额颞部，多为双侧性；小脑幕下病变引起的头痛多在后枕部。因感染或出血致脑膜炎时，全头都痛，指不出具体部位。因此，正确诉说头痛的部位，利于对疾病的诊断。

二、惊厥

惊厥（convulsion）是指全身或局部成群骨骼肌不自主不随意的强直性和阵挛性抽搐，并引起关节运动，常为全身性、对称性、伴有或不伴有意识丧失。

（一）常见病因

惊厥的病因可分为特发性和症状性。特发性惊厥常由于先天性脑部不稳定状态所致，又称特发性癫痫；症状性惊厥常与脑部病变有关，又称症状性癫痫。小儿惊厥部分为特发性，部分为症状性，高热惊厥多见于小儿。

症状性癫痫的病因大致有以下几类：

1. 脑部疾病

（1）感染　可见于脑炎、脑膜炎、脑脓肿、脑结核等。

（2）外伤　如产伤、颅脑外伤等。

（3）肿瘤　包括原发性肿瘤、脑转移瘤。

（4）血管疾病　可见于脑出血、蛛网膜下腔出血、高血压脑病、脑栓塞等。

（5）寄生虫病　脑型疟疾、脑囊虫病等。

2. 全身性疾病

（1）感染　如急性胃肠炎、中毒型菌痢、破伤风等，小儿高热惊厥主要由急性感染所致。

（2）中毒　尿毒症和肝性脑病为内源性中毒。外源性中毒可由酒精、苯、铅、砷、有机磷及某些药物中毒引起。

（3）心血管疾病　如高血压脑病。

（4）代谢障碍　可见于低血糖、低血钙、子痫、维生素 B_6 缺乏等。

3. 神经官能症

如癔症性惊厥。

（二）惊厥相关疾病诊断要点

1. 临床表现特点

惊厥发作的典型表现是患者突然意识模糊或丧失，两眼上翻或斜视，双手握拳，全身强直，持续半分钟左右；继而四肢发生阵挛性抽搐，口吐白沫，呼吸不规则或暂停，皮肤先苍白后发绀，发作持续数分钟后自行停止，也有反复发作或呈持续状态。发作时可有瞳孔散大，对光反应迟钝，腱反射亢进，病理神经反射阳性等。发作停止后不久，患者意识恢复。全身性抽搐典型者为癫痫大发作。局部性抽搐为躯体某一局部的连续性抽动，多见于局限性癫痫、手足抽搐等。

2. 伴随症状和体征

（1）发热　多见于小儿急性感染、胃肠功能紊乱、出牙、重度失水等情况。但惊厥也可引起发热。

（2）高血压　可见于高血压病、肾炎、子痫、铅中毒等。

（3）脑膜刺激征　可见于脑膜炎、脑膜脑炎、蛛网膜下腔出血等。

（4）瞳孔扩大、意识障碍、大小便失禁与舌咬伤　常见于癫痫大发作，而不见于癔症性惊厥。

（5）惊厥发作前剧烈头痛　可见于高血压、急性感染、蛛网膜下腔出血、颅脑外伤、颅内占位性病变等。

（6）角弓反张、苦笑面容、牙关紧闭　主要见于破伤风。

（7）急性中毒常有一系列中毒症状。

（三）主要治疗措施

惊厥常是某些疾病的主要征象，或是病情恶化的表现，而严重的抽搐又可加剧原有的病理损害。因此，应立即采取有效措施。

1. 控制抽搐发作

频繁而严重的全身性抽搐，可发展为抽搐持续状态，常可加重心脏负担，发生脑水肿，甚至危及生命，需迅速采取措施以控制抽搐发作。地西泮或氯硝西泮缓慢静脉注射疗效较好，也可肌注苯巴比妥钠或水合氯醛灌肠。

2. 病因治疗

中毒性抽搐应去除人体内毒物，如洗胃、使用导泻剂等，并使用特效的解毒剂有针对性地治疗。急性感染性疾病，必须依据不同的病原采用有效抗生素。高热惊厥首先应降温，使体温控制在38℃以下。低血糖发作应立即静注高渗葡萄糖液，而糖尿病的高渗性非酮症性昏迷则需用胰岛素。在尚未明确病因时，可采用治疗性诊断，通常先以25%葡萄糖液10~20mL静注，15分钟控制抽搐，可考虑为低血糖；如无效，10%葡萄糖酸钙10mL用葡萄糖液稀释后静注，有效者可能为低钙血症；若无效，再用维生素$B_6$50~100mg加入10%葡萄糖液稀释后静注，抽搐控制，则考虑为维生素B_6缺乏症。

3. 对症治疗

维持呼吸、循环、体温、水电解质平衡，保证供氧，供给充足热量，避免缺氧、缺血性脑损害。积极控制严重并发症。脑水肿是频繁抽搐的一种常见并发症，应用脱水剂可有效控制抽搐；循环衰竭、电解质紊乱、酸中毒等，均需积极有效的处理。

惊厥护理要点：①头抬高15~30°，保持呼吸道通畅。注意观察呼吸、脉搏、血压、意识、瞳孔变化；②防止发生外伤。抽搐过程中易发生舌、颊咬伤，颞颌关节脱位，也可能引起椎骨或长骨骨折，间歇期因昏迷或意识混浊也易发生坠床或外伤，都要重视防护。

三、晕厥

晕厥（syncope）又称为昏厥，是指大脑一时性、广泛性血液供应不足所致的短暂意识丧失，发作时患者因肌张力消失不能保持正常姿势而倒地。其特点为：突然发作，迅速自行恢复，多无后遗症。晕厥可以是一种仅需对症处理的暂时性功能紊乱，也可以是某些严重疾病的一种表现。

（一）常见病因

1．反射性晕厥

反射性晕厥最为多见，约占晕厥的90%。

（1）单纯性晕厥　常见于年轻体弱女性，多有明显诱因，如剧痛、焦虑、恐惧、紧张、悲伤、抽血、注射、外伤、手术等，在闷热、疲劳、通气不良、情绪因素、站立过久等情况下尤易发生。发作时间短暂，多在站立时发作，卧倒后意识很快恢复。典型的发作过程为：① 持续几分钟的前兆（头晕、恶心、上腹部不适、面色苍白、出冷汗、全身疲软、坐卧不宁等）；② 短暂意识丧失（数秒至数分钟），此时血压降低，脉搏缓慢而微软（40～50次/分）；③ 自然苏醒，多数无后遗症，少数可有遗忘、恍惚、头痛，1～2天内自行恢复，恢复后一切检查正常。

（2）体位性低血压（直立性低血压）　在体位骤变时，主要表现为由卧位或蹲位突然站立时视觉模糊，疲乏无力，晕厥发作。可见于长时间站立或长期卧床；服用某些药物，如氯丙嗪、哌唑嗪等；某些全身性疾病，如脑动脉粥样硬化、慢性营养不良、多发性神经根炎等也可引发晕厥。

（3）咳嗽性晕厥　发生于阵发性剧咳时，多见于慢性肺部疾患、慢性支气管炎。

（4）颈动脉窦综合征　多与颈动脉窦周围病变有关，表现为发作性晕厥，可伴窦性心动过缓、抽搐等。用手压迫颈动脉窦、衣领过紧、突然转头等为常见诱因。

(5) 排尿性晕厥　多见于成年男性，半夜起床排尿时或排尿后不久。发作前无明显先兆，历时短暂，持续1～2分钟，自行苏醒，无后遗症。

2. 脑源性晕厥

可见于短暂脑缺血发作、蛛网膜下腔出血、偏头痛、脑动脉硬化、高血压脑病、慢性铅中毒脑病等。

3. 心源性晕厥

严重心律失常可导致心脏排血受阻引起晕厥，如高度房室传导阻滞、病态窦房结综合征、阵发性心动过速等。多种器质性心脏病如原发性肥厚性心肌病、心绞痛、急性心肌梗死、主动脉瓣狭窄等，也可引起晕厥。

4. 血液成分改变

见于低血糖、重度贫血、高原晕厥等。

(二) 诊断及鉴别诊断要点

1. 临床表现特点

首先要明确是否为晕厥。由心律失常、颈动脉窦综合征所致者，发病最急。单纯性晕厥常逐渐发生，持续时间较长。体位性低血压常从卧位起立时发生晕厥。并注意与癫痫、癔症、低血压、眩晕等鉴别。

2. 伴随症状和体征

(1) 明显自主神经功能障碍如面色苍白、出冷汗、恶心等　多见于单纯性晕厥、低血糖性晕厥等。

(2) 面色苍白、发绀、呼吸困难　见于急性左心衰竭。

(3) 心跳频率和节律改变　见于心源性晕厥。

(4) 头痛、呕吐、视听障碍　多提示中枢神经系统疾患。

(三) 主要治疗措施

1. 主要对病因进行治疗，消除诱因，预防发作。

2. 发作时注意观察并记录昏倒时的情况，面色、脉搏、血压的变化，发作持续时间；并将患者置于平仰卧位，头偏向一侧。

3. 严重者应予吸氧。

晕厥与眩晕的主要区别是眩晕没有意识丧失；晕厥与昏迷的主要区别是昏迷时意识丧失不是短暂（以秒计）的，一般难以自行恢复。

四、昏迷

昏迷（coma）是指大脑皮层和皮层下网状结构处于高度抑制状态，主要表现为意识丧失、随意运动丧失、感觉和反射功能障碍，甚至任何刺激均不能引起患者觉醒。

（一）常见病因

1. 感染性疾病

（1）颅内感染　见于各种脑炎、脑膜炎、脑脓肿等。

（2）全身感染　见于中毒性痢疾、中毒性肺炎、败血症等。

2. 非感染性疾病

（1）颅脑疾病　如脑出血、蛛网膜下腔出血、脑血栓、脑栓塞、高血压脑病等脑血管疾病。颅内肿瘤、颅脑外伤、癫痫等也可引起。

（2）内分泌与代谢障碍　可见于肝性脑病、肺性脑病、糖尿病性昏迷、低血糖、尿毒症、妊娠中毒症、甲状腺危象等。

（3）循环障碍　可见于严重休克、高度房室传导阻滞等。

（4）其他　可见于巴比妥类、颠茄类、氰化物、一氧化碳、有机磷、酒精等药物或化学物质中毒及中暑、电击等物理因素。

（二）诊断和鉴别诊断要点

1. 临床表现　从程度上昏迷可分为轻度、中度、重度昏迷。

(1) 轻度昏迷　患者随意运动丧失，对周围事物、声、光、语言等刺激失去了反应。对疼痛刺激有一定的防御反应。吞咽、咳嗽、角膜、瞳孔对光等生理反射尚可引出。呼吸、脉搏和血压无明显改变。

(2) 中度昏迷　患者对周围事物及各种刺激均无反应，对于强烈刺激或许可出现防御反应。角膜反射减弱，瞳孔对光反射迟钝，眼球固定。呼吸、脉搏和血压可有改变。

(3) 深度昏迷　患者全身肌肉松弛，对各种刺激全无反应。深浅反射均消失，呼吸不规则，血压可有下降，大小便失禁。此时机体仅能维持最基本的功能。

2. 伴随症状和体征

(1) 发热　先发热后昏迷见于急性感染，如病毒性脑炎、中毒性痢疾等。先昏迷后发热见于脑出血、蛛网膜下腔出血等。超高热见于中暑、颠茄或阿托品类药物中毒。

(2) 呼吸缓慢　为呼吸中枢抑制的表现，见于巴比妥类、吗啡等药物中毒、有机磷农药中毒、毒蛇咬伤等。

(3) 血压改变　血压升高见于脑出血、高血压脑病、颅内压增高、脑血栓、尿毒症等。血压降低见于感染性休克、心肌梗死、消化道出血、巴比妥类中毒、酒精中毒等。

(4) 瞳孔改变　单侧瞳孔扩大见于硬脑膜下血肿、脑出血、颅内血肿、小脑幕切迹疝等。两侧瞳孔散大见于低血糖昏迷、癫痫、阿托品中毒、酒精或氰化物中毒。双瞳孔缩小见于氯丙嗪、吗啡、有机磷中毒等。瞳孔小如针尖、高热，提示桥脑出血。

(5) 脑膜刺激征　可见于脑膜炎、蛛网膜下腔出血。

(6) 偏瘫　是颅内病变的定位体征，如同时有面瘫多数为急性脑血管意外。

3. 常用实验室检查

应进行血、尿、粪常规检查，血糖、尿素氮、肌酐、二氧化碳、血氨、血清酶、电解质等血液生化检查。根据病史选择进行肝、肾、肺功能测定、心电图、X线摄影、B型超声等检查。脑脊液的常规、生化及病原学检查、对颅内疾病性质诊断有重要意义。头颅X线摄影片、各种造影（脑室、血管）、脑血流图、毒物分析、CT、核磁共振等辅助检查，有助于确定颅内病变部位及性质。

（三）主要治疗措施

1. 一般处理

应将患者置在有抢救设备的病室，床褥平整、清洁。侧卧位或仰卧位（头偏向一侧），定时吸痰，帮助翻身，每天更换潴留导尿管，防止并发症发生。病情稳定者可从鼻饲管给予易消化、高蛋白、富维生素、热量充足的流质饮食。

2. 对症处理

（1）降低颅内压　反复使用高渗脱水剂可降低颅内压。常用20%甘露醇（或山梨醇）250mL静脉滴注，4～6小时可重复使用。可与50%葡萄糖液60mL静脉注射交替使用。亦可用呋喃苯胺酸20～40mg（或利尿酸钠25～50mg）肌肉注射，每日一次。

（2）维持水电解质和酸碱平衡，调整血压，改善微循环。

（3）抗惊厥　可选用苯巴比妥钠、苯妥英钠肌肉注射。

（4）肾上腺皮质激素　可选用地塞米松、氢化可的松等。

3. 改善脑代谢，恢复脑功能

主要用促进脑细胞代谢，改善脑功能的药物。可选用ATP、辅酶A、左旋多巴、肌苷、氯酯醒、细胞色素C、谷氨酸等。

4. 病因治疗

一旦明确昏迷原因，应迅速予以有效对因治疗。各种感染应选用敏感的抗生素。糖尿病酮症酸中毒应正确予以胰岛素治疗。低血糖性昏迷应立即注射50%葡萄糖40～80mL。急性中毒者应采取清除毒物和解毒有效措施。确诊为颅内占位性病变者应尽早争取手术治疗。

嗜睡者常处于睡眠状态，可以唤醒，并能正确回答问题。嗜睡只是一种轻度的意识障碍，应注意与浅昏迷相区别。

五、颈部肿块

颈部的肿瘤、炎症、畸形等都可表现为肿块。在临床上甚为多见，其中恶性肿瘤占有相当高的比例，因而颈部肿块的鉴别诊断具有重要意义。

(一) 常见病因

按病理性质可分为以下三类：

1. 肿瘤

(1) 原发性肿瘤　可见于甲状腺瘤、舌下囊肿、血管瘤等良性肿瘤。也可见于恶性肿瘤，如甲状腺癌、恶性淋巴瘤、涎腺癌等。

(2) 转移性肿瘤　原发性病变多在口腔、鼻咽部、甲状腺、肺、腋窝、胃肠道、胰腺等处。

2. 炎症

可见于急慢性淋巴结炎、淋巴结结核、涎腺炎、软组织化脓性感染等。

3. 先天性畸形

可见于甲状腺舌管囊肿或瘘、胸腺咽管囊肿或瘘、囊状淋巴管瘤、颌下皮样囊肿等。

(二) 诊断和鉴别诊断要点

1. 临床表现特点

颈部肿块容易发现，但确定其性质有时较困难。不同性质的肿块，治疗方法也不同。因此必须详细询问病史，了解肿块最初发生部位、发展速度和伴随的全身症状等。

2. 伴随症状及体征

（1）颈部肿块，质地坚硬，伴有纵隔、胸腔或腹腔病变的症状或体征，应考虑恶性肿瘤的淋巴结转移。

（2）全身性、无痛性淋巴结肿大，多见于血液系统疾病。

（3）不同程度的红、肿、热、痛，多为炎性肿块。

（4）随吞咽上下活动，为甲状腺肿块。

（5）如为淋巴结肿大，质地不硬，伴轻度压痛时，可能为非特异性淋巴结炎。

3. 常用实验室检查

血象及骨髓片的检查对恶性淋巴瘤和炎性肿块的诊断有一定的意义。胸部 X 线摄片对肺结核、肺癌、纵隔肿瘤的诊断有价值。X 线钡餐检查对胃肠道癌肿的发现有帮助。必要时可作 CT 或核磁共振进一步确诊。颈部肿块诊断不明，特别是疑为恶性肿瘤时，可作淋巴结或肿块穿刺，取活组织送病理检查。

（三）主要治疗措施

1. 一般处理

患者保持安静，消除恐惧心理。预防感染，补充足够的营养和水分。减轻患者由于肿块压迫引起的症状。做好放射疗法或手术疗法的准备工作。放疗及化疗患者，应密切观察，定期复查血常规。

2. 病因治疗

颈部肿块常为其他系统恶性肿瘤转移的病灶，因而治疗不能局限于局部，必须重视整体的治疗。根据恶性肿块具体病情，采用放射治疗和化学药物治疗。良性肿块应手术摘除，炎性肿块应首先控制感染，再行手术疗法。

第三节 胸部症状

一、咳嗽与咳痰

咳嗽、咳痰是临床最常见症状之一。咳嗽（cough）是一种保护性反射动作，当来自呼吸道黏膜、肺泡、胸膜等部位的刺激，经迷走神经、舌咽神经、三叉神经和皮肤的感觉神经纤维传入到延髓的咳嗽中枢，神经冲动经喉下神经、膈神经、脊神经传出到咽部、声门、膈及其他呼吸肌，引起咳嗽动作。

生理情况下，气管、支气管黏膜只分泌少量黏液，以保持呼吸道黏膜的湿润。在呼吸道炎症等病理情况下，气管、支气管黏膜的分泌物增多或肺泡内渗出的液体即形成痰液，借助咳嗽将痰液排出的动作称为咳痰，是一种病态现象。

咳嗽作为生理保护性反应，常通过咳痰，可有效地清除呼吸道内的分泌物及吸入气道内的异物，对呼吸道局部有重要的防御作用。但频繁的刺激性咳嗽及长期咳嗽可影响工作和休息，则为病理状态，应进行详细检查，及早查明病因。

(一) 常见病因

1. 呼吸系统疾病

呼吸道各部位的炎症、异物、出血、肿瘤及刺激性气体吸入等刺激，均可引起咳嗽。如急慢性咽炎、急慢性支气管炎、支气管扩张、肺炎、肺结核、支气管肺癌等。

2. 胸膜疾病

见于胸膜炎、自发性气胸、胸腔穿刺等。

3. 心血管疾病

由二尖瓣狭窄或其他原因所致左心衰竭引起的肺淤血、肺水肿、肺梗死等。

（二）诊断和鉴别诊断要点

1. 临床表现特点

应注意咳嗽的性质、时间、规律、音色及痰的性质等。

（1）咳嗽的性质　咳嗽无痰或痰量极少为干咳，常见于急慢性咽炎、急性气管炎初期、胸膜炎、肺结核等；刺激性咳嗽则多见于呼吸道刺激，如支气管内膜结核、早期支气管癌等。

（2）咳嗽的时间与规律　突发性咳嗽多因吸入刺激性气体或异物、肿瘤或淋巴结压迫气管、支气管分叉处而引起。发作性咳嗽可见于百日咳、支气管内膜结核等。长期慢性咳嗽多见于慢性支气管炎、支气管扩张症、肺脓肿、肺结核等。夜间咳嗽见于左心衰竭和肺结核患者。慢性支气管炎、支气管扩张与肺脓肿患者往往于清晨起床或夜间卧下时咳嗽加剧，继而咳痰。

（3）咳嗽的音色　咳嗽的音色对诊断有提示意义。咳嗽声音嘶哑多由声带炎症、肿瘤所致，可见于喉炎、喉结核、喉癌等。鸡鸣样咳嗽表现为连续阵发性剧咳伴高调吸气回声，多见于百日咳、喉部疾患、气管受压等。金属音调咳嗽可由于纵隔肿瘤、主动脉瘤、支气管癌等直接压迫气管所致。咳嗽声音低微无力，多见于严重肺气肿、声带麻痹、极度衰弱等。

（4）痰的性质和量　咳嗽伴黄色或黄绿色痰者大多属细菌感染，如支气管炎、支气管扩张、肺炎、肺脓肿等。咳嗽伴脓臭痰提示厌氧菌感染，咳铁锈色痰为典型肺炎球菌肺炎的特征。慢性支气管炎终年咳白色黏稠痰，继发感染时痰变为脓性。长期大量反复咳脓痰，痰液静置后分为三层：上为泡沫、中为浆液、下为组织残屑，多见于支气管扩张症。咳嗽伴咯血，应考虑支气管肺癌、肺结核、支气管扩张症。

2. 伴随症状和体征

(1) 发热　常见于急性呼吸道感染、肺结核、胸膜炎等。

(2) 胸痛　多见于肺炎、胸膜炎、支气管肺癌、自发性气胸等。

(3) 呼吸困难　可见于喉肿瘤、支气管哮喘、慢性阻塞性肺病、重症肺炎、肺结核、大量胸腔积液、气胸、气管或支气管异物等。

(4) 咯血　常见于支气管扩张症、肺结核、肺脓肿、支气管肺癌等。

(5) 大量脓痰　常见于支气管扩张症、肺脓肿、支气管胸膜瘘等。

(6) 哮鸣音　多见于支气管哮喘、慢性喘息性支气管炎、心源性哮喘、气管或支气管异物、支气管肺癌等。

3. 常用实验室检查

胸部X线检查可发现各种支气管和肺部病变，故有明显咳嗽者应尽早进行X线检查，及早发现某些疾病。根据病情选择进行肺功能检查、痰液培养、痰液脱落细胞检查等，必要时可进行CT、核磁共振等。

(三) 主要治疗措施

以病因治疗为主。对剧烈刺激性干咳者给予镇咳剂，如咳必清、可待因等；而对痰量多者，则不宜用镇咳剂，适当使用祛痰剂治疗。嗜烟者应戒烟。

如有以下情况，尤40岁以上吸烟男性，应高度警惕肺癌的可能性：①无明显诱因的刺激性咳嗽持续2~3周治疗无效；②原有呼吸道疾病，咳嗽性质改变者；③持续或反复在短期内痰中带血而无其他原因可解释者；④反复发作的同一部位肺炎，特别是段性肺炎；⑤原因不明的肺脓肿，无中毒症状，无大量脓痰，无异物吸入史，抗感染治疗效果不显著者；⑥原因不明的四肢关节痛及杵状指（趾）；⑦X线检查有局限性肺气肿或段、叶肺不张；⑧孤立性圆形病灶或单侧肺门阴影增大者；⑨原有肺结核病灶已稳定，而形态或性质发生改变者；⑩无中毒症状的胸腔积液，尤以血性、进行性增加者。有上述情况者，需进行X线胸片、胸部CT、核磁共振、纤维支气管镜、脱落细胞检查、活组织检查。如仍不能确诊者，可考虑剖胸探查。

二、咯血

咯血（hemoptysis）是指喉及喉部以下呼吸道或肺组织出血，经口咯出。咯血时常有喉痒感，血呈弱碱性、泡沫状、色鲜红、常混有痰液，咯血后数天内仍常咯出血痰，患者通常有心、肺疾病史。咯血量大小尚无明确的标准，痰中带血或一日咯血量在100mL以内为小量咯血；咯血量在100～500mL为中等量咯血；大于500mL以上者为大量咯血。虽然咯血引起的出血性休克少见，但即使是中等量咯血，也有阻塞气道导致窒息的可能。

（一）常见病因

咯血的病因很多，主要为呼吸系统疾病和心血管疾病所引起。

1. 呼吸系统疾病

常见于肺结核、支气管扩张、肺癌；其次见于肺炎、肺脓肿、支气管炎、肺部真菌感染等；少见于肺寄生虫病。

2. 心血管疾病

如风湿性心脏病、肺栓塞、高血压病、肺动静脉瘘等。较常见的是二尖瓣狭窄患者由于肺动脉高压所致咯血；肺淤血为小量咯血；某些先天性心脏病如房间隔缺损、动脉导管未闭等，可因肺动脉高压而咯血。

3. 其他疾病

血小板减少性紫癜、白血病、肺出血－肾炎综合征等。

（二）诊断及鉴别诊断要点

1. 临床表现特点

详细询问病史，咯血首先需与口腔、咽、鼻出血鉴别。鼻腔后部出血量较多时常从口吐出，易误诊为咯血。仔细观察咯血的量、颜色、有无带痰，以及询问伴随症状如发热、胸痛、咳嗽、痰量等。还应注意结核接触史、吸烟史、职业性粉尘接触史等。常见咯血原因与临床表现特点见表3－1。咯血与呕血的鉴别见表3－2。

2. 伴随症状和体征

（1）呛咳　常见于支气管癌、支原体肺炎等。

（2）胸痛　多见于大叶性肺炎、肺梗塞等。

（3）长期咳嗽、大量脓痰　多为慢性支气管炎、支气管扩张症。

表3－1　咯血原因与临床表现特点

病　因	病　史	体　检
肺部感染（肺结核、肺炎、支气管扩张）	有发热、咳嗽、咯痰（痰量和性状）病史和结核接触史等	肺部鸣音或实变征等
心血管疾病	有心脏病或高血压病史、肺水肿表现	心脏杂音、颈静脉怒张、肺部鸣音、心衰的外在表现
肺栓塞	起病急、胸痛、长期卧床、深静脉炎病史	心动过速、紫绀、静脉炎等
肺癌	注意年龄、吸烟史、呼吸道症状	肺部及其他部位转移体征
出血性疾病	贫血、白血病、血小板异常史	苍白、出血倾向（淤斑）

表 3－2　咯血与呕血的鉴别

	咯　血	呕　血
原发病	肺结核、肺癌、支气管扩张、心脏病等呼吸或心血管疾病史	溃疡病、肝硬化等消化道疾病史
前驱症状	胸闷、喉痒、咳嗽等	上腹不适、恶心、呕吐等
出血方式	咯出	呕出，可为喷射状
血液性状	色鲜红泡沫状、伴痰液、呈碱性	色暗红凝块状、伴食物残渣、酸性
黑色柏油样便	无（但咽下血液时可有）	有，可在呕血停止后出现

（4）低热、盗汗　多为肺结核。

（5）发热　可见于肺炎、肺结核、肺脓肿、支气管肺癌等。对 40 岁以上，尤其是嗜烟者，应高度怀疑肺癌。

（6）铁锈色痰　多见于大叶性肺炎；果酱色痰见于肺吸虫病；粉红色泡沫样痰见于肺水肿；巧克力色带腥臭味痰见于阿米巴肺脓肿。

（7）成年女性发生与月经周期相应的周期性咯血，应考虑“替代性月经”。

（8）间隙性咯血，伴有呼吸困难与胸痛，以及有蛋白尿、血尿和管型尿，应考虑为肺出血－肾炎综合征。

3. 常用实验检查

多数咯血患者病情较急，但仍应及时进行必要的检查，为正确抢救提供依据。在病情许可的情况下应及时作胸部 X 线检查或摄胸片，病情好转后应做 CT、核磁共振等检查，以便尽早查明原因。

（三）主要治疗措施

咯血的急诊处理应着重及时止血和维持呼吸道通畅，同时进行病因治疗（如肺炎、肺结核、肺水肿等）。

1. 一般处理

稳定患者情绪，保持环境安静，取患侧卧位。如患者情绪紧张、烦躁不安，但无严重呼吸功能障碍者可适当给予镇静药如地西泮；剧咳者可给予镇咳药如可待因；气促者给予氧疗。记录咯血量及咯血停止后有无再咯血的征象。

2. 止血措施

（1）垂体后叶素　疗效迅速而显著，使肺血管收缩和肺循环压力降低，促进血管破裂处血栓形成而达到止血目的。大咯血时用量为 5~10 单位 + 25% 葡萄糖液 20~40mL 缓慢静注（10~15 分钟注完），若出现头痛、面色苍白、心悸、恶心、出汗、胸闷、腹痛、排便感觉和血压升高等反应者，应减慢注射速度或停止注射；持续咯血或短期内反复咯血者以垂体后叶素 10~20 单位 + 5% 葡萄糖液 500mL 缓慢静滴。慎用于高血压、冠心病、肺源性心脏病、心力衰竭、孕妇等。

（2）普鲁卡因　具有扩张血管，降低肺循环压力作用，对垂体后叶素有禁忌者可用本药；用前应作皮试。

（3）其他止血药物　可选用肝素拮抗剂鱼精蛋白、抗纤维蛋白溶解剂如 6－氨基己酸（EACA）或氨甲苯酸（PAMBA）。此外，安络血和止血敏也可选用。

3. 输血

大咯血出现血容量不足，血压下降至 100mmHg 以下时，应及时补充血容量，宜少量多次输新鲜血，每次输 100~200mL，除可补充血容量外，尚补充凝血因子，有止血作用。

4. 咯血窒息的抢救

咯血窒息是引起死亡的主要原因，应及早识别和抢救。

（1）临床表现　咯血过程中出现下列情况时均应考虑有窒息发生，应高度重视：①咯血时突感胸闷难受，烦躁不安，端坐呼吸，气促紫绀，血液咯出不畅或见暗红色血块；②突然呼吸困难伴明显痰鸣声，神情呆滞；③咯血突然中止，呼吸增速，出现吸气性呼吸困难或仅从鼻腔、口腔流出少量暗红色血液，随即张口瞪目，面色灰白转紫绛，胸壁塌陷，呼吸音减弱或消失。

(2) 抢救措施　窒息抢救的重点是保持呼吸道通畅和纠正缺氧。①迅速让患者平卧或体位引流，头偏向一侧，清除口、咽部血块，拍击胸背部使堵塞的血液（块）咯出；②用导管插至咽喉部，借助吸引器吸出血液（块），并刺激咽喉部，使病人用力咯出堵塞于气管内的血液（块）；③吸氧，若自主呼吸极弱或消失则采用呼吸机治疗；④有条件者直接在喉镜下进行支气管插管，通过冲洗和吸引，可迅速恢复呼吸道通畅；⑤窒息解除后应纠正酸中毒，补充血容量，控制休克；⑥后期处理脑水肿、肾衰、感染或肺不张等。

三、胸痛

胸痛（chest ache）主要由胸部疾病（包括胸壁疾病）所引起，为临床常见症状。胸痛的剧烈程度不一定与病情轻重相平行，且与个体痛觉阈值差异有关。

(一) 常见病因

1. 胸壁疾病　见于胸壁炎症，如急性皮炎、带状疱疹、皮下蜂窝织炎、肋间神经炎、肋软骨炎、胸膜炎。肋骨骨折、多发性骨髓瘤等也可引起。

2. 心血管疾病　见于心绞痛、急性心肌梗死、心肌病、心包炎等。

3. 食道及纵隔疾病　可见于食管炎、食管癌、食管裂孔疝等。纵隔炎、纵隔肿瘤等也可致胸痛。

4. 呼吸系统疾病　如胸膜炎、自发性气胸、支气管炎、支气管肿瘤等。

5. 其他原因　如胸主动脉瘤、过度换气综合征、心脏神经官能症、脾梗死等。

(二) 诊断和鉴别诊断要点

1. 临床表现

(1) 胸痛部位　大部分疾病引起的胸痛常有一定部位。患处皮肤出现红、肿、痛、热等改变多为胸壁皮肤炎症。带状疱疹呈多数小水泡群，沿一侧肋间神经分布而不越过中线，有明显的痛感。肋骨骨折、骨膜炎可有局部疼痛。心绞痛及急性心肌梗死的疼痛常位于胸骨后或心前区。食管疾患、纵隔肿瘤的疼痛也位于胸骨后。自发性气胸、急性胸膜炎、肺梗死等常呈剧烈疼痛。

(2) 胸痛性质　不同疾病胸痛性质有所不同。肋间神经痛呈阵发性的灼痛或刺痛。肌痛常呈酸胀痛。骨痛呈酸痛或锥痛。食管炎常呈灼痛或灼热感。心绞痛常呈压榨样痛，可伴有窒息感。原发性肺癌、纵隔肿瘤可有胸部闷痛或胀痛。

(3) 影响胸痛的因素　心绞痛常于用力或精神紧张时诱发呈阵发性，含服硝酸甘油片迅速缓解。心肌梗死呈持续性剧痛，含服硝酸甘油片不能缓解。胸膜炎、自发性气胸、心包炎等所致的胸痛常在咳嗽或深呼吸时加剧。

2. 伴随症状和体征

(1) 发热并有相应的胸部体征　可见于肺炎、胸膜炎、脓胸等。

(2) 咳嗽、咳痰、咯血　可见于肺结核、支气管扩张、支气管癌等。

(3) 胸闷、呼吸困难　见于气胸、支气管哮喘、肺气肿、心血管病变。

(4) 心前区闷痛，有窒息感，放射到左肩、左臂及手指等见于心绞痛、心肌梗死等。

(5) 吞咽困难　见于食管疾病，如食管癌、反流性食管炎等。

3. 常用实验室检查

结合病情进行血常规、痰微生物学检查、痰脱落细胞检查、胸腔液检查、X线检查、支气管碘油造影、心电图等，以便早期查明病因。必要时选择进行支气管镜、纤维支气管镜检查、病理活组织检查、CT、核磁共振检查等，有助于进一步明确诊断。

（三）主要治疗措施

1. 病因治疗

2. 对症治疗

取舒适体位，正确使用止痛药、镇静药及其他镇痛方法。根据病情可选用对乙酰氨基酚、度冷丁、吗啡等镇痛药。局部封闭疗法对肋间神经痛及肋软骨炎较好。心绞痛发作时应立即含服硝酸甘油等急救药品。

带状疱疹是由带状疱疹病毒感染引起的疾病。肋间带状疱疹最常见，多骤然发生，可出现剧烈胸痛。此外，腹背部、四肢和颜面等处均可罹患。发病初期可先有轻度全身症状，突然在皮肤上出现大量丘疹，随后转为小水疱，疱液澄清。小水疱簇集成群，但疏散排列，很少融合。患部皮肤异常敏感。常发生于身体的一侧，沿皮肤神经分布，不越过中线。病程中常有多处的新水疱群分批出现，且沿罹患皮肤神经继续发展，因而新旧水疱并存，排列呈带状。数天后小水疱膜松弛，疱液可呈脓样混浊，然后干燥结痂。病程约2~4周，愈后多不留疤痕。病后可获得免疫，很少再次患病。

四、呼吸困难

呼吸困难（dyspnea）是指患者主观上感觉空气不足，呼吸费力，客观上表现为呼吸频率、深度、节律改变和用力呼吸，严重时出现鼻翼扇动、紫绀、端坐呼吸，辅助呼吸肌参与呼吸活动，是呼吸功能不全的主要症状。多由呼吸系统和心血管系统疾病引起。

（一）常见病因

1. 呼吸系统疾病

常见于感染性肺炎、肺淤血、肺水肿、弥漫性肺间质纤维化、慢性阻塞性肺部疾病、急慢性支气管炎、支气管哮喘、气管异物、气管及肺肿瘤等。胸壁及胸膜疾病，如外伤、自发性气胸、大量胸腔积液、广泛胸膜黏连等也可引起呼吸困难。

2. 心血管疾病

见于各种原因引起的心力衰竭、心肌炎、心包积液、心肌梗死、原发性肺动脉高压等。

3. 中毒

如某些药物（如吗啡类，巴比妥类）中毒、糖尿病酮症酸中毒、尿毒症、有机磷农药中毒、急性一氧化碳中毒等。

4. 神经精神因素

见于中枢和周围神经疾病，如颅内肿瘤、脑出血、颅脑外伤、神经官能症等。

5. 血液病

可见于重症贫血、高铁血红蛋白血症等。

（二）诊断和鉴别诊断要点

1. 临床表现

根据临床表现特点将呼吸困难分为不同类型。

（1）吸气性呼吸困难 见于喉、气管狭窄（炎症、水肿、异物和肿瘤），表现为喘鸣，吸气时胸骨和锁骨上窝和肋间隙凹陷（三凹征）。

（2）呼气性呼吸困难 见于支气管哮喘及其他慢性阻塞性肺部疾病，表现为呼气延长，伴哮鸣音。

(3) 混合性呼吸困难　见于广泛肺炎、肺纤维化、大量胸腔积液、气胸等。

(4) 潮式呼吸　见于中枢神经系统病变、糖尿病酸中毒、巴比妥类中毒等。

2. 伴随症状

(1) 发热、咳嗽、咯痰、咯血　多见于各种呼吸道感染性疾病，如肺炎、肺结核、胸膜炎、肺脓肿等。

(2) 胸痛　多见于胸膜炎、气胸、肺梗死、心肌梗死、肿瘤等。应询问其疼痛的部位、性质及有无放散性。

(3) 端坐呼吸　常见于左心功能不全所致肺水肿、严重哮喘、肺气肿等；而胸腔积液与气胸患者多取患侧卧位。

(4) 颈部体征　颈静脉怒张见于严重心肺疾病；吸气时有三凹征（锁骨上窝、胸骨上窝及肋间隙吸气时凹陷）见于上气道阻塞；气管位置偏移者，见于大量胸腔积液、气胸、肺不张。

(5) 起病方式　突然发作的呼吸困难多见于自发性气胸、肺水肿、支气管哮喘、心肌梗死、肺栓塞等；夜间发作性呼吸困难则以心源性肺水肿为最常见；慢性支气管炎肺气肿的呼吸困难随肺功能减退程度而渐增，故应详问病史。

（三）主要治疗措施和护理注意事项

缓解呼吸困难取决于病因治疗。各种急性病因所致的呼吸困难，如气胸、哮喘、肺水肿、肺炎等，在病因治疗的同时，可给予氧疗。慢性阻塞性肺病所致的呼吸困难，如严重肺气肿者，在急性症状缓解后，着重康复处理，如呼吸肌力锻炼，营养调整。对有慢性低氧血症者，则可开展长期家庭氧疗。

护理时，由于引起呼吸困难的病因较多，应注意观察呼吸困难的起病缓急、呼吸的形式、频率与节律，给予吸氧；患者取半卧位、坐位式、患侧卧位等以缓解症状。根据诊断按所患疾病进行护理。

左心衰竭引起的呼吸困难特点为：①有引起左心衰竭的基础病因，如风心病、冠心病、高血压性心脏病等；②呈混合性呼吸困难，活动时出现呼吸困难或加重，休息时减轻或消失，卧位明显，坐位或立位时减轻，因此，患者病情较重时，往往被迫采取半卧位或端坐体位呼吸；③双肺底部或全肺出现湿啰音；④应用强心药、利尿药、血管扩张药等改善心功能后，呼吸困难随之缓解。

五、心悸

心悸（palpitation）是指患者自感心跳或心慌的不适感。体格检查时可发现心率加快或减慢、心律不齐或心搏增强等。当心率加快时患者感到心脏跳动不适，心率缓慢时感到心脏搏动有力。心率和心律正常时也可有心悸。

（一）常见病因

1. 心脏搏动增强

心肌收缩力增强、心输出量增加引起的心悸，可为生理性或病理性。健康人在剧烈体力活动、精神激动、饮酒及应用麻黄素、咖啡因、阿托品等药物后出现的心悸为生理性心悸。病理性心脏搏动增强见于：

（1）心室肥大　常见于高血压性心脏病、风湿性心脏病、冠状动脉硬化性心脏病等。

（2）其他疾病　可见于发热性疾病、贫血、甲状腺功能亢进症等。

2. 心律失常

（1）心动过速　常见于室上性心动过速、心房颤动、心房扑动、阵发性心动过速等。

（2）心动过缓　常见于高度房室传导阻滞、房室交界性心律、自发性室性心律，病态窦房结综合征、迷走神经兴奋性过高等。

(3) 心律不齐　如过早搏动、心房颤动等。

3. 心脏神经官能症

心脏神经官能症是由于植物神经功能失调引起的一种临床综合征，患者以青壮年女性多见，除感心悸之外，常有心率加快、心前区刺痛或隐痛、呼吸不畅等，并伴有头痛、头昏、失眠、易疲劳、注意力不集中等神经官能症症状。发病常与精神因素有关。

(二) 诊断和鉴别诊断要点

1. 临床表现

(1) 病史和症状　应注重全面的病史询问，注意一些重要而常见的症状及伴随症状，如心悸、呼吸困难、胸痛、水肿、紫绀、昏厥等。

(2) 体格检查　按望、触、叩、听依次进行体格检查，绝大多数心脏病患者常可发现有明显的阳性体征。

2. 伴随症状和体征

(1) 胸痛　可见于冠心病、心包炎、心肌炎、心脏神经官能症等。

(2) 发热　可见于重症贫血、风湿热、甲状腺功能亢进症、结核病、心包炎、心肌炎、细菌性心内膜炎及其他发热性疾病等。

(3) 昏厥、抽搐　见于高度房室传导阻滞、心室颤动、阵发性室性心动过速等。

(4) 呼吸困难　可见于急性心肌梗死、心包炎、心肌炎、心功能不全、重症贫血、心脏神经官能症等。

3. 常用实验室检查

根据病情，选择血、尿常规检查、抗链球菌溶血素“O”测定、C反应蛋白和黏蛋白测定、乳酸脱氢酶和肌酸磷酸激酶、血糖、血脂、血电解质测定、心电图、X线透视和摄片、心血管造影、选择性冠状动脉造影等。必要时可进行心导管、CT、核磁共振等检查。

（三）主要治疗措施

1. 着重病因的预防和治疗

2. 心律失常的治疗

有病因治疗、药物治疗、机械和电治疗三方面。治疗心律失常的药物较多，如慢心律、异搏定、双异丙吡胺、乙胺碘呋酮、心律平、利多卡因、苯妥英钠等药物都有显著效果。某些严重的心律失常可采用电复律和电起搏等。

3. 手术治疗

对病变严重难以修复的心脏，可考虑施行心脏移植术或人造心脏瓣膜替换术。

第四节 腹 部 症 状

一、恶心与呕吐

恶心（nausea）和呕吐（vomiting）是临床常见症状。恶心为上腹部不适、紧迫欲吐的一种特殊感觉，常是呕吐的前驱症状。呕吐是指通过胃的强烈收缩，迫使胃或部分小肠内容物经食管、口腔排出体外的一系列反射性动作。两者可单独发生亦可相继出现。

（一）常见病因

引起恶心和呕吐的病因很多，常分为中枢性和外周性两大类。

1. 中枢性呕吐　由于延髓呕吐中枢受各种病因刺激引起。

（1）神经系统疾病　常见于脑肿瘤、脑炎、脑膜炎、脑出血、颅脑外伤、高血压脑病等，多为颅内压增高性呕吐。

（2）全身性疾病　如尿毒症、糖尿病酮症酸中毒、肝昏迷、低血糖、低钠血症、妊娠早期、甲状腺功能亢进、肾上腺皮质功能不全等。

（3）药物　链霉素、阿扑吗啡、吐根碱等药物，可兴奋呕吐中枢引起呕吐。

（4）化学物质中毒　乙醇、重金属、一氧化碳、有机磷农药等，均可引起呕吐。

（5）前庭功能障碍性疾病　见于迷路炎、晕动病、内耳眩晕病等。

（6）精神性因素　见于神经官能症、神经性厌食、癔症等。

2. 外周性呕吐　包括胃源性和反射性两种。

（1）胃源性呕吐　胃黏膜炎症、胃黏膜受药物、不洁食物、各种理化因素或细菌及其代谢产物刺激可引起呕吐。慢性胃炎、溃疡病有幽门痉挛、幽门部溃疡瘢痕狭窄或癌性狭窄，也可出现呕吐。

（2）反射性呕吐　常见于各种原因所致的胃肠道疾病、腹腔内脏病变如急性腹膜炎、急性胰腺炎、急性胆道疾病（包括胆囊炎、胆石症、胆道蛔虫症等）和急、慢性肝炎等。青光眼、屈光不正、急性肾盂肾炎、肾绞痛、急性心肌梗死、心力衰竭等引起呕吐的同时，表现出基础疾病的症状和体征。

（二）诊断和鉴别诊断要点

1. 临床表现

（1）呕吐的时间　晨起呕吐可见于早期妊娠、尿毒症、慢性酒精中毒、功能性消化不良、鼻窦炎等。幽门梗阻多在晚上或夜间呕吐。

（2）呕吐与进食的关系　进食过程中或餐后即刻呕吐，见于幽门溃疡、精神性呕吐。餐后近期呕吐尤其是集体发病，多为食物中毒。餐后 1 小时以上呕吐称为延迟性呕吐，多提示胃张力不足或胃排空延迟。餐后较久或数餐后呕吐，多为幽门梗阻。

(3) 呕吐的特点　精神性和颅内压增高性呕吐，恶心很轻甚至缺如，但颅内压增高性呕吐呈喷射状，吐后无轻松感。胃源性呕吐常有恶心先兆，症状较轻，吐后腹部不适等症状好转。

(4) 呕吐物的鉴别　呕吐物夹有食物残渣且呈酸性，多提示急性胃炎、溃疡病等。呕吐物量大，含有隔夜食物，多由各种原因引起的幽门梗阻所致。呕吐物内含胆汁，见于返流性胃炎、胃部手术后等。呕吐物有粪便臭味为低位肠梗阻。上消化道出血常呈咖啡渣样呕吐物。

2. 伴随症状

(1) 剧烈头痛　常见于颅内压增高的疾病，如颅内占位性病变、蛛网膜下腔出血、脑出血等。也可见于偏头痛和青光眼的发作期。

(2) 眩晕　常见于美尼尔氏病、晕动病等前庭功能障碍性疾病。发作时出现眼球震颤、出汗、面色苍白等。

(3) 腹痛腹泻　多见于急性胃肠炎、细菌性食物中毒、霍乱、副霍乱、各种原因所致急性中毒等。

(4) 黄疸　多见于急性、慢性肝炎；如同时有腹痛、发热等，多提示急性胆道感染、胆石症、胆道蛔虫症等。

(三) 主要治疗措施

1. 病因治疗

尽可能明确诊断，针对病因治疗。

2. 对症治疗

(1) 镇静解痉　可适当使用地西泮、利眠宁等镇静剂，解除紧张、恐惧情绪；阿托品、普鲁本辛等可缓解胃肠道平滑肌痉挛；胃动力不足时可使用多潘立酮。

(2) 止吐 呕吐严重者可使用灭吐灵、维生素 B_6 止吐，氯丙嗪对中枢性呕吐效果较好。

(3) 纠正水、电解质平衡紊乱 大量呕吐时应补给每日需要量和呕吐丢失液体量。同时应适当补充钾、钙等电解质。

3. 一般处理

半卧位或卧位以减少呕吐发生，但呕吐时应取坐位，病情较重者应侧卧，头偏向一侧，以免呕吐物坠入或吸入呼吸道。观察并记录呕吐次数、性质及呕吐物的性质和量。呕吐期间应禁食，呕吐停止后可给以温开水，逐渐给予流食，少量多次。

神经性呕吐又称神经官能性呕吐，多由剧烈的内心矛盾与焦虑所诱发。其特点为：呕吐发生与精神因素密切相关，呕吐不费力，量不大。分为主观性和非主观性两种情况。因求减肥而患厌食症的呕吐为典型的主观性神经性呕吐。非主观性神经性呕吐多是为达到某种目的的条件反射，如小学生逃学。神经性呕吐一般无需使用止吐药物，但需进行心理治疗，必要时配合精神药物。

二、腹痛

腹痛是常见的临床症状，也是促使患者就诊的重要原因。各种原因所致的腹部脏器病变，空腔脏器扩张、肌肉收缩，引起器官功能紊乱，刺激内脏感觉神经末梢，均可引起腹痛。腹痛的性质和程度与病变情况和刺激程度有关，还受神经精神因素影响。

(一) 常见病因

1. 急性腹痛

(1) 腹腔脏器急性炎症 常见于急性胃炎、急性肠炎、急性阑尾炎、急性胆囊炎、急性胆管炎、急性胰腺炎、坏死性小肠炎等。

(2) 腹腔脏器急性穿孔　常见于胃、十二指肠溃疡穿孔、胆囊穿孔、肠穿孔等。

(3) 空腔脏器阻塞、痉挛或扭转　常见于肠梗阻、肠扭转、肠套叠、胆道结石、泌尿道结石、腹股沟嵌顿疝、卵巢囊肿蒂扭转、胃痉挛、肠痉挛等。

(4) 腹腔脏器破裂　可见于肝破裂、脾破裂、输卵管妊娠破裂或流产等。

(5) 腹腔脏器血管病变　如肠系膜动脉栓塞、肠系膜动脉血栓形成、脾栓塞、肾栓塞等。

(6) 腹腔外脏器病变　心绞痛、心肌梗死、心包炎、大叶性肺炎等，均可引起上腹痛；铅中毒、糖尿病酮症酸中毒、尿毒症等，可引起小腹痛；过敏性紫癜可引起剧烈腹痛。

2. 慢性腹痛

(1) 消化道病变　常见于胃、十二指肠溃疡、慢性胃炎、胃下垂、慢性肠炎、肠结核、术后肠黏连等。

(2) 腹腔脏器慢性炎症　常见于慢性胆囊炎、胆道感染、慢性肝炎、慢性胰腺炎、慢性盆腔炎等。

(3) 腹腔内肿瘤　如胃癌、肝癌、胰腺癌、结肠癌、卵巢癌等。

(4) 肠寄生虫病　多见于钩虫病、蛔虫病等。

(5) 其他　如慢性铅中毒、腹主动脉瘤、肠系膜淋巴结结核、胃肠神经官能症、结肠激惹综合征等。

(二) 诊断和鉴别诊断要点

1. 临床表现

(1) 腹痛部位　腹痛部位多为病变所在部位。胃、十二指肠疾病和急性胰腺炎多表现为中上腹疼痛；胆囊炎、胆石症、肝脓肿等，多在右上腹疼痛；急性阑尾炎疼痛在右下腹；小肠疾病疼痛多在脐部或脐周；结肠疾病疼痛多在下腹或左下腹部。弥漫性或部位不定的疼痛见于急性腹膜炎、机械性肠梗阻、急性出血性坏死性肠炎、铅中毒、腹型过敏性紫癜等。

(2) 腹痛性质和程度 突发中上腹剧烈刀割样痛、烧灼样痛，多为胃、十二指肠溃疡穿孔。中上腹持续性剧痛或阵发性加剧提示急性胃炎、急性胰腺炎。胆石症或泌尿系统结石多为阵发性绞痛。阵发性剑突下钻顶样疼痛是胆道蛔虫症的典型表现。持续而广泛的剧烈腹痛伴腹壁肌紧张或板样强直，多为急性弥漫性腹膜炎。隐痛或钝痛多为内脏性疼痛，往往由胃肠张力变化或轻度炎症引起。

(3) 诱发因素 胆囊炎或胆石症发作前常有进食油腻事物史；急性胰腺炎发作前常有酗酒、暴饮暴食史；部分机械性肠梗阻有腹部手术史；腹部受暴力作用引起的剧痛并有休克时，有内脏破裂的可能。

(4) 发作时间 餐后腹痛可见于胆胰疾病、胃部肿瘤、消化不良等；饥饿痛且有周期性、节律性，常见于胃、十二指肠溃疡；子宫内膜异位所致腹痛与月经周期有关。

2. 伴随症状和体征

(1) 发热 常提示病变为炎症，如急性阑尾炎、胆道感染、急性肠炎等。高热见于化脓性胆管炎、肝脓肿、大叶性肺炎等严重感染。

(2) 黄疸 见于胆石症、胆管炎、肝炎、肝癌、胰头癌等。

(3) 呕吐及肛门无排气 见于各种原因引起的肠梗阻，呕吐物有粪臭，则为低位梗阻。

(4) 腹泻 见于肠道炎症，如慢性结肠炎、肠结核、慢性胰腺炎等。

(5) 便血 急性者见于肠套叠、绞窄性肠梗阻、出血性坏死性小肠炎等；慢性者见于慢性痢疾、慢性结肠炎、肠道肿瘤等。

(6) 腹腔液体 炎症渗出液见于腹腔感染或腹腔脏器炎症穿

孔；胆汁性渗出液为胆道穿孔引起的腹膜炎；血性液体为内脏破裂出血。

3. 常用实验室检查

血白细胞总数及中性粒细胞增高提示感染性疾病，血红蛋白、红细胞明显下降提示有内脏出血可能。肉眼或镜下血尿对诊断尿路结石有意义。血、尿淀粉酶增高是急性胰腺炎重要的诊断依据。血胆红素增高提示胆道疾患。还应根据病情选择血清电解质、血糖、血清碱性磷酸酶等血液生化检查。X 线检查中，腹部透视膈下游离气体为胃肠穿孔的特征。肠管内出现液平面是肠梗阻的征象。腹部平片能发现泌尿系的结石、腹腔淋巴结的钙化。胃肠道、胆囊、尿路造影对腹痛定位诊断很有帮助。B 型超声检查能准确反映胆囊、胆总管系的解剖结构亦能反映其内的结石、蛔虫、肿瘤等的大小和位置，为胆道疾患提供重要诊断依据。内窥镜对胃、十二指肠、胆道、胰腺的溃疡、肿瘤、出血能作出正确的诊断。诊断性腹腔穿刺对确定腹腔脏器病变的性质具有重要意义。

（三）主要治疗措施

1. 病因治疗

应尽早确定腹痛原因，对因治疗。对有手术指征的急腹症更应抓住时机。

2. 对症治疗

（1）解痉止痛　可肌注阿托品、山莨菪碱等。对诊断明确的肾绞痛、胆绞痛可用度冷丁加阿托品肌注，以缓解剧痛。病因未明的急性腹痛切勿使用度冷丁、吗啡类强效镇痛药，以免掩盖症状，贻误诊断。

（2）纠正水、电解质紊乱　应根据腹痛病人呕吐量、尿量、失水及电解质紊乱情况和酸碱失衡状况予以补液纠正。

（3）抗感染　根据感染细菌的种类选用合适的抗生素。可选青霉素、氨苄青霉素、庆大霉素、头孢菌素等；也可选灭滴灵、氟哌酸等药物。

3. 一般处理

安慰患者，解除思想顾虑，尽量采用感觉舒适的体位，以减轻痛苦。注意观察腹痛的部位、程度、频度、持续时间及腹部体征的变化。注意是否有呕吐、腹泻、发热、便血等症状出现，并详细做好记录。

消化性溃疡是一种常见的胃肠道疾病，药物综合治疗为主，以消除症状，促进溃疡愈合，防止并发症的发生，避免复发为治疗目的。抗酸治疗是主要措施之一，常用药物有：碳酸氢钠、氢氧化铝、氧化镁等。阿托品、颠茄、普鲁苯辛等抗胆碱能药物可抑制迷走神经刺激胃酸、胃泌素分泌的作用，又可减低胃的动力，减轻疼痛并延长抗酸药的作用。H_2受体阻断剂是治疗消化性溃疡的主要药物，可显著抑制胃酸分泌，常用的有：西米替丁、雷尼替丁、法莫替丁等。质子泵抑制剂是目前抑酸作用最强的抑酸药，奥美拉唑最为常用。黏膜保护剂也是常用抗溃疡药，如硫糖铝、枸橼酸铋等。由于幽门螺杆菌可能参与溃疡的形成和复发，可选用青霉素、红霉素、庆大霉素，甲硝唑等对幽门螺杆菌有效的抗菌药，可减低或防止溃疡病的复发，或促使难治性溃疡愈合。

三、腹内肿块

腹腔内的器官和组织由于各种原因而发生肿大、膨胀、增生、黏连或转位，形成腹腔内异常的包块而被触及，称为腹内肿块。应与腹壁肿块、腹内假性肿块（粪块、尿潴留）区别。

（一）常见病因

按腹内肿块的部位及其常见的疾病叙述。

1. 右上腹内肿块

(1) 肝肿大　感染性或非感染性疾病等引起的肝肿大。

(2) 胆囊肿大　见于急性胆囊炎、胆囊积水或积血、胆囊癌、胆囊扭转等。

(3) 肝曲部结肠癌。

2. 中上腹内肿块

(1) 胃部肿块　见于溃疡病、胃癌、胃黏膜脱垂症、胃肿瘤等。

(2) 胰腺肿块　见于急性胰腺炎、胰腺囊肿、胰腺腺瘤、胰腺癌等。

(3) 肝左叶肿块。

(4) 肠系膜与网膜肿块　见于肠系膜淋巴结结核、肠系膜囊肿、大网膜囊肿及扭转等。

(5) 其他　如小肠恶性淋巴瘤、肠癌、腹主动脉瘤等。

3. 左上腹内肿块

见于脾肿大、胰腺肿瘤与囊肿、脾曲结肠癌等。

4. 左、右腰部腹内肿块

见于先天性多囊肾、巨大肾积水、肾脏肿瘤、嗜铬细胞瘤等。

5. 右下腹内肿块

见于阑尾周围脓肿、回盲部结核、局限性结肠炎、回盲部阿米巴性或血吸虫性肉芽肿、右侧卵巢肿瘤等。

6. 下腹内肿块

见于膀胱肿瘤、膀胱息肉、子宫肿瘤等。

7. 左下腹内肿块

见于慢性非特异性溃疡性结肠炎、乙状结肠癌、直肠癌、左侧卵巢肿瘤等。

8. 广泛性与不定位性腹内肿块

见于结核性腹膜炎、腹膜转移瘤、肠套叠、蛔虫性肠梗阻、肠扭转等。

（二）诊断及鉴别诊断要点

1. 临床表现

（1）仔细询问病史，根据年龄大小分析腹内肿块形成时间的长短尤为重要。腹内肿块长时间存在，生长缓慢大多为良性，如脂肪瘤、囊肿等；腹部受撞后短期内迅速出现肿块，常为内出血，并有血肿形成。

（2）认真检查腹内肿块的部位、性状，并注意全身疾病的体征。腹内肿块表面光滑呈囊样感者，可见于胰腺、肠系膜、卵巢等器官的囊性肿物，右上腹梨形肿块常为胆囊疾病；腹内肿块外形不光滑或表面结节状且坚实者，常提示为腹腔内恶性肿瘤。

2. 伴随症状和体征

（1）腹痛、呕吐、腹胀、腹泻或便秘　多见于肠梗阻、肠恶性肿瘤等。

（2）黄疸　提示肝、胆道、胰腺疾病。

（3）腹水　多见于结核性腹膜炎、原发性或继发性肝癌、腹膜转移癌、卵巢肿瘤等。

（4）黑便　常见于胃、小肠肿瘤。伴有血便应警惕结肠肿瘤、肠套叠等。

（5）膀胱刺激症、血尿、脓尿或尿潴留　多为泌尿系统疾病，如膀胱炎、膀胱肿瘤、肾肿瘤、肾积水（积脓）等。

（6）闭经或阴道出血　见于卵巢与子宫肿瘤、妊娠等。

3. 常用实验室检查

粪便检查对消化道炎症及肿瘤是一种简便易行的手段。血清胆红素侧定、肝功能试验、血清酶学测定、十二指肠引流、胰淀粉酶测定、腹水检查等，对腹内肿块诊断有助。X 线检查可选择钡餐、钡灌肠、胃肠双重造影、胆囊造影、腹部平片、选择性血管造影等。结合病情，必要时进行纤维内窥镜、超声波检查、CT、核磁共振等检查。

（三）主要治疗措施

1. 病因治疗

腹内肿块可源于其他系统，也可影响其他系统，因而治疗不能只对某一症状或局部病灶，应进行整体和局部相结合的疗法。

2. 外科手术疗法。

3. 放射治疗或化学药物治疗。

四、腹泻

腹泻（diarrhea）是指排便次数增多，粪便稀薄，或含有黏液、脓血或未消化食物。正常人一般每天排便一次，个别人每天2~3次，粪便成形正常，不应称腹泻。腹泻可分为急性和慢性两种，病程超过2个月者为慢性腹泻。

（一）常见病因

1. 急性腹泻

(1) 急性肠道感染　如病毒性、细菌性、真菌性、阿米巴性、血吸虫病性等。

(2) 急性中毒

①细菌性食物中毒　由沙门氏菌、变形杆菌、金黄色葡萄球菌等引起。

②毒物　如海豚、鱼胆、腐败变质食物等。

③药物　如有机磷农药、抗癌药物等。

(3) 急性全身感染　如伤寒、副伤寒、败血症、霍乱、副霍乱等。

(4) 变态反应性疾病　可见于过敏性紫癜、变态反应性肠病等。

(5) 其他　如甲状腺危象、慢性肾上腺皮质功能减退性危象、药物的副作用等。

2. 慢性腹泻

(1) 消化性疾病　见于慢性细菌性痢疾、肠结核、肠寄生虫病、肠恶性肿瘤、吸收不良综合征、胃大部分切除术后、慢性胰腺炎、肝硬化等。

(2) 全身性疾病　可见于甲状腺功能亢进、糖尿病性肠病、尿毒症、神经官能性腹泻等。

(二) 诊断和鉴别诊断要点

1. 临床表现

(1) 起病与病程　起病急、病程短、腹泻频繁者，应考虑各种原因引起的急性腹泻，如菌痢、霍乱、沙门氏菌感染等；慢性腹泻起病缓慢、病程较长，多见于慢性感染、非特异性炎症、肠肿瘤、吸收不良等；功能性腹泻、血吸虫病性腹泻病程可达数年至数十年。

(2) 腹泻次数和粪便性质　急性感染性腹泻，每日排便次数可多达10次以上，如为黏液血便或脓血便，多为细菌性感染；阿米巴痢疾的粪便为暗红色或果酱样；慢性腹泻，一般每日排便数次，可为稀便，或带有黏液、脓血，多见于慢性痢疾、炎症性肠病、结肠癌、直肠癌等；粪便中带黏液而无病理成分者多为肠易激综合征。

(3) 腹泻与腹痛的关系　急性腹泻常有腹痛，尤其是感染性腹泻；小肠疾病的腹泻疼痛多在脐周，便后腹痛缓解不明显，结肠疾病疼痛多在下腹，便后疼痛多有所缓解。

2. 伴随症状及体征

(1) 重度失水　常见于在霍乱或副霍乱、沙门氏菌食物中毒、慢性尿毒症等。

(2) 高热　可见于菌痢、伤寒或副伤寒、急性血吸虫病、肠道肿瘤等。

（3）里急后重　可见于痢疾、直肠癌等。

（4）明显体重减轻　可见于消化道癌、吸收不良综合征等。

（5）皮疹　可见于败血症、伤寒或副伤寒、过敏性紫癜、变态反应性肠病等。

（6）腹内包块　可见于肠恶性肿瘤、增殖性肠结核、血吸虫性肉芽肿等。

3. 常用实验室检查

粪便量多、稀薄水样多提示小肠性腹泻；淘米水样粪便见于霍乱与副霍乱；蛋花样便见于小儿腹泻；脓血样便见于痢疾、结肠癌等。可进行肠内窥镜检查，宜先选择直肠或乙状结肠镜检查，必要时作纤维肠镜或纤维结肠镜检查。选择进行腹部 X 线检查、胃肠道钡餐、钡灌肠以及腹部 CT 或核磁共振等检查，有助于诊断和鉴别诊断。

（三）主要治疗措施

1. 一般处理

患者卧床休息。急性期暂禁食，恢复期以易吸收的流汁、半流汁为宜，以脂肪含量少的食物为主，避免牛奶和奶制品食物，注意水分供给。观察大便次数及性状，注意大便的臭味、混入物及与进食的关系，并详细记录。有低钾者，需见尿补钾。

2. 病因治疗

要尽早查明病因，去除病因。如由细菌引起者，经粪便培养等法证实后，必要时作药敏试验，选用有效抗菌药物治疗。

3. 对症治疗

（1）纠正水、电解质和酸碱平衡紊乱，严重腹泻者应立即静脉补液。

（2）止泻　可选用次碳酸秘、碳酸钙、氢氧化铝凝剂等。也可使用易蒙停（盐酸洛哌丁胺），起始剂量成人为 4mg，一日总量不宜超过 16mg，服用 48 小时后症状通常就有改善；5 岁以上儿童服用剂量为2mg。

(3) 解痉药　可用阿托品、普鲁苯辛等，腹痛时合用异丙嗪，加强解痉作用。

(4) 镇静药　可用地西泮。

直肠指诊即肛指检，简便易行，可发现肛周有无病变以及直肠有无狭窄、癌肿等情况。直肠指检对于直肠癌引起腹泻，具有直接诊断的重要价值。当手指触及坚硬而不能移动的结节状肿块，指套染有血迹，常提示为直肠癌。

五、呕血

呕血（hematemesis）是上消化道（食管、胃、十二指肠、肝、胆、胰等）病变或全身性疾病所致急性出血，血液经由口腔呕出。由鼻腔、口腔、咽喉等部位出血或呼吸道疾病引起的咯血，不属于呕血，应仔细区分。

(一) 常见病因

1. 消化系统疾病

(1) 胃、十二指肠疾患

①胃、十二指肠溃疡　是上消化道出血最常见的病因，其中尤以十二指肠球部溃疡出血占多数。

②胃部疾患　如急性胃炎、应激性胃炎、胃黏膜糜烂、慢性肥厚性胃炎、胃癌、胃黏膜脱垂症等。

(2) 肝脏疾病　食管下段与胃底静脉曲张破裂出血也是呕血的常见病因。

(3) 食管疾患　可见于食管炎、食管憩室炎、食管癌、食管裂孔疝、食管异物、外伤等。

(4) 胆道、胰腺疾患　如胆道出血、胰腺癌、急性出血性胰腺炎等。

2. 全身性疾病

（1）血液病　可见于白血病、血小板减少性紫癜、再生障碍性贫血、血友病等。

（2）急性感染　如败血症、重症肝炎、流行性出血热、钩端螺旋体病等。

（3）其他　如尿毒症、脑出血、肺源性心脏病等。

（二）诊断和鉴别诊断要点

1. 临床表现

（1）呕血与便血　呕血前常有上腹不适、恶心等，随后呕吐出血性胃内容物。其颜色视出血量的多少及在胃内停留时间长短以及出血部位而不同。出血量多，在胃内停留时间短，出血部位在食管，则血色鲜红或混有血凝块；当出血量少，在胃内停留时间长，呕吐物常呈棕褐色咖啡渣样。呕血的同时因部分血液经肠道排出体外，出现便血或形成黑便。

（2）失血性周围循环障碍　出血量达血容量10%～15%时，出现头晕、畏寒等，但血压、脉搏无明显变化；出血量达血容量20%以上时，则出现急性失血症状，如冷汗、四肢厥冷、脉搏加快、心慌等；出血量在血容量30%以上时，则有急性周围循环衰竭症状，如脉搏微弱、血压下降、呼吸急促、休克等。

2. 伴随症状和体征

（1）上腹痛　有慢性节律性上腹痛及溃疡病史，多为溃疡病出血。上腹痛节律不明显，食欲欠佳，服碱性药物疗效不佳，应考虑慢性胃炎出血。老年、上腹痛规律有改变并出血时，应警惕胃癌。

（2）蜘蛛痣、肝掌、腹壁静脉曲张　多提示肝硬化、食道或胃底静脉曲张破裂。

(3) 黄疸 黄疸、寒战、高热伴右上腹绞痛而呕血者，多提示肝胆疾病如急性胆管炎胆道出血。黄疸、发热及全身皮肤黏膜有出血倾向者，见于某些感染性疾病如钩端螺旋体病、败血症等。

(4) 皮肤黏膜出血 可见于白血病、再生障碍性贫血等血液病、重症肝炎、尿毒症等。

(5) 头晕、黑矇、口渴、冷汗，提示血容量不足。腹鸣、黑便或伴随便血，提示有活动性出血。

3. 常用实验室检查

呕血可由肉眼检查或隐血试验确定。结合病史、查体、三大常规、肝功能、血尿素氮、血肌酐、骨髓检查、X线钡餐和钡灌肠检查，一般可明确诊断。上消化道出血时，紧急内镜检查可以确定出血部位及病变性质。

(三) 主要治疗措施

1. 急诊处理

输血是消化道大出血的首选治疗。输血指征：血红蛋白 < 70g/L，收缩压 < 80 ~ 90mmHg。输入的血量以不超过红细胞正常压积为宜。输液可给10%葡萄糖液、生理盐水、血浆或血浆代用品。可给予碳酸氢钠或乳酸钠预防酸中毒。治疗过程中应严密观察脉搏、血压及症状的变化，通过连续测定红细胞和血红蛋白，正确估计是否还在继续出血，以便及时调整治疗方案。可给予维生素K、安络血、6-氨基己酸等止血药。垂体后叶素治疗一般采用10 ~ 20单位加入10%葡萄糖液200mL中，0.5 ~ 1小时内滴完。

2. 出血的局部处理

对上消化道出血可留置胃导管，抽取胃内容物，既可减轻胃内压力，改善黏膜循环有利于止血，又可观察胃内出血是否停止，还可通过胃管及时给药。食管和胃底静脉曲张破裂出血时，用三腔二囊管达压迫止血作用。

应用纤维内窥镜可确定出血部位，通过内窥镜将止血药物直接喷洒在出血处。在内窥镜直视下，采用激光进行光凝固止血、血管套扎止血或进行病变部活检等。

3. 手术治疗

经积极内科治疗效果不佳者，应在治疗基础疾病上考虑紧急手术。

4. 一般处理

呕血期间应禁食，出血停止或量少，仅有黑便者，可给流质。呕血时应保持呼吸道通畅，以防窒息。观察并记录生命体征（脉搏、血压、呼吸、体温）及呕血次数、速度和量。

六、便血

便血（hematochezia）是指消化道内出血，血液经由肠道排出。便血颜色与出血部位、肠道停留时间等有关，可呈鲜红、暗红或黑色。少量出血时（每日 5mL 以下）粪便颜色不改变，需经隐血试验才能确定，称为隐血。

（一）常见病因

1. 上消化道疾患

当上消化道疾患出血时，血液未及时呕出或未完全呕出，而经肠道排出，即产生便血，常排出黑亮的柏油样便。

2. 下消化道疾患

（1）结肠肿瘤　大肠恶性肿瘤是便血的常见原因，以结肠癌居首位。也可见于结肠良性肿瘤（肠道息肉）、结肠憩室炎等。

（2）肠道特异性和非特异感染　可见于慢性溃疡性结肠炎、急性出血性坏死性肠炎、肠阿米巴病、肠结核、肠套叠等。

（3）肠血管疾患　如痔、肠血管畸形、肠系膜动脉栓塞等。

3. 全身性疾病　可见于白血病、血小板减少性紫癜、血友病、肝脏疾病、尿毒症、流行性出血热、败血症等。

(二)诊断和鉴别诊断要点

1. 临床表现

便血颜色、性状及气味对诊断具有一定价值。下消化道出血，如出血量大多呈鲜红，若肠道停留时间长，则可为暗红色，可为全血便或血液与粪便混合。血色鲜红但不与粪便混合，仅粘附于粪便表面或于排便后有鲜血滴出或喷射出，多为肛门或肛管疾病，如痔、肛裂、直肠肿瘤等。上消化道或小肠出血并在肠内停留时间较长，粪便呈黑色，又因附有黏液而发亮似柏油，称为柏油样便。食用动物血、肝脏等也可使粪便呈黑色。服用铋剂、铁剂、炭粉及中药虽可表现出黑便，但隐血试验阴性。阿米巴痢疾的粪便多为暗红色果酱样的脓血便，急性细菌性痢疾多为黏液脓性鲜血便，急性出血性坏死性肠炎可排出洗肉水样血便，并有特殊的腥臭味。

2. 伴随症状和体征

(1) 发热 常见于传染性疾病，如败血症、流行性出血热、钩端螺旋体病等。也可见于某些恶性肿瘤，如白血病、肠道淋巴瘤等。

(2) 腹痛 可见于消化性溃疡、肝胆疾病、细菌性痢疾、阿米巴痢疾、急性出血性坏死性肠炎、肠套叠、肠系膜血栓栓塞等。

(3) 里急后重 即肛门坠胀感，见于肛门、直肠疾病，如直肠炎、痢疾、直肠癌等。

(4) 全身出血倾向 可见于急性传染性疾病及血液疾病，如重症肝炎、流行性出血热、白血病、过敏性紫癜等。

(5) 腹部肿块 可见于肠道恶性淋巴瘤、结肠癌、肠结核、肠套叠等。

3. 常用实验室检查

肉眼检查或隐血试验可确定便血。进行血、尿常规、肝功能、血尿素氮、血肌酐、骨髓检查、X线钡餐、钡灌肠等检查，一般可明确诊断。直肠指检对直肠肿瘤有重要诊断价值。

（三）主要治疗措施

1. 病因治疗

尽早查明原因，针对病因进行治疗。

2. 对症治疗

对内痔、直肠下段出血，可用0.1%盐酸麻黄素加生理盐水棉球压迫止血，也可用去甲肾上腺素4～8mg加冷开水200mL作保留灌肠。在内窥镜下可进行高频电凝止血、激光止血、喷洒止血药、息肉电切除，也可采用结扎缝合止血等。

七、便秘

便秘（constipation）是指大便次数减少，无规律，7天内排便次数少于2～3次，粪便量少而干燥，且常伴有排便困难感。部分人习惯于数天排便一次而无异常，故不能以每天排便一次作为正常排便标准。因此，对有无便秘，必须根据本人平时排便习惯和排便有无困难作出判断。

（一）常见病因

一般分为功能性便秘和器质性便秘两大类。

1. 功能性便秘

多见于老年人、无力体质、全身衰弱、产妇等，常为弛缓性便秘。神经过敏者多为痉挛性便秘。功能性便秘发生原因与多种因素有关，如：

（1）进食量少或食物缺乏纤维素，对大肠的刺激减少。

（2）由生活规律改变、精神因素等各种原因，造成排便习惯受干扰或抑制。

（3）长期滥用泻药，造成对泻药的依赖。

（4）结肠运动功能障碍、肠痉挛致排便困难。

（5）腹部及盆腔肌肉张力不足，排便推动力不足，难于把粪便排出体外。

（6）应用吗啡类药物等。

2. 器质性便秘

（1）直肠与肛门病变引起肛门括约肌痉挛，排便疼痛，惧怕排便造成便秘，如痔、肛裂、肛周脓肿等。

（2）结肠良性或恶性肿瘤、巨结肠症、结肠过长症等。

（3）各种原因所致肠梗阻、肠粘连。

（4）腹腔或盆腔内肿瘤的压迫　如子宫及输卵管肿瘤压迫等。

（5）全身性疾病　可见于急性腹膜炎、脑血管意外、急性心肌梗死、过多应用抗胆碱药物等引起便秘。

（二）诊断和鉴别诊断要点

1. 临床表现

对便秘者，必须了解是慢性或急性，有无胃肠道疾病，全身性疾病和生活饮食的改变等情况。急性便秘可有原发性疾病的表现，如肠梗阻的腹痛、呕吐等。慢性便秘一般多无特殊表现，部分病人诉口苦、食欲减退、腹胀、下腹不适、或有头昏、头痛、疲乏等神经官能症状，一般都不严重，排出粪便坚硬如羊粪。

慢性习惯性便秘，多发生于中老年尤其是妇女，可能与肠肌腹肌的张力下降有关。

2. 伴随症状和体征

（1）急性便秘伴呕吐、肠绞痛　应考虑各种原因所致的肠梗阻。

（2）便秘与腹泻交替出现　需注意肠结核、结肠肿瘤、慢性非特异性结肠炎等。

（3）便秘伴腹部包块　需注意肠梗阻、肠套叠、肠肿瘤、盆腔肿瘤、腹膜结核等。

3. 常用实验室检查

(1) 粪便检验　仔细观察粪便的性状、粗细、坚硬度，有无脓血和黏液等。

(2) 直肠指检　有助于发现直肠癌、痔、肛裂、炎症、狭窄、坚硬粪块堵塞及外来压迫、肛门括约肌松弛等。

(3) 必要时行直肠镜、乙状结肠镜、纤维肠镜等内窥镜检查。

(4) 胃肠X线检查　对了解胃肠道运动功能有重要参考价值。

(三) 主要治疗措施

1. 急性便秘及器质性疾病所引起的便秘，应迅速查明病因治疗原发疾病。如对肿瘤、梗阻、绞窄等所致的便秘，应及时请外科处理。

2. 慢性功能性便秘，强调非药物治疗措施，根据病情选用导泻剂。

(1) 调整饮食，多进食高纤维素蔬菜、水果，多饮水。

(2) 指导患者养成定时排便的习惯，建立起良好的排便条件反射。鼓励患者增强腹肌、肛提肌等肌力的锻炼。

(3) 在情况许可条件下多活动并做腹部运动及腹部按摩。

(4) 导泻剂的应用，导泻剂的基本作用为刺激肠道分泌和减少吸收，增加肠腔内渗透压和流体静力压，一般应用轻泻剂。

①甘油和石蜡油，每次10～20mL，适用于年老体弱、粪便特别干结者，不宜久服。

②番泻叶、大黄苏打片等，适合于老年人便秘。

③灌肠或用栓剂（甘油栓或开塞露），必要时用手指帮助掏出硬结大便。

④硫酸镁、氧化镁等，由于吸收少，肠腔内渗透压增高，刺

激肠蠕动，导泻作用强。对肾功能不全者不宜用镁剂。

2002年8月10日举办的首届中国便秘论坛上，来自美国艾奥瓦大学医学院内科胃肠及肝脏病学教授介绍了全球便秘流行病学及高危因素。指出：全球有5%～20%的人口受到便秘的困扰，且大多为女性。便秘作为一种临床症状而非疾病，与多种因素有关。精神因素如抑郁、厌食，生活方式改变如过频调动工作、旅行、无规律进早餐，手术史，药物过敏史等，都对便秘的产生有很大影响。缺乏纤维素的饮食并非便秘的主要危险因素。

第五节 泌尿生殖道症状

一、尿频

晨起至晚上入睡前的白天期间，通常三四小时排尿一次，日间平均排尿次数一般男性为4～6次，女性为3～5次；夜间就寝后为0～1次。若排尿次数明显增多，超过正常范围，则为尿频(sychnuria)。

(一) 常见病因

尿频可由生理性和病理性原因引起。

1. 生理性尿频

由于饮水过多，精神紧张或天气寒冷所致的尿频为生理性尿频。特点是每次尿量不少，但不伴随其他症状。

2. 病理性尿频

(1) 泌尿系统疾病

①肾脏疾病　可见于肾炎、肾盂肾炎、肾结核、多囊肾等。

②膀胱疾病　常见于膀胱炎、膀胱结石等。

③前列腺疾病　如前列腺炎、前列腺增生等。

(2) 内分泌系统疾病

①尿崩症。

②糖尿病。

3. 其他疾病

精神习惯性、使用利尿药后、妊娠期子宫压迫膀胱等，均可引起尿频。

引起尿频的主要原因是感染，病原体可以是病毒、细菌、霉菌，也可以是结核、衣原体、滴虫感染。正常女性的尿道前段可有葡萄球菌、肠球菌、类白喉菌等，一般情况下并不引起尿路感染，但上行到膀胱、肾盂就可能引起感染。由于女性尿道的总长度比男性短得多，给病原体上行感染创造了机会，因此，女性泌尿系统感染比男性多见。

(二) 诊断和鉴别诊断要点

1. 详细了解病史

2. 伴随症状和体征

(1) 多饮、多尿　多见于尿崩症，持续时间较长者可出现精神症状、头痛、虚弱等。

(2) 多饮、多食、多尿和消瘦　多见于糖尿病。

(3) 尿急、尿痛　炎症引起的尿频，同时伴有尿急、尿痛等尿路刺激症状，可见于尿路感染，如尿道炎、膀胱炎、肾盂肾炎等。

(4) 腰痛、发热　可见于肾盂肾炎、肾结核、膀胱炎等。

(5) 排尿困难　见于前列腺疾病，多见于60岁以上老年男性，主要表现为尿频、尿线细而无力等。

3. 常用实验室检查

尿常规检查简单易行。作中段尿细菌培养，若尿菌落数≥

10^5/mL，则尿路感染诊断成立，必要时作输尿管导尿法或消毒膀胱尿培养法以区分上、下尿路感染。选择进行膀胱镜、腹部平片、静脉肾盂造影、B型超声波检查等，对尿路结石、结核等有重要诊断意义。血糖测定、糖耐量试验等检查，有助于糖尿病的诊断。尿崩症患者应作详细检查以确定病因。

（三）主要治疗措施

1. 病因治疗

诊断明确后，针对原发疾病进行治疗。有病原体感染时，应早期、足量使用有效抗生素。可口服呋喃坦丁、氟哌酸等；严重者可静脉滴入氨苄青霉素。老年患者尿路感染的治疗应特别慎重，尽量避免使用肾脏毒性药物如氨基糖苷类抗生素。

2. 对症治疗

随着原发疾病的治疗，尿频症状也随之改善。神经性尿频可使用硝苯啶，松弛膀胱逼尿肌，增加尿贮量，减少排尿次数。

神经性尿频好发于学龄前儿童，尤以4岁左右儿童为多见。主要表现为每天排尿次数增加而无尿量增加，尿常规检查正常。排尿次数可以从正常的每天6~8次增加到20~30次，甚至每小时10多次。每次尿量很少，有时仅几滴。睡眠后则无尿频，常在上床睡觉前、吃饭时、上课时加重。受惊吓、精神紧张易使神经功能失调而发生。

二、血尿

正常人尿液中无红细胞或偶见个别红细胞。如离心沉淀后的尿液，镜检下每个高倍视野有红细胞2个以上，称为血尿(hematuria)。血尿轻者尿色正常（镜下血尿）；重者则尿呈洗肉水色甚至血色，此时每升尿液中含有1mL以上的血液（肉眼血尿）。

（一）常见病因

血尿表明泌尿系统有血管损伤。

1. 泌尿系统疾病

如肾小球肾炎、感染、结石、肿瘤、先天性肾脏病或畸形等。

2. 邻近尿路的器官或组织病变

见于急性阑尾炎、急性盆腔炎、急性输卵管炎以及邻近器官或组织的肿瘤等。

3. 全身性疾病

如血液病、感染性疾病、结缔组织病、心血管疾病、内分泌代谢疾病等。

4. 其他

如肾下垂、游走肾、运动性血尿、“特发性”血尿等。

（二）诊断和鉴别诊断要点

1. 排除假性血尿

（1）子宫、阴道、直肠、痔疮出血或月经血混入尿液或人为的血尿。

（2）与“红色”尿鉴别　如血红蛋白尿、肌红蛋白尿及某些药物如安基比林、四环素类抗生素、利福平等也可引起红色尿。这些红色尿镜检均无红细胞，尿隐血试验阴性。

2. 确定血尿来源与病因

（1）首先需分辨单纯血尿或者还伴有蛋白尿、管型尿，后者提示有肾实质性病变；前者一般应多查几次尿液，如属单纯血尿，再作三杯试验。

（2）三杯试验　嘱患者在一次排尿中，将前、中、后三段尿液分别排入三个玻璃杯中。初血尿（第一杯血尿，第二、第三杯无血尿）提示血尿来自前尿道，可能是前尿道炎症、尿道息肉炎、尿道结石、尿道狭窄等。终末血尿（第三杯血尿或第三杯血尿增多）提示血尿来自后尿道、膀胱颈或膀胱三角区；病变性质可能是后尿道炎、前列腺炎、膀胱炎或结石、肿瘤等。全程血尿（三杯均有血尿）提示血尿来自肾、输尿管、膀胱；可能是肾小球疾病、肾小管—间质疾病、肾盂肾炎、肾乳头病变、输尿管或膀胱的炎症、结石、肿瘤等。

(3) 膀胱冲洗　对肉眼血尿者，可插入导尿管，用无菌生理盐水反复冲洗膀胱。容易冲洗清晰或血尿间断出现者，为上尿路出血，若不易冲洗清晰者，为膀胱出血。

(4) 血尿与伴随症状

①无痛性血尿　青少年持续性无痛性血尿多为肾小球疾病，成年人尤其是老年人间歇性无痛性血尿多为恶性肿瘤。此外，肾铸形结石、肾盂微小结石、肾内或肾盂输尿管病变、出血性疾病等，可为无痛性血尿。

②伴肾绞痛　绞痛后血尿多见于输尿管结石、游走肾；血尿后疼痛多见于肿瘤、肾盂肾炎、肾结核等。

③伴尿频、脓尿　多见于肾盂肾炎、肾结核、膀胱炎、尿路结石合并感染、膀胱肿瘤等。

④伴腰痛　多见于肾盂肾炎、肾结核、肾内结石、肾肿瘤、肾下垂、多囊肾等。

⑤运动后或体位性血尿　运动后血尿多见于结石、肾下垂、运动性血尿等。体位性血尿多见于肾下垂。

⑥血尿与年龄　40岁以下的血尿多见于肾炎、感染、结石；40岁以上者多见于肿瘤、肾血管疾病、前列腺疾病。

⑦伴高血压　可见于急慢性肾小球肾炎、急进型高血压病、先天性多囊肾、肾动脉栓塞、结节性多动脉炎等。

⑧伴皮肤黏膜出血　可见于败血症、感染性心内膜炎、流行性出血热、钩端螺旋体病、血液病等。

(5) 体格检查　应着重注意有无发热、高血压、贫血、体重减轻、皮肤黏膜出血、肾区压痛与叩击痛、输尿管压痛点压痛、腰腹部包块等。

(6) 实验室检查　反复作尿常规检查；有指征时作 24 小时尿抗酸杆菌检查，中段尿细菌培养，尿液找肿瘤细胞等。

(7) 特殊检查　腹部平片和静脉肾盂造影对尿路结石、结核、肿瘤、囊性病变、畸形等引起的血尿有重要诊断意义，必要时可加上核磁共振、CT 对肾内占位性病变的诊断更为准确。肾脏 B 型超声波检查对诊断肾结石、肾囊性病变、肾肿瘤、肾结核、肾脏先天性畸形所致的血尿有重要价值。根据需要有条件时可作膀胱镜检查和逆行造影、肾血管造影及肾穿刺活体组织检查。

(三) 主要治疗措施

1. 对于血尿病因已确立者，针对病因治疗。

2. 对于血尿病因诊断未能确立者

(1) 追踪观察　对青少年血尿者，应每月作尿检查，对 40 ~ 50 岁以上血尿患者，除尿检查外，应每年作一次静脉肾盂造影检查。

(2) 对症治疗　血尿严重时应卧床休息，适当给予止血剂，必要时可输血，避免使用损害肾脏的药物。

若发现血尿，一定要去泌尿专科就诊，认真检查（膀胱镜或其他检查），确认出血部位。应在血尿严重时进行检查和诊断，血尿停止后，有时很难判断是哪侧肾脏出血，或膀胱、尿道的哪个部位出血。

三、月经不调

正常的月经周期一般是 24 ~ 35 天，多数情况为 28 天；月经出血量为 50～80mL；出血时间一般为 3～7 天。从月经来潮的第一天开始计算，前半周期为卵泡发育时期，月经中期为排卵期，后半周期为黄体期，如果未怀孕，卵巢排卵后形成的黄体萎缩，则表现为月经来潮。

凡月经的周期、量、质发生异常均属月经不调（emmeniopathy）。通常所说的月经不调包括月经量多、月经量少、月经稀发、月经频发、经期延长、排卵期出血等。

（一）常见病因和诊断要点

1. 月经量多

（1）子宫非器质性病变　常见于带宫内避孕环、子宫内膜反应性增生过厚、子宫内膜动脉血管收缩功能失调等。

（2）子宫器质性病变　如子宫肌瘤、子宫肌腺症、子宫内膜炎、子宫内膜结核等。

（3）全身性疾病　见于白血病、再生障碍性贫血、肝脏疾病等。

通过妇科检查、B 超、血常规检查等协助诊断，必要时可进行诊断性刮宫。

2. 月经量少

子宫先天发育不良、卵巢功能低下、雌激素分泌不足、子宫内膜过薄、结核性子宫内膜炎、宫腔手术致内膜损伤过度、宫腔粘连等，均可引起月经量少。从病史、B 超、内分泌激素测定进行判断，必要时作诊断性刮宫。

3. 月经稀发

发生于有排卵情况下，多与甲状腺功能不足有关；发生在无排卵时，则为排卵功能障碍、卵泡发育不良所致。测定内分泌激素可协助诊断。

4. 月经频发

与卵泡期过短、黄体功能不足、黄体萎缩过早等有关。通过测定基础体温（BBT）可作初步判断。

5. 经期延长

多数为黄体萎缩不全、子宫内膜不能如期脱落而致。常发生在流产或分娩后，BBT可协助诊断。

6. 排卵期出血

月经中期有规律地少量出血，持续半天或数天，多自行停止。可伴下腹部隐痛、白带清稀，而月经周期正常。

（二）主要治疗和护理措施

1. 病因治疗

尽早查明病因，进行针对性治疗。如果是内分泌失调所致，则使用相应激素治疗。其他原因则要治疗原发疾病。

2. 中医中药的应用

中医调节月经疗效较佳。

（1）出血类疾病（月经过多、月经频发、经期延长、排卵期出血等）

①肾虚　主要表现为月经量多、月经频发、经期延长，伴腰酸腿软、头晕耳鸣、面色黯、舌淡红、苔少、脉沉弱等。应滋补肝肾、养血调经，可选用金匮肾气丸、强肾片、五子衍宗丸等。

②血热　实热证主要表现为月经量多、月经频发、经期延长、排卵期出血，伴经血色红、面赤口干、心烦易怒、大便干结、舌红、苔黄、脉细数等。应清热凉血、固冲调经，可用丹栀逍遥丸。

虚热证主要表现为月经量多、月经频发、经期延长、排卵期出血，伴经血色红、头晕耳鸣、潮热出汗、五心烦热、口渴咽干、舌红、少苔、脉细数等。应滋阴清热、凉血调经，可用知柏地黄丸。

③血淤　主要表现为月经量多、月经频发、经期延长、排卵期出血、伴经血暗红、多血块、小腹疼痛、血块排出后疼痛减

轻、舌暗红、舌边有淤点、脉玄等。应采取活血化瘀、安冲调经的治疗原则，可选用少腹逐瘀胶囊、血府逐瘀口服液等。

(2) 闭经类疾病（月经过少、月经稀发等）

①肝肾亏虚　主要表现为月经过少、月经稀发，伴经血色黯、五心烦热、腰酸腿软、头晕耳鸣、口燥咽干、舌偏红、苔少、脉沉细无力等。以滋补肝肾、养血调经为治疗原则，可用四物合剂、五子衍宗丸等。

②气血虚弱　主要表现为月经过少、月经稀发，伴经血色淡、质地稀、头晕心慌、精神倦态、四肢乏力、食不知味、舌淡、苔薄白、脉细弱等。应健脾补血、养血调经，可用八珍冲剂、人参养荣丸等。

③寒凝血淤　主要表现为月经过少、月经稀发，伴经血色黯、有血块、小腹冷痛、体寒肢冷、舌暗红、苔白、脉沉紧等。以温经散寒、活血调经为治疗原则，可选用艾附暖宫丸、少腹逐淤丸等。

④痰湿阻滞　主要表现为月经过少、月经稀发，伴经血色淡、形体肥胖、胸闷痞满、白带量多、舌胖、舌边有齿痕、脉滑等。应燥湿化痰、活血调经，可用二陈丸。

3. 调护注意事项

(1) 了解月经生理卫生知识，解除顾虑，及时就医。

(2) 经期注意不要冒雨涉水，防感冒着凉，忌情绪波动和辛辣食物。

(3) 阴道出血期间，注意休息，保持外阴清洁，防止发生感染。

(4) 月经不调的治疗一般需要 3 个月经周期的调理，切忌症状略有好转即自行停药。

月经是有规律的周期性子宫出血。在大脑皮层的控制下，下丘脑和脑垂体分泌相应激素，周期性调节卵巢分泌相应激素，主要是雌激素和孕激素，作用于子宫内膜，使子宫内膜生长发育；月经前，雌激素和孕激素水平突然下降，子宫内膜失去雌激素和孕激素的支持而坏死、脱落、出血，即月经来潮。

思考题

1. 常见症状如发热、贫血、头痛、眩晕、咳嗽、胸痛、咯血、恶心呕吐、腹痛、腹泻、便血、血尿、月经不调等的原因、临床表现特点、处理原则有哪些？

2. 当遇到咯血、便血、尿血时应注意些什么？

3. 急性腹痛时应如何选用镇痛药？

第四章　传染病防治

第一节　概　述

传染病（infectious disease）是由病原微生物或寄生虫感染人体后所引起的具有传染性的常见病、多见病。与其他疾病不同的是，每一种传染病都是由特异性的病原体（pathogen）所引起的。病原微生物包括细菌、病毒、真菌、支原体、衣原体、立克次体、细菌、螺旋体等；人体寄生虫包括原虫、蠕虫等。

病原体侵入机体后，由于病原体的致病力、机体的防御能力、治疗措施的干预等多方面因素的影响，二者相互作用的结局可有以下几种表现：

1. 一过性感染

一过性感染是指病原体被消灭或排出体外，不引起病理生理反应。

2. 隐性感染

隐性感染是指病原体侵入机体后，机体产生特异性免疫反应，但未引起或仅有轻微组织损伤，不出现临床症状和体征。许多传染病如甲型病毒性肝炎、乙型脑炎等，隐性感染者显著多于显性感染者。大多数隐性感染者可完全清除病原体，但少数未能完全清除病原体转为病原携带者（pathogeny carrier）。

3. 显性感染

显性感染是指病原体侵入机体后，一方面通过特异性免疫产生免疫反应，另一方面由于病原体及其毒素的致病力，引起组织器官的病理损伤和病理生理改变，表现出临床症状和体征。仅少数传染病如麻疹，感染后多数表现为显性感染。多数显性感染者病后可痊愈，病原体被清除，机体获得保护性的免疫力；部分患者病原体未被完全清除而转为病原携带者；还有部分患者转为慢性患者，如慢性菌痢、慢性乙肝等。

4. 潜伏性感染

潜伏性感染是指某些病原体侵入机体后，产生特异性免疫获得的免疫力可将病原体局限在某些组织，病原体可长期潜伏在组织中。当机体免疫力低下时，病原体可再次引起显性感染。单纯疱疹和带状疱疹为典型代表，疟疾和结核也有这种表现。与病原携带状态不同，潜伏性感染期间不排出病原体；而一旦转变为显性感染，则可表现出传染性。

5. 病原携带状态

许多传染病的潜伏末期、疾病恢复期，可排出病原体，呈短期病原携带状态，称为潜伏期和恢复期病原携带者。而长期病原携带者危害性更大。由于受染者无症状，既往称之为健康携带者。慢性病原携带者是疾病流行过程中重要的传染源。

20世纪60年代初我国消灭了天花，基本消灭了鼠疫、性病、黑热病等传染病。20世纪70年代以后，由于种种因素的影响，人类传染病方面出现许多新情况：①一些被控制的传染病如结核病、鼠疫、白喉、伤寒、霍乱等，死而复生，卷土重来，重新对人类健康构成威胁；②一系列新传染病相继出现或被发现，如艾滋病、非典型性肺炎、疯牛病等。其中一些已给人类带来巨大的灾难和恐慌。这表明全球人类又一次处在传染病的发生与流行的威胁之中，而且是新、老传染病的双重威胁。

第二节　传染病流行过程

一、流行过程的三个环节

传染病因其传染性可在人群中相互传播。传染病在人群中发生、传播、终止的过程称为流行过程。传染病在人群中发生、发展和流行必须具备三个基本环节，即传染源、传播途径和易感者。缺少任何一个环节均不会造成传染病的流行。已形成流行的传染病，只要切断其中任一环节均可终止流行。

(一) 传染源

传染源 (source of infection) 是指体内有病原体生存、繁殖，并能将其排出体外的人和动物。病人、隐性感染者、病原携带者、受感染动物等，均可成为传染源。

1. 病人

在多数情况下,病人是重要的传染源。某些传染病如麻疹、水痘等,病人是唯一的传染源。传染病病人排出病原体的整个时期叫做传染期,不同传染病的传染期长短不一,传染病的隔离时间一般参照其传染期而定。传染病在不同病期传染性的大小不同,一般在潜伏期早期不排出病原体,潜伏期末期和发病的初期传染性最大,病愈后传染性随之消失。轻症患者不易被发现,不能及时隔离和治疗,有时可成为重要的传染源。慢性患者,如慢性乙肝患者,病毒可多年存在于血液中,是乙肝流行的重要传染源。

2. 隐性感染者

某些传染病，显性感染者仅为少数，隐性感染者占绝大多数，可成为主要的传染源。

3. 病原携带者

传染病已恢复的长期无症状带菌者如伤寒，传染病流行期间的带菌者如流行性脑脊髓膜炎、白喉、猩红热、菌痢等，病原携带者是重要传染源。而一些病毒性传染病，如乙型肝炎病毒、丙型肝炎病毒、人类免疫缺陷病毒（HIV）等的无症状病原携带者，是相应疾病流行的重要传染源。

4. 受感染动物

以动物为传染源的疾病为动物源性传染病。分两种情况：第一种情况为动物本身患病，经不同的传播途径传染给人，即为人与动物共有的疾病，如狂犬病、布氏杆菌病、鼠疫等；另一种情况为携带病原体的动物本身并不患病，仅为病原体的宿主，一旦经某种传播途径进入人体，则具有致病力，如地方性斑疹伤寒、恙虫病、流行性乙型脑炎等。

以野生动物为传染原的传染病称为自然疫源性传染病，如鼠疫、流行性出血热、森林脑炎等。作为动物源性传染病的传染源，以鼠类最为重要，其次为家畜和家禽。比如，猪及其他家禽是乙型脑炎的主要传染源，而流行性出血热和钩端螺旋体病的主要传染源为鼠类。

（二）传播途径

病原体从传染源体内排出后，经某种途径进入易感者体内，这种途径称为传播途径（route of transmission）。每种传染病都有恒定的一种或多种传播途径。

1. 经空气传播

包括飞沫、飞沫核或尘埃传播，如普通感冒、流感、麻疹、白喉、猩红热、肺结核等。

2. 经水传播

水源被病原体污染后，饮用时未经煮沸、消毒，导致某些传染病的传播，如霍乱、伤寒、痢疾、甲肝等。

3. 经食物传播

食物在生产、加工、运输、储存、销售等过程中被病原体污染，当人们食入后而被感染。如多种肠道传染病、多种肠道寄生虫病和少数呼吸道传染病（结核、白喉）等。

4. 接触传播

病原体与易感者皮肤或黏膜直接接触所致的传播，如狂犬病、钩体病、性病等；或通过接触被污染的日常生活用品或手所致的传播，如菌痢、流感、伤寒、白喉等。

5. 虫媒传播

主要是吸血的节肢动物，如蚊、虱、跳蚤、螨等叮咬吸血时将病原体注入人体内。虫媒传播的疾病有疟疾、乙脑、斑疹伤寒、鼠疫、恙虫病等。

6. 血液、体液、血制品传播

凡伴有病原血症的疾病患者的血液均有传染性。患者血液、体液中长期存在病原体的疾病，如慢性乙肝、慢性丙肝、艾滋病等，患者血液及血制品均具有传染性。因此，所有供血员必须检测这几种病原，均为阴性者才能献血。

7. 母婴传播

妊娠期间，乙肝、艾滋病等传染病的病原体可通过胎盘而感染胎儿，引起宫内感染。分娩过程中胎儿通过产道时及出生后与母亲亲密接触中受到感染，也属于母婴传播。

8. 土壤传播

土壤中的感染期幼虫（如钩虫）或芽孢（如破伤风），可钻入皮肤或沾染伤口而感染。

（三）易感者

对某一传染病缺乏特异性免疫力的人称为易感者(susceptible person)。当人群的免疫水平低下时，人群中易感者增多，易发生传染病流行。天花就是通过接种牛痘疫苗，使人群中无易感者而被消灭的。因此，广泛接种疫苗，提高人群免疫力，是控制某些传染病的主要措施。

流行性感冒(流感)是一种由流感病毒感染所引起的急性呼吸道传染病,主要特征为呼吸道症状较轻而发热、头痛、乏力等全身症状较重。流感病毒可分为甲、乙、丙三型。其中,甲型流感病毒非常容易发生变易,乙型流感病毒仅发生小的变易,丙型流感病毒不会发生变易。由于甲型流感病毒变易快,病毒的毒力较强,人体对其缺乏免疫力,故可反复发生流行甚至大流行。

二、影响流行过程的因素

任何传染病的发生与流行，不仅要具备流行过程的三个基本环节，而且要在适宜的外界条件下才能实现。自然因素和社会因素直接影响和制约流行过程。传染病的地区和季节分布与自然条件有密切关系，与自然因素相比，社会因素包括人群营养水平、居住条件、防疫工作、卫生设施、劳动环境等，对传染病的发生与流行起着更为重要的作用。

（一）自然因素

所有病原体的生存、繁殖，均可受自然因素的影响和控制。具体表现为两种情况：一是某些传染病具有明显的地域性，如血吸虫的生活史中必须要有钉螺的存在，而钉螺只能生活在气候温暖、雨量充足、杂草丛生的河湖水网地带，从而形成我国血吸虫病严格的地区性，只流行于长江及长江以南的地区；二是某些传染病具有明显的季节性，如由蚊子传播的传染病疟疾、乙型脑炎等，多发生于夏秋季。

（二）社会因素

人们的生活和生产劳动条件，如营养水平、住房条件、文化程度、卫生设施、劳动保障措施等，均可直接影响人的健康和免疫功能。而国家政府机构通过制定并执行有效的预防及干预传染病的政策和措施，对传染病的控制有重要作用。我国通过实行计划免疫，有效地控制了结核、白喉、麻疹、脊髓灰质炎等多种传染病的流行。

三、传染病的特征

(一) 传染病的基本特征

传染病具有与其他疾病不同的特征。

1. 病原体

所有传染病都是由病原体侵入人体后引起的。可感染人的病原体有 400 多种，不同的病原体引起的疾病不同。由于传染病均有其特异的病原体，因此，传染病的确诊必须要有病原学的依据。治疗传染病时，不但要消除患者的症状和体征，同时应清除患者体内的病原体，使其不再具有传染性。

2. 传染性

每种传染病均有一定传染性(infectivity)。了解并掌握每种传染病的传染性大小和强弱及传播途径,利于采取合适的隔离措施。

3. 感染后免疫

人体感染病原体后，通过产生抗体如抗菌抗体、抗毒素抗体等，所获得的特异性免疫力称为感染后免疫（postinfection immunity)。有些抗体具有保护作用，使病愈后可获得稳定的免疫力，某些病毒性传染病如麻疹、甲肝等，几乎可获得终身免疫，不再发病。多数细菌性传染病如菌痢、百日咳等，保护性的免疫力仅持续数月至数年，不能防止再感染。而寄生虫可多次侵入机体，引起重复感染。

(二) 传染病流行病学特征

1. 流行强度

流行强度有散发、暴发、流行、大流行之分。散发是指某病在某地区常年的一般发病水平，病人在人群中散在发生。爆发是指一个单位或一定地区范围，传染病病例发病高度集中于一个短时间之内。流行是指某病在某地区的发病率明显超过常年的散发发病水平。某种传染病的发病率大大超过以往的流行水平，流行范围甚广，甚至超出国界或洲界时称为大流行。

2. 分布

传染病发病率在时间上（季节分布）、空间上（地区分布）、不同人群（年龄、性别、职业）中的分布不同。某些传染病的发病率在每年的一定季节出现升高，主要是由于该季节存在着有利于这些疾病的传播因素，使传播途径易于实现，如疟疾往往在夏季发生。某些传染病的地区性分布，也是由于该地区的地理条件适合于中间宿主或病媒昆虫的生存所致，如热带、亚热带的恙虫病。传染病在年龄、性别、职业的分布不同，与人群免疫水平的高低和接触机会多少密切相关。

麻疹是由麻疹病毒引起的急性呼吸道传染病，主要在婴幼儿中流行。麻疹病毒侵入上呼吸道，在上皮细胞内复制，并可进入血液产生病毒血症，出现发热、咳嗽、流泪、畏光、红色皮疹等症状，严重者可危及生命。麻疹的传染性极强，在任何季节均可发生，以冬春季多见。麻疹减毒活疫苗的问世，对控制麻疹的流行起了重要作用。但近年来麻疹发病率有所回升，且年长儿童、青少年和成人发病增多。

第三节 传染病的诊断和治疗

一、传染病的诊断

传染病的早期诊断，不仅利于早期进行有效治疗，缓解症状；更为重要的是利于早期发现传染源，尽早隔离，防止传染病的传播。传染病的诊断要综合分析下列三方面的资料。

（一）临床资料

详尽询问病史和体格检查是诊断传染病的基本方法。起病形式、独特的热型等，常具有特殊的诊断价值和鉴别诊断意义。皮疹和黏膜疹是许多传染病的特征，皮疹的性质、形态、颜色、分布、大小以及出诊顺序具有重要的鉴别诊断意义。此外，某些传染病具有特征性的症状与体征，如恙虫病的焦痂、钩端螺旋体病的腓肠肌压痛等，都有重要的诊断价值。

（二）流行病学资料

流行病学资料对传染病的诊断占有重要地位。某些传染病在发病年龄、职业、发病季节、地区等方面有明显选择性，诊断时必须充分了解流行病学相关资料。还应了解生活习惯、与类似病人的接触史、既往传染病史、预防接种史等。

（三）实验室检查

1. 一般实验室检查

一般实验室检查有助于多种传染病的早期诊断。

（1）血象　许多传染病的血象变化有其特点。大多数病毒性传染病表现为外周血白细胞减少或正常，但少数病毒性传染病如流行性乙型脑炎、流行性出血热、传染性单核细胞增多症、狂犬病等，外周血白细胞可增高。细菌性传染病则白细胞计数大多增加，而严重细菌性感染可出现白细胞总数不升高。较长时间发热而白细胞减少者常见于疟疾、伤寒、黑热病等。某些病毒性传染病早期在外周血可出现少数异形淋巴细胞，若异形淋巴细胞数达10%以上，多为流行性出血热或传染性单核细胞增多症。寄生虫病急性期，常伴有外周血嗜酸性粒细胞增多。

（2）尿常规　尿液色泽、肉眼血尿、酱色尿、乳糜尿、尿中膜状物等，可对诊断提供重要参考价值。尿蛋白显著增多时，可能为肾综合征出血热或钩端螺旋体病。

(3) 大便常规　粪便的颜色、性状、是否伴有黏液或脓血等，具有一定诊断意义。镜检可直接查找某些寄生虫的虫体（如溶组织内阿米巴滋养体）或虫卵（钩虫卵、蛔虫卵等）。

2. 病原学检查

传染病的确诊有赖于病原体的发现和分离，且许多传染病可通过显微镜或肉眼检出病原体。蛔虫、绦虫节片等可随粪便排出，肉眼即可确认。镜检可查找多种病原体，如从外周血中查疟原虫、微丝蚴等；在骨髓血片中查黑热病小体；在十二指肠引流液中查华支睾吸虫卵；在咽部白膜、皮肤淤点或脓液涂片中染色发现致病菌；粪便浓集或漂浮找虫卵；等等。有些传染病如伤寒、细菌性痢疾、霍乱、钩端螺旋体病等可分别进行血、骨髓、粪便、尿培养，分离到相应病原体。但立克次体和病毒则需要动物接种或组织培养才能分离出来，且费时，不利于早期诊断，而通过检测特异的 DNA 或 RNA，有助于某些病毒性传染病的确诊。如分子杂交技术和 DNA 体外扩增的聚合酶链反应（polymerase chain reaction，PCR）分别已广泛用于乙型肝炎和丙型肝炎的诊断。

3. 免疫学检查

机体感染病原体后产生免疫反应，在传染病的某一阶段，体内存在着特异性抗原和抗体，可用免疫学方法检测出，因此，免疫学检查具有诊断价值。

(1) 特异性抗原　在直接分离培养不成功情况下，检测特异性抗原可提供病原体存在的直接证据。一般来说，抗原检测比抗体的检测更有早期诊断意义，往往较抗体检测更可靠，如乙型肝炎病毒抗原的检测。

(2) 特异性抗体　检测特异性抗体的方法很多，如肥大反应检测伤寒、副伤寒抗体，酶联免疫吸附试验检测乙型病毒性肝炎抗体。

4. 其他检查

（1）影像学检查　X 线有助于肺结核的诊断；B 超常用于肝、胆疾病的诊断和鉴别诊断；CT 和核磁共振对脑囊虫病和脑脓肿的诊断有参考价值。

（2）内窥镜检查　纤维结肠镜等内窥镜检查对慢性细菌性痢疾、真菌性肠炎、慢性阿米巴结肠炎、血吸虫病等具有诊断价值。纤维支气管镜常用于诊断支气管淋巴结核病、艾滋病并发肺孢子虫病等。

（3）活体组织病理检查　皮下结节和肌肉活检利于诊断囊虫病、旋毛虫病等。肝穿刺活检有助于肝炎、肝硬化、肝癌的诊断和鉴别诊断。

二、传染病的治疗

对传染病进行积极有效的治疗，不仅在于促进传染病病人的康复，还在于控制传染源，防止传染病的传播。因此，传染病的隔离、消毒与治疗、护理同样重要，应当采取综合治疗原则。传染病的治疗措施包括：病原治疗、对症治疗、一般支持疗法、康复疗法等。

（一）病原治疗

针对病原体的治疗措施，可通过清除病原体，达到根治和控制传染源的目的。常用药物有抗生素、化学治疗药物、血清免疫制剂等。现有的药物主要对细菌性传染病和寄生虫病有较好疗效，而针对病毒的药物种类少且疗效尚不够理想。

1. 抗生素

主要针对细菌性传染病。选用抗生素时，一要严格掌握其适应症；二要参考药物敏感试验；三要注意患者的药物过敏史。使用抗生素时，用量适当，疗程充分，密切观察不良反应。

2. 化学治疗药物

化学治疗药物在寄生虫病的治疗中占有重要地位。氟喹诺酮类及磺胺类药物还广泛用于治疗细菌性感染。

3. 血清免疫制剂

包括白喉和破伤风抗毒素、干扰素、干扰素诱导剂等。抗血清容易引起过敏反应,应详细询问既往有无血清注射史,应做皮肤敏感试验。对血清过敏者,可采用小剂量逐渐递增的脱敏方法。

（二）对症治疗

对症治疗可减轻疾病对机体的损害，在有生命威胁时和无有效病原治疗措施时尤其重要。高热时采取各种降温措施，脑水肿时采取脱水疗法，抽搐时采用镇静措施，心力衰竭时采取强心措施，休克时采取改善微循环的措施，严重毒血症状可配合使用肾上腺皮质激素疗法等。

（三）一般治疗

一般性治疗包括隔离、护理和心理治疗。根据传染病的传播途径和病原体排出方式和时间，对患者采取相应的隔离与消毒措施。良好的护理、密切观察病情变化、正确执行各项诊断与治疗措施、适当的心理治疗等，可增强患者战胜疾病的信心。

支持疗法有助于病人的康复，如提供合理的营养、维持水与电解质的平衡等。必要时可使用增强患者体质和免疫功能的各种血液和免疫制品。

（四）康复治疗

某些传染病如脊髓灰质炎、脑膜炎等可导致一定程度的后遗症，采取理疗、针灸等措施，有助于促进康复。

风疹是由风疹病毒引起的急性呼吸道传染病,主要表现为低热、咳嗽、流涕、咽痛、红色皮疹及耳后、枕后和颈部淋巴结肿大。冬春季发病较多。传染性较麻疹弱，可在幼儿园、学校、军队中流行，城市发病率高于农村。孕妇感染风疹后（尤其是妊娠头3个月内），可发生流产、早产、死胎、胎儿先天畸形等。若已确诊风疹病毒感染的早期孕妇，一般应终止妊娠。

第四节 传染病的预防

为了预防、控制和消灭传染病的发生与流行，对传染病必须实行以预防为主、防治结合、分类管理的方针。因此，传染病的预防应遵循经常性措施与传染病发生后的突击性措施相结合的原则。首先，针对流行过程的三个基本环节采取综合措施；然后根据每种传染病的特点，找出主导措施，这样便可有效地控制和消灭传染病。如疟疾、非典型性肺炎（SARS）的预防应以控制传染源为主导措施；菌痢、伤寒的预防应以切断传播途径为主导措施；而白喉、天花的预防则应以保护易感人群为主导措施。我国已建立了完善的预防工作机构和组织，直接参与各种传染病的防治疗工作。

一、控制传染源

控制传染源的措施，是指包括对病人、病原携带者、接触者、动物传染源的防治措施。

（一）病人

对传染病病人必须做到早发现、早诊断、早隔离和早治疗。

1. 早期发现病人

在巡诊、门诊、健康检查时，各级医疗卫生、防疫机构的医务人员结合各种传染病的发病季节和流行特点，可及时发现疑似病人或前驱期病人。对传染病或寄生虫病进行普查，也利于早期发现病人。国境卫生检疫对早期发现检疫性传染病有帮助。

2. 隔离治疗病人

隔离是防止病原体从病人或病原携带者传播给其他人的有效措施。对于传染病的确诊或疑似病人，均应根据不同的传播途径，采取相应的隔离措施，以防止传播及交叉感染。隔离期限应根据各种传染病的传染期决定。

（1）隔离方式　主要有住院隔离、家庭隔离、临时集中就地隔离等几种方式。住院隔离是最好的隔离方式，指传染病院隔离或综合医院的传染病区隔离。某些传染病如麻疹、百日咳等可在家庭隔离。

（2）隔离方法　应根据各种传染病的特点，采取相应的隔离方法。严格隔离用于防止高度传染性或毒力强的病原体经由空气与接触等途径的传播，如非典型性肺炎、肺鼠疫等。肠道传染病隔离用于防止经粪、口途径传播的感染，如伤寒、菌痢、甲肝等。呼吸道传染病隔离适合于防止经由飞沫传播的传染病的扩散，如麻疹、百日咳等。血液、体液隔离在于防止经由直接接触或间接接触传染性血液或体液的传播，如乙型病毒性肝炎、梅毒等。接触隔离主要适应于经由直接接触传播的疾病，如狂犬病等。此外，在对住院病人的隔离措施中，还应采取防止直接或间接接触脓液、感染部位引流物感染的引流物、分泌物隔离和防止医院内易感病人受各种条件致病微生物感染的保护性隔离。

（二）病原携带者

病原携带者因没有明显症状和体征，常不易被发现，易造成传染病传播。定期对餐饮行业人员调查痢疾、伤寒等传染病的带菌情况和对托幼机构工作人员调查白喉、脑膜炎的带菌情况，有利于及时发现带菌者。对已发现的带菌者应进行治疗，消除带菌状态。对不易根除带菌状态的慢性病原携带者应调离托幼机构、饮食服务行业，以免在人群中造成传播。

（三）接触者

对传染病的密切接触者，可根据不同病种、接触者的免疫状况，采取相应措施。

1. 医学观察

医学观察是指对某种传染病的接触者，自其最后接触之日算起，在相当于该病的最长潜伏期内，观察其健康情况，有无发病。

2. 留验

留验是指对某些传染病接触者，在该病的最长潜伏期内，限制其活动，在指定场所进行诊疗与检验。

3. 检疫

检疫是指对烈性传染病的接触者，在该病的最长潜伏期内进行隔离观察，在检疫期内发病者按病人进行处理。

4. 某些传染病的接触者可给预防接种或药物预防。

（四）动物传染源

野生动物传染源如鼠类，应予以消灭。家畜中经济价值不大者，应予捕杀，并焚烧、深埋。具有较大经济价值的一般传染病病畜应予隔离治疗；同栏畜应进行预防接种、药物预防，必要时隔离观察。

幼儿急疹是由人疱疹病毒6型引起的一种急性出疹性传染病，主要表现为突然高热3~5天，体温骤降时全身出现皮疹，1~2天即退，病情减轻。冬春季发病较多。90%~95%发生于2岁以下婴幼儿，尤1岁以下发病最多，但6个月以下很少发生。主要予以降热、镇咳等对症处理。目前尚无特殊预防方法。

二、切断传播途径

(一)消毒

消毒是切断传播途径的重要措施。在医院内应对病人的分泌物、排泄物和由病人接触污染的医疗器械、生活用品、周围环境进行消毒。消毒的方法分为物理消毒和化学消毒。热力消毒如煮沸法、高压消毒等是最常用的物理消毒方法。化学消毒方法中，以漂白粉、福尔马林及含氯消毒剂应用最广。

(二)针对不同传播途径的措施

1. 经空气传播的传染病，如呼吸道传染病及结核病，应采取的措施有：对病人住室应进行空气消毒；加强通风，保持室内空气新鲜；不随地吐痰，病人的痰液必须进行消毒；在呼吸道传染病流行的地区，提倡戴口罩，减少不必要的集会。

2. 经水、食物传播的传染病，如肠道传染病，应采取的措施有：保护水源、防止污染；做好饮水消毒，不喝生水；食物应熟食，不吃腐败、变质食品；饭前便后洗手；消灭苍蝇、蟑螂；病人粪便要消毒，并防止污染水源。

3. 经皮肤接触感染的传染病，如狂犬病，在接触病人及被污染物品时须戴手套，接触后要洗手；被病畜咬伤时，及时处理伤口，并进行预防接种。

4. 节肢动物媒介传播的传染病，应做好杀虫和防虫工作。

5. 经血液、体液传播的传染病，应严格筛选献血员，保证血液质量，不使用污染或不合格的血液或血制品；医用器械应严格消毒后使用，推广一次性使用注射器；接触血液、体液污染物应作好防护，如戴手套；各服务行业的餐具、茶具、理发工具、刮脸刀具、修脚用具应做好消毒处理。

6. 对肠道寄生虫病的预防，应做好粪便管理，消灭虫卵，做好饮食卫生及个人卫生。

三、保护易感者

（一）增强非特异性免疫力

采取一些非特异性措施，如改善生活条件和营养水平，加强体育锻炼，增强体质和养成良好的卫生习惯，可提高人群对传染病的抵抗力。

（二）增强特异性免疫力

特异性的预防分为人工自动免疫和人工被动免疫。

1. 人工自动免疫

人工自动免疫（manpower automatism immunity）是指接种疫苗、菌苗、类毒素等免疫原后，使机体自动产生特异性免疫力。一般在接种后1～4周出现免疫力，持续时间较久，可达数月至数年。人工自动免疫主要用于预防疾病的发生，不能用于接触后的应急。用于人工自动免疫的生物制品称自动免疫制剂。

(1) 活菌（疫）苗　由细菌、螺旋体等制成的自动免疫制剂为菌苗；由病毒、立克次体等制成的自动免疫制剂为疫苗。活菌（疫）苗是用人工的方法将病原微生物进行减毒处理，使得微生物的毒性减少而失去致病力，却保留了其免疫原性。给人接种后，不会使人发病，但能刺激人体产生抗体，具有较为持久的免疫力。

目前我国常用的活菌苗有鼠疫菌苗、布氏杆菌菌苗、卡介苗等；常用的活疫苗有脊髓灰质炎、流行性感冒、麻疹、黄热病等疫苗。

(2) 死菌（疫）苗　通过物理或化学方法将病原微生物杀灭，彻底去除其致病性，保留其免疫原性，由此制得的自动免疫制剂即为死菌（疫）苗。我国常用的死菌苗有霍乱菌苗、伤寒菌苗、副伤寒菌苗、百日咳菌苗、钩端螺旋体菌苗、流脑多糖菌苗等；常用的死疫苗有流行性乙型脑炎、森林脑炎、斑疹伤寒、狂犬病等疫苗。

（3）类毒素　是将细菌的外毒素用甲醛处理后，使其失去毒性而保留免疫原性。常用的有破伤风类毒素、白喉类毒素等。

我国已将许多传染病的预防接种列入计划免疫项目中。卫生部于1986年颁发了“儿童基础免疫程序”，主要针对学龄前儿童进行白喉、百日咳、破伤风联合制剂、卡介苗、脊髓灰质炎疫苗和麻疹疫苗的基础免疫（即全程足量的初种）及随后适时的加强免疫（即复种），使所有儿童获得抵抗白喉、百日咳、破伤风、结核、脊髓灰质炎、麻疹六种传染病的免疫力。从1992年1月1日起又规定对新生儿实行乙型病毒性肝炎的全程免疫预防计划。我国儿童计划免疫程序见表4-1。

表4-1　儿童计划免疫程序

制品名称	接种对象	初种对象	免疫期	复种对象
卡介苗	新生儿及结核菌素试验阴性的儿童	出生后24~48小时	5~10年	城市7岁，农村7岁、12岁
百白破	3个月~7岁	1岁内注射3次，第二年注射1次	3~5年	7岁（用百破二三联制剂联制剂）
脊髓灰质炎糖丸	2个月~4岁	2月龄开始，次/月，连服3次	4年	4岁
麻疹活疫苗	8个月以上	8月龄	4~6年	7岁
乙型肝炎疫苗	新生儿及易感者	出生24小时内，1个月，6个月各1次	5年	每5年加强1次

2. 人工被动免疫

接种含有特异性抗体的免疫血清，机体可立即获得免疫力，达到防止某种疾病的目的，这种方法称为人工被动免疫(manpower passivity immunity)。人工被动免疫维持时间短暂，仅2~3周，常用于接触者的紧急预防。用于被动免疫的制品称为被动免疫制剂。

(1) 免疫血清 为抗毒素、抗菌血清、抗病毒血清的总称。其中，抗毒素的制备过程是：将类毒素接种给马，使马产生抗体，再收集马的带有抗体的血清并进行浓缩。我国目前广泛使用的有破伤风抗毒素、白喉抗毒素等。

(2) 血液制品 主要有胎盘丙种球蛋白和人血丙种球蛋白。对某些传染病，如麻疹、脊髓灰质炎、甲型肝炎等，可有一定预防作用。目前使用的高效价免疫球蛋白还可预防乙型肝炎、破伤风、狂犬病等传染病。

四、传染病的分类管理

(一) 疫情报告人

疫情报告是各级医疗卫生单位医务人员包括个体医生的法定职责，发现传染病病人或疑似传染病病人时，应及时向卫生防疫机构报告疫情。对传染病的一切知情者，包括病人的家属、邻居、各行各业的干部职工都有报告疫情的义务。

(二) 疫情报告病种

《中华人民共和国传染病防治法》规定管理的传染病分为甲、乙、丙三类，共计37种。对于这些法定传染病应按要求做好疫情报告。

1. 甲类 鼠疫、霍乱，共2种。甲类为强制管理传染病。

2. 乙类 病毒性肝炎、细菌性和阿米巴痢疾、伤寒和副伤寒、艾滋病、淋病、梅毒、脊髓灰质炎、麻疹、百日咳、白喉、流行性脑脊髓膜炎、猩红热、流行性出血热、狂犬病、钩端螺旋体病、布鲁氏菌病、炭疽、流行性与地方性斑疹伤寒、流行性乙型脑炎、黑热病、疟疾、登革热、肺结核、新生儿破伤风、传染性非典型性肺炎、人高致病性禽流感病毒感染，共26种。乙类为严格管理传染病，其中艾滋病、肺炭疽、传染性非典型性肺炎、人高致病性禽流感病毒感染按甲类传染病上报。

3. 丙类　血吸虫病、丝虫病、包虫病、麻风病、流行性感冒、流行性腮腺炎、风疹、急性出血性结膜炎和除霍乱、痢疾、伤寒和副伤寒以外的感染性腹泻病，共9种。丙类为监测管理的传染病。

（三）疫情报告的时间与方式

执行职务的医疗保健人员、卫生防疫人员发现甲类传染病和乙类中的艾滋病、肺炭疽、传染性非典型性肺炎、人高致病性禽流感病毒感染病人、病原携带者、疑似传染病病人时，城镇于2小时内、农村于6小时内以最快的方式向发病地的卫生防疫机构报告，并同时填报传染病报告卡。发现乙类传染病病人、病原携带者、疑似病人时，城镇于12小时内，农村于24小时内向发病地的卫生防疫机构报出传染病报告卡。在丙类传染病监测区内发现丙类传染病病人时，应在24小时内向发现地的卫生防疫机构报出传染病报告卡。传染病暴发流行时，应以最快的方式向当地卫生防疫机构报告疫情。

水痘是由水痘－带状疱疹病毒引起的急性传染病，传染性极高，主要表现为发热及全身分批出现的皮肤黏膜皮疹，并迅速转为疱疹(水疱)及结痂。冬春季多发。患者一般为1～6岁儿童。妊娠早期感染水痘，可引起胎儿先天畸形，妊娠后期感染水痘，可引起胎儿先天性水痘综合征，表现为出生体重低、智力低下、肢体萎缩等。患水痘后一般均伴有皮肤瘙痒，若抓破疱疹，可引起皮肤感染。应注意手、皮肤和内衣的清洁,儿童应注意修剪指甲,睡觉时可用软布包扎手指,以防无意中抓破疱疹。水痘流行期间,未患过水痘的儿童及孕妇应避免与水痘病人接触。

第五节 常见传染病简介

一、病毒性肝炎

病毒性肝炎（viral hepatitis）是由多种肝炎病毒引起的以肝脏炎症和坏死病变为主的一组传染病，具有传染性较强、传播途径复杂、流行范围广泛、发病率高等特点。临床表现主要为疲乏、食欲减退、肝肿大、肝功能异常，部分表现为黄疸、发热，部分无症状。隐性感染较为常见。病毒性肝炎分为甲、乙、丙、丁、戊、庚等类型。甲型、戊型病毒性肝炎主要表现为急性肝炎，大多在6个月内恢复；乙型、丙型和丁型病毒性肝炎易转为慢性，少数可发展为肝硬化，且慢性乙型、丙型病毒性肝炎与原发性肝细胞癌有关。

（一）流行病学

1. 甲型病毒性肝炎（甲肝）

病原体为甲型肝炎病毒（hepatitis A virus，HAV）。病人和隐性感染者为传染源，尤其是无黄疸型病人最为重要。主要经消化道传播，多在秋、冬季节流行，儿童多见。发病前曾与甲肝患者密切接触，如共同生活、共进餐等；或发病前2～6周内曾食用水产品，如毛蚶、蛤蜊、牡蛎等；或曾在甲肝暴发流行区逗留，并饮用污染的水或食物。

2. 乙型病毒性肝炎（乙肝）

病原体为乙型肝炎病毒（hepatitis B virus，HBV）。多散在发生，慢性乙肝病人和乙肝病毒携带者是主要的传染源。传播方式复杂，主要有三种传播途径：①经血液传播，血液中 HBV 含量极高，微量血污染即造成感染，如输血及血制品、注射、手术、针灸、文身、血液透析、器官移植等；②密切接触传播，HBV 感，染者的唾液、尿液、乳汁、精液和阴道分泌物中均可排出 HBV；③母婴传播，孕妇是 HBVAg 携带者，经胎盘分娩、哺乳喂养等方式传播给婴儿。

3. 丙型病毒性肝炎（丙肝）

病原体为丙型肝炎病毒（hepatitis C virus，HCV）。常散在发生。传染源为急性、慢性丙肝患者和丙肝病毒携带者，主要经血液或血制品传播，经常接触血液者如血友病患者、妇产科及外科医生、胸外科手术体外循环者、输入大量库存血、多次输血者等均易感染丙肝。静脉毒瘾者也是 HCV 感染的高危险人群，还可通过性接触传播和母婴传播。

4. 丁型病毒性肝炎（丁肝）

病原体为丁型肝炎病毒（hepatitis D virus，HDV）。丁肝多与乙肝并存，因 HDV 必须有 HBV 存在时才能复制。慢性丁肝患者和丁肝病毒携带者为主要传染源，其流行病学与乙肝相同。

5. 戊型病毒性肝炎（戊肝）

病原体为戊型肝炎病毒（hepatitis E virus，HEV）。传染源主要为急性期病人和隐性感染者。可经粪便污染水源或食物和日常生活接触传播。中青年多见，有明显家庭聚集性，卫生条件差的地区易感染本病，水源、食物被污染可导致流行。

6. 新型病毒性肝炎

近年来，对己型肝炎病毒（HFV）、庚型肝炎病毒（HGV）、血液传播病毒（TTV）、SEN 病毒等新型肝炎病毒的研究正在深入。

慢性乙型肝炎患者或慢性乙肝病毒携带者可以结婚及生育，但婚前对方最好检验乙肝病毒标志物，若对乙肝病毒无免疫力，可先注射乙肝疫苗。由于乙肝病毒可在妊娠及分娩过程中传播给胎儿，应先行抗病毒治疗使病毒复制下降后再怀孕，可减少胎儿的感染机会。HBs 抗原、HBe 抗原阳性的母亲的新生儿，出生后 24 小时内肌注乙肝免疫球蛋白 1mL，于 1、2、3 个月各接种乙肝疫苗 1 次，可减少新生儿发病。

（二）临床表现

1. 急性肝炎

甲、乙、丙、丁型肝炎均可引起急性肝炎，病程多为 2～4 月。

（1）急性黄疸型肝炎　起病急，多有发热、乏力、厌油、食欲不振、恶心、呕吐、腹胀、肝区痛、尿黄等；肝肿大，有触痛或叩痛，部分病人有轻度脾肿大；巩膜及皮肤有黄染，大便暂时呈白色；血清丙氨酸转氨酶（ALT）及天冬氨酸转氨酶（AST）显著增高，总胆红素 $> 17\mu mol/L$。

（2）急性无黄疸型肝炎　除无黄疸外，其他同急性黄疸型肝炎。

2. 慢性肝炎

仅见于乙、丙、丁型肝炎。根据慢性肝炎炎症活动程度和肝功能损伤程度分为轻、中、重度慢性肝炎。

（1）轻度慢性肝炎　急性肝炎迁延 6 个月以上，病情迁延数年。临床症状轻微，可反复出现食欲不振、厌油、恶心、呕吐、腹痛、肝区不适、压痛等消化道症状，也可出现疲乏、头晕等。脾轻度肿大，血清、ALT 和 AST 反复或持续升高。

（2）中度慢性肝炎　病程在 6 个月以上，临床症状明显，除消化道症状外，还表现出神经症状，如全身乏力，头晕，失眠等；患者面色发黄且灰暗，表情淡漠痛苦呈典型肝病面容。查体可见蜘蛛痣、肝掌、肝肿大等肝病特征。血清 ALT 和 AST 持续升高。

（3）重度慢性肝炎　有明显或持续的肝炎症状，如乏力、食欲差、腹胀、尿黄、便溏等，伴有肝病面容、肝掌、蜘蛛痣、脾肿大等。血清 ALT 和/或 AST 反复或持续升高，白蛋白降低或白蛋白/球蛋白（A/G）比值异常。

3. 重症肝炎

（1）急性重症肝炎（暴发型肝炎）　以急性黄疸型肝炎起病，在 2 周内出现极度乏力，消化道症状显著，短期内表现出精神、神经系统症状，黄疸迅速加深，肝浊音界进行性缩小，伴肝臭、出血、腹水、肝性脑病（嗜睡、性格改变、烦躁、昏迷、抽搐等）和急性肾功能衰竭。

（2）亚急性重症肝炎　急性黄疸型肝炎起病，15 天～8 周内出现：①高度乏力、食欲不振、恶心、呕吐、腹胀等；②伴有腹水、水肿、出血及少尿等；③黄疸迅速加深，血清胆红素上升到 17μmol/L 以上或大于正常值 10 倍，白蛋白降低，白蛋白/球蛋白倒置；④后期出现脑水肿、消化道出血及肾功能衰竭等。

（3）慢性重症肝炎　起病时的临床表现同亚急性重症肝炎，但常具有如下发病基础：①慢性肝炎或肝硬化病史；②慢性乙肝病毒携带史；③无肝病史或无乙肝病毒携带史，但有慢性肝病体征（如肝掌、蜘蛛痣等）、影像学改变（如脾脏增厚等）、血清指标异常；④肝穿刺检查支持慢性肝炎。

4. 淤疸型肝炎

分为急性和慢性淤疸型肝炎，其特点为：①起病类似急性黄疸型肝炎，但自觉症状较轻；②常伴有明显肝肿大，皮肤瘙痒，大便变白等梗阻性黄疸表现；③血清胆红素明显升高。

慢性淤疸型肝炎，多有慢性肝炎病史，并出现淤疸型肝炎临床表现。

5. 肝炎肝硬化

凡是慢性肝炎患者具有门脉高压表现并排除其他原因，均可诊断临床肝硬化：①腹壁、食道静脉曲张，腹水等；②影像学诊断肝脏缩小、脾脏增大、门静脉增宽。

（三）实验室检查

1. 肝功能检查

急性肝炎 ALT 和 AST 明显增高，血清胆红素增高或正常。慢性肝炎及肝炎肝硬化，除转氨酶增高外，常伴有丙种球蛋白增高，白蛋白降低，白蛋白/球蛋白比例异常，部分病人胆红素增高。重症肝炎可有酶-胆分离现象，胆碱酯酶活性降低，凝血酶原活动度降低或凝血酶原时间延长，总胆固醇降低，血氨升高等。淤胆型肝炎血清胆红素、碱性磷酸酶、总胆固醇和转肽酶明显增高。

2. 病原学检查及血清学检查

（1）甲型肝炎　急性期抗 HAV IgM 阳性或取双份血清抗 HAV IgG 升高 4 倍以上；或从粪便中检测到 HAV 颗粒或 HAV 抗原阳性，均可确诊为甲型肝炎。

（2）乙型肝炎　血清 HBs 抗原、HBe 抗原、抗 HBc 阳性，或 HBs 抗原阴性而抗 HBc IgM 阳性；恢复期出现抗 HBs 阳性，或 HBV 感染标志不明显只有抗 HBc 阳性，而肝内 HBs 抗原、HBe 抗原和 HBV-DNA 阳性，血清 HBV-DNA、HBe 抗原、HBc 抗原阳性，均表明病毒在复制，有传染性。任何一项阳性均可诊断 HBV 感染。

（3）丙型肝炎　血清抗 HCV 阳性或 HCV-RNA 阳性即可确诊。

（4）丁型肝炎　HDV 为缺陷病毒，其复制需由 HBV 辅助，常在 HBs 抗原阳性血清中检出抗 HDV 或 HDV 抗原阳性。

（5）戊型肝炎　血清抗 HEV 阳性或从病人早期粪便及胆汁

中检出 HEV 抗原阳性。

(6) 其他 目前尚无正式批准的检测庚型肝炎病毒（HGV）和血液传播病毒（TTV）的诊断试剂，不将 HGV 和 TTV 作为常规检测项目。

3. 组织病理学检查

肝脏组织病理学检查在肝炎的诊断、分类及预后判定上具有重要意义，是明确诊断、判断炎症活动度、纤维化程度及判定药物疗效的金标准。急性肝炎为全小叶性病变，主要表现为肝细胞肿胀、水样变性、气球样变，夹杂嗜酸性变和点、灶状坏死及肝细胞再生等。慢性肝炎主要病变为炎症坏死和纤维化。

4. 其他检查

黄疸型肝炎尿胆红素和尿胆原阳性。淤胆型肝炎尿胆红素升高，尿胆原多为阴性。B 超对各型肝炎和肝硬化有辅助诊断价值。

（四）诊断

根据流行病学史、临床表现和实验室检查即可作出初步诊断，而确诊有待病原学检查。

（五）防治

1. 一般治疗

(1) 休息 急性黄疸型肝炎患者，应强调早期隔离及卧床休息，至症状基本消失、黄疸消退后可逐渐下床活动。一般轻症或无黄疸型肝炎患者，不必卧床休息，可轻度活动并可自理生活。

(2) 饮食 有食欲减退、厌油、腹胀等症状的急性和慢性肝炎患者，宜进食清淡的低脂软食或半流质食物。病情好转后，应给予充分热量、富含蛋白质和维生素的食物。

2. 药物治疗

(1) 急性肝炎 药物治疗是次要的，应避免使用对肝脏有损害的药物，如磺胺类、大环内酯类及四环素类抗生素、抗结核病药等，同时避免饮酒、劳累、精神刺激等不良因素。

(2) 慢性肝炎（乙型、丙型、丁型）　可采用抗病毒药、免疫调节剂和改善肝功能的护肝药进行治疗。慢性乙肝或 HBV 标志有复制现象者可选用抗病毒药，如慢性乙肝患者可选用干扰素、拉米呋定（3TC）等；慢性丙肝最优化的治疗方案为聚乙二醇化干扰素联合利巴韦林。慢性病毒性肝炎有细胞免疫功能低下者，可选用特异性转移因子、胸腺肽、白介素-2 等免疫调节剂。护肝药物可改善肝功能，降低血清转氨酶、胆红素，并可改善症状体征。

(3) 急性重症肝炎　除一般支持疗法外，药物治疗包括：①门冬氨酸钾镁　可促进肝细胞代谢，改善肝功能，降低胆红素，维持电解质平衡；②还原型谷胱甘肽　通过解毒和抗氧化保护肝细胞膜，改善肝功能；③胰高血糖素/胰岛素疗法　可促进肝细胞再生，降低血氨，纠正氨基酸失衡；④前列腺 E1　具有保护肝细胞，促进肝细胞再生，扩张小血管改善肝、肾循环等作用；⑤肝细胞生长因子　通过刺激 DNA 合成而促进肝细胞再生；⑥其他　选用合适药物防治肝性脑病、消化道大出血、肝肾综合征及腹水的生成等。

(4) 预防　各型急性肝炎患者均应隔离，病毒携带者禁止献血及从事托幼工作。甲肝和戊肝的预防重在搞好卫生措施，乙肝、丙肝和丁肝重在防止血液和体液传染。甲肝、乙肝疫苗可起到有效的保护作用。甲肝接触者可接种人血清或胎盘丙种球蛋白以防止发病；新生儿接种乙肝疫苗时联合注射高滴度抗 HBV IgG 可提高保护率；HBs 抗原阳性孕妇在妊娠三个月内注射抗 HBV IgG，对母婴传播可能有预防作用。

脊髓灰质炎(小儿麻痹症)是由脊髓灰质炎病毒引起的急性传染病。一般多见于婴幼儿，大部分人感染脊髓灰质炎病毒后并不发病，仅约10%的人发病。发病时常伴有发热、咽痛、肢体疼痛等，约1%～2%的病人发展为瘫痪，尤下肢瘫痪。脊髓灰质炎病毒分为Ⅰ、Ⅱ、Ⅲ型，其相应的减毒活疫苗分别为红、黄、绿色糖丸，供2个月以上的正常婴儿服用。接种方法为每月1次，按红黄绿顺序每次口服一粒糖丸，连服3次，用冷开水喂服。切忌用热开水或母乳喂服。

二、结核病

结核病是由结核分菌引起，主要经飞沫传播的慢性传染性疾病，可侵犯多个脏器，但以肺部侵犯最为常见。病理改变有渗出、增殖、肉芽肿形成、干酪坏死、空洞形成等多种形式。临床表现主要为低热、盗汗、乏力、食欲不振等全身症状，以及咳嗽、咯痰、咯血、胸痛等呼吸系统症状。临床上肺结核病（pulmonary tuberculosis）最常见，分为5个类型：原发型肺结核（多见于小儿）、血行播散型肺结核（如急性粟粒型肺结核和慢性血行播散型肺结核）、浸润型肺结核、慢性纤维空洞型、结核性胸膜炎。

（一）流行病学

20世纪以来，结核病一直是严重危害人类健康的主要传染病，是全球关注的公共卫生和社会问题，也是我国重点控制的主要疾病之一。全球有三分之一的人（约20亿）曾感染过结核杆菌。全球80%的结核病例集中在印度、中国、俄罗斯、南非、秘鲁等22个结核病高负担、高危险性国家。这些国家对结核病的控制情况无疑会对全球的结核病形势产生重要影响。

从20世纪60年代起，化学治疗是公认的控制结核病的主要手段，使新发现的结核病治愈率达到95%以上，同时由于卡介苗的应用，结核病得到有效的控制。但近10余年来，结核病出现全球性恶化趋势，大多数结核病疫情很低的发达国家结核病卷土重来，众多发展中国家的结核病疫情出现明显回升。鉴于全球结核病流行的大回升，WHO于1993年宣布结核病处于“全球紧急状态”，动员和要求各国政府大力加强结核病的防控工作，遏止这次结核病危机。

自20世纪70年代以来，我国进行了4次全国结核病流行病学抽样调查。当前的结核病疫情特点如下：

1. 高感染率　年结核杆菌感染率为0.72%。全国有近半的人口，约5.5亿，曾受到结核杆菌感染，城市人群的感染率高于农村。

2. 高结核患病率　2000年活动性肺结核患病率、痰涂片阳性（简称涂阳）肺结核患病率、结核杆菌阳性（简称菌阳）肺结核患病率分别为367/10万、122/10万、160/10万，估算病例数分别为500万、150万和200万。

3. 高耐药率　2000年初始耐药率为18.6%，获得性耐药率为46.5%，初始耐多药率和获得性耐多药率分别为7.6%和17.1%。

4. 死亡人数多　每年约有13万人死于结核病。

5. 递降率低　1990－2000年间涂阳肺结核患病率和菌阳肺结核患病率平均年递降率仅为3.2%和3.6%。

6. 中青年患病多　15～59岁年龄段的涂阳肺结核患者数占全部涂片阳性患者的61.6%。

7. 地区患病率差异大　西部地区活动性肺结核患病率、涂阳肺结核患病率和菌阳肺结核患病率明显高于全国平均水平，而东部地区低于平均水平。

（二）临床表现

可有结核病接触史。起病缓慢，常有低热、盗汗、乏力、食欲不振、消瘦等全身症状。低热常于午后出现。呼吸系统症状有咳嗽、咯痰、痰中带血、咯血、胸痛、呼吸困难等。咳嗽咳痰是肺结核最常见的症状。约1/3~1/2的病人有咯血，可少量咯血，也可大量咯血。急性结核性胸膜炎常以胸痛为首发症状或主要症状等。部分病人可急性发病，如急性粟粒型肺结核、浸润型肺结核中的干酪性肺炎、急性结核性胸膜炎等均起病较急，可发冷和发热。急性粟粒型肺结核合并急性结核性脑膜炎可有头痛等神经系统症状。

肺结核的临床表现：

(1) 咳嗽、咳痰3周或以上，可伴有咯血、胸痛、呼吸困难等症状。

(2) 发热（常午后低热），可伴有盗汗、乏力、食欲不振、体重减轻、月经失调等。

(3) 结核变态反应可表现为结节性红斑、结核风湿病等。

(4) 结核菌素（PPD）皮肤试验：我国是结核病流行国家，儿童普种卡介苗，PPD阳性对诊断结核病意义不大，但对未种卡介苗儿童，则提示已受结核杆菌感染，体内有活动性结核病。

(5) 肺部体征常不明显。但当肺部病变较广泛时，可有相应体征，如有明显空洞或并发支气管扩张时可闻及中小水泡音。

(三) 实验室检查

1.X线检查

胸部X线片（或透视）检查是诊断肺结核常用的方法。急性粟粒型肺结核X线表现为两肺散在粟粒大小的阴影；浸润型肺结核X线常呈絮状或片状浸润阴影，可出现空洞；慢性纤维空洞型肺结核X线表现为两肺上方纤维组织增生，有空洞，肺组织收缩使肺门上提，肺血管成垂柳样改变；结核性胸膜炎X线常见受侵胸腔下方致密阴影。

2.其他实验室检查

白细胞总数多数正常，血沉增速。结核菌素试验可阳性。痰结核菌涂片检查和痰结核菌培养或PCR检查痰结核菌，阳性结果对诊断有重要意义。酶联吸附试验查血中抗 PPD－IgG 抗体，对诊断也有参考价值。

（四）诊断

根据流行病学、临床表现、实验室检查及胸部 X 线检查即可作出诊断。需与上呼吸道感染引起的肺炎、慢性阻塞性肺疾病、支气管扩张、肺癌、肺脓肿等肺部疾病作鉴别诊断。同时肺结核常有不同类型的发热，需与伤寒、败血症、白血病等发热性疾病鉴别。

（五）防治

1. 隔离和护理

按呼吸道传染病隔离和护理。密切观察病情变化，监测症状、体温、呼吸频率、血气分析、胸片等。

2. 一般治疗

患者应注意休息，加强营养，予以一般支持治疗。

3. 结核病的化学治疗

（1）化疗原则　早期、规律、全程、适量、联合用药。整个治疗方案分强化和巩固两个阶段。

对所有检出和确诊病人应及早用药，有利于迅速发挥杀菌作用，促使病变吸收和减少传染性；严格按医嘱规律用药，不漏药不停药，以避免耐药性产生；保证完成规定的治疗期，可提高治愈率和减少复发率；严格按医嘱适量用药，药量过低影响疗效并易产生耐药性，药量过大则毒性加大；联合用药可提高疗效又可延缓耐药性产生。

（2）常用药物　异烟肼、利福平、吡嗪酰胺、乙胺丁醇、链霉素等。

（3）严格执行统一标准化疗方案　如急性粟粒型肺结核的统一标准化疗方案为：先为强化治疗期，每天联合异烟肼、利福平、吡嗪酰胺、乙胺丁醇，按医嘱药量顿服 2 个月；然后进入巩固治疗期，每天联合异烟肼、利福平，按医嘱药量顿服 4 个月。疗程共为 6 个月。此外，必须采取全程督导化疗管理，以保证病人不间断地规律用药。

(4) 其他治疗 对症治疗。

4. 预防

进行卫生宣传，养成良好卫生习惯，不要随地吐痰，定期作健康检查，及早发现病人，做好消毒隔离，各级医疗预防机构要专人负责，做到及时、准确、完整地报告肺结核疫情。小孩接种卡介苗。

肺结核具有病程较长、易复发、有传染性等特点，因此，必须长期随访，掌握病人从发病、治疗到治愈的全过程，实施督导化疗管理，尤其是农村地区和弱势高危人群。对感染结核分枝杆菌易发病的高危人群，如 HIV 感染者、涂阳肺结核病人的密切接触者、糖尿病、长期使用糖皮质激素或免疫抑制剂者、吸毒者、营养不良者、35 岁以下结核菌素试验硬结直径达≥15mm 者等，可采用预防性化学治疗。

结核病是由结核杆菌感染所致的传染病，对人类的危害已有数千年历史。自从抗结核药物的应用，尤其是卡介苗的普遍推广，有效地遏制了结核病的发展势头。近年来，全球均出现结核病大幅回升，约有 20 亿人感染了结核病，现有结核病患者 2000 万，每年新增 900 万患者，每年死亡人数高达 300 万。我国结核病表现为“四多一高”：结核杆菌感染人数多、肺结核患者多、结核病死亡人数多、农村结核病患者多及传染性肺结核病疫情居高不下。结核病仍是传染病中的一大杀手，结核病的卷土重来与多种因素有关：忽视对结核病的防治；贫困；人口流动大；患者对治疗不配合等。最突出的原因是人口的老龄化、结核病与艾滋病同盟、耐药结核菌的产生和吸毒现象。

三、狂犬病

狂犬病（rabies）又称为恐水病（hydrophobia），是由狂犬病毒侵犯神经系统引起的急性传染病。在第三世界国家家养动物狂犬病毒感染率较高。人类狂犬病多为动物咬伤后获得，也可由气体吸入、角膜移植等途径感染。尽管狂犬病毒感染后不是100%发病，但一旦出现症状其病死率几乎为100%，无有效的抗病毒治疗方法，联合应用高效的疫苗和狂犬病免疫球蛋白可显著降低高危人群的发病率。

（一）流行病学

发病前曾被病犬或其他可疑有病动物咬伤，若可疑动物经观察5天以上发病，可作为诊断参考。

（二）临床表现

潜伏期可短至4天，长至数年，一般为1～3月。根据临床表现可分为狂躁型和麻痹型，前者多见。麻痹型常见于吸血蝙蝠咬伤，无兴奋期表现，渐出现全身麻痹，因不能说话，又称“哑型”狂犬病。

初期有低热、头痛、倦怠、恶心、呕吐、腹痛、腹泻、烦躁、恐惧不安等。继而对声、光、风等敏感，喉部有发紧感，伤口或伤口附近及其神经通路上有麻木、痒、痛等异常感觉，四肢有蚁走感。渐进入高度兴奋状态，表现极度恐惧，惧水、惧光，发作性咽肌痉挛，呼吸困难，重者全身疼痛性抽搐。恐水最明显，渴极而不敢饮，饮后也无法下咽，甚至闻流水声或言及饮水也可引起咽喉肌严重痉挛。大汗、流涎、排尿排便困难，幻视幻听，行为怪异，怪声尖叫暴躁异常，但神志始终清醒。可在症状出现后迅速进入昏迷期，或持续至14天后才出现昏迷，死亡的平均时间为起病后第18天。

（三）实验室检查

白细胞总数和中性粒细胞增高。脑脊液检查蛋白和细胞数增加。早期取病人唾液、咽部及气管分泌物，用免疫荧光抗体法或酶联免疫技术检测病毒抗原。自病人唾液、脑脊液或病死者脑、脊髓等组织中可分离培养出病毒。

（四）诊断

根据流行病学资料、临床表现、抗原检测、病毒分离、血清学检查及组织病理等进行诊断。临床表现和流行病学只能提示狂犬病的可能性，对于生活在狂犬病流行区的病例，有被狗咬伤史并随后出现上述症状者，高度提示狂犬病。确诊狂犬病需进行血清学实验。

（五）防治

狂犬病是一种不可治愈的疾病，到目前为止尚无特异性治疗方法，唯一有效的治疗是充分的支持疗法。

理想的预防人类狂犬病的措施是清除存在于各种动物中的狂犬病毒。对高危险人群进行暴露前预防接种可最大限度降低狂犬病毒感染的危险性。目前较好的疫苗是人类二倍体细胞疫苗（HDCV），因其安全有效而被广泛使用。应明确暴露前预防并不能代替暴露后治疗。美国标准的 HDCV 预防注射方法为：0、7、21、28 天各一次；若感染了狂犬病毒后则 0 和 3 天再注射 HDCV 各 1mL。我国目前采用地鼠肾疫苗和法国 Vero 疫苗。被动物咬伤后，尽快并彻底处理伤口是预防狂犬病的最好方法。实验证明用高浓度的肥皂或氯化苄烷铵清洗伤口可降低狂犬病感染率 35%～95%。局部伤口处理后，应注射狂犬病毒免疫球蛋白（RIG）和 HDCV。

登革热是由登革病毒所引起、由蚊虫传播的急性传染病。登革热主要发生在热带和亚热带地区，亚洲多数国家尤东南亚国家为登革热流行区。近20年来，我国海南、广东、广西及台湾等地多次发生登革热流行。临床表现为：突起发热，全身肌肉、骨骼及关节疼痛，极度疲乏，皮疹，淋巴结肿大，白细胞减少。以严重出血和(或)休克为特征的、病死率高的异型登革热，称为登革出血热。目前尚无特异性治疗药物，且无疫苗可接种。因此，应该提高自我保护意识，做好防范措施，预防登革热。

四、流行性出血热

流行性出血热（epidemic hemorrhagic fever，EHF）是由汉坦病毒引起的以鼠类为传染源的传染病，以发热、低血压、出血、急性肾功能衰竭等症状为特征。

（一）流行病学

本病呈高度散发，但有一定地区性和季节性。我国农村的主要传染源是黑线姬鼠和褐家鼠。传播途径可能有虫媒传播、动物源传播和垂直传播 3 种。人群普遍易感，多见于青壮年。病后可获得持久免疫力。

（二）临床表现

潜伏期 4～60 天，多为 2～3 周。典型临床表现为发热、出血和肾脏损害三大主症与五期病程经过，根据病情严重程度，分为轻、中、重和危重型。①发热期　起病急骤，发热伴三痛（头痛、腰痛、眼眶痛）、三红（面、颈、上胸充血）、消化道症状（恶心、呕吐、腹痛、腹泻等），重症可有嗜睡、不安、失眠、谵妄等精神神经症状。持续 3～5 天；②低血压休克期　一般于病程第 4～6 天出现，轻者血压略有波动，重者血压骤然下降，休克时（晚期者除外）病人皮肤潮红温暖、出汗、口渴、尿量减少，持续 1～3 天；③少尿期　多出现于病程第 5～7 天，此期胃肠道症状、神经系统症状和出血显著，病人有口渴、呃逆、顽固性呕吐、腹痛、谵语、幻觉、抽搐、鼻出血、呕血、便血、咯血、尿血等，血压大都升高，肾区有明显叩击痛，尿量明显减少，24小时少于400mL，甚至发生尿闭，持续1~4天；④多尿期 多出现于病程第10~12天，出现多尿和夜尿；⑤恢复期 一般在病程第4周开始恢复，尿量逐渐恢复正常。整个病程约1~2月，主要的并发症有：急性心力衰竭、支气管肺炎、急性呼吸窘迫综合征、肾脏破裂等。

（三）实验室检查

白细胞总数增高，分类中淋巴细胞增多，血小板下降。尿检有蛋白、红细胞、白细胞等。间接免疫荧光试验、酶联免疫吸附试验等血清学检测，有助于早期诊断。多聚酶链反应可直接检测病毒抗原，有助于病原诊断。

（四）诊断

根据流行病学资料、临床表现及实验室检查可作出诊断。

（五）防治

目前尚无特效药物，应根据临床各期采取对症治疗：①发热期 应卧床休息，给予高热量、高维生素半流质饮食，补充足够液体，早期应用肾上腺糖皮质激素可降热、减轻中毒症状，并可缩短病程，抗病毒药利巴韦林对本病毒最为敏感；②低血压休克期 应积极补充血容量，纠正酸中毒，调节血管舒缩功能；③少尿期 当病人出现少尿时，需首先区分是肾前性还是肾性少尿，确定为肾性少尿后，按急性肾功能衰竭进行血液透析；④多尿期 应补充足够的液体钾盐，以口服为主，静脉为辅。

应防鼠灭鼠，加强本病的疫情检测，做好食品卫生和个人卫生，对流行区居民可试用疫苗。

口蹄疫是一种人和牲畜均可患病的急性传染病。传染源为患口蹄疫的动物。人主要经直接或间接与患病动物接触，病毒经破损皮肤或口腔、肠道、呼吸道黏膜感染。人与人之间几乎不传染。主要表现为发热,头痛,口腔、手掌、足底出现丘疹水疱。无特异治疗方法,但尚无因患口蹄疫而死亡的报道。

五、流行性脑脊髓膜炎

流行性脑脊髓膜炎(epidemic cerebrospinal meningitis)简称流脑,是由脑膜炎双球菌感染引起的急性呼吸道传染病,主要病变为脑脊髓膜化脓性炎症。临床表现为突起高热、头痛、呕吐、皮肤黏膜淤点及脑膜刺激征,脑脊液呈化脓性改变。

(一)流行病学

四季散在发生,多发于冬、春季节,2~4月呈高峰。病原菌借飞沫经空气传播。

(二)临床表现

依据病情和病程分为四种临床类型。

1. 普通型

常先有呼吸道症状。多起病急,寒战、高热、头痛、恶心、呕吐(喷射状)、烦躁、嗜睡、惊厥、昏迷等。颈项强直,皮肤可见淤点、淤斑,病后3~4天口唇周围出现疱疹。

2. 暴发型

分为三种类型:①休克型 起病急骤,突起高热、面色苍白、口唇紫绀、四肢发凉、脉搏细速、血压下降,皮肤淤点迅速增加甚至呈大片淤斑坏死,脑膜刺激征不明显,脑脊液多无改变;②脑膜脑炎型 高热、剧烈头痛、频繁喷射状呕吐、极度烦躁、惊厥、四肢强直、神志不清、血压增高、心率减慢等,严重者瞳孔不等大、呼吸衰竭,脑脊液多有改变;③混合型 同时具有休克型和脑膜脑炎型的临床表现。

3. 轻型

流行期间部分受染者仅表现为皮肤黏膜出血点而无其他症状，咽拭子和淤点培养脑膜炎双球菌可能阳性。儿童多见，绝大多数可不治自愈。

4. 慢性败血症型

病程可迁延数月。间隙性出现寒战、发热，伴皮疹或淤点、多发性大关节疼痛等。需多次血培养才可能获阳性结果。

（三）实验室检查

白细胞总数显著增高，以中性粒细胞为主。脑脊液检查是诊断的重要依据。典型的脑膜炎期脑脊液外观呈米汤样或脓性，白细胞、蛋白及压力增高，糖降低。皮肤淤点、淤斑涂片或脑脊液涂片、血培养或脑脊液培养均可提供细菌学依据。

（四）诊断

根据流行病学资料、临床表现及实验室检查可作出诊断。近年来暴发和散发病例有增多趋势。因此，在流行季节有突起高热、中毒症状伴有迅速出现皮肤淤点、淤斑者，不管有无脑膜刺激征、脑脊液有无改变，在采集标本后均按流脑积极治疗。同时应与其他化脓性脑膜炎、结核性脑膜炎、流行性乙型脑炎等相鉴别。

（五）防治

由于耐磺胺药的脑膜炎双球菌不断增加，我国首选青霉素G治疗流脑。青霉素过敏者选用氯霉素或第三代头孢菌素。有脑水肿者用甘露醇进行脱水治疗。有休克者需进行抗休克处理。有心功能不全指征时需快速使用强心苷类药物。

在暴发流行的地区，可对当地及其周围地区的人群采用磺胺药预防并给予紧急菌苗预防注射。

炭疽病是由炭疽杆菌所致的急性传染病。炭疽原本是食草动物的传染病，人主要通过与动物接触或食用患炭疽牲畜的肉而感染炭疽。炭疽杆菌能够形成芽孢,很不容易被杀灭,且可长久存活。一旦环境条件转好,芽孢壳内的部分会像种子"发芽"一样长出来,又成为能够繁殖的细菌。在美国被基地组织或恐怖分子用作"生物武器"的"白色粉末"里,就含有炭疽杆菌。根据感染部位不同,炭疽病可分为皮肤炭疽、肺炭疽、肠炭疽和脑膜炭疽四型。首选青霉素治疗炭疽病,还可加用链霉素或氯霉素。

六、传染性非典型肺炎

传染性非典型肺炎(infectious atypical pneumonia)是由一种新的冠状病毒引起的急性窘迫系统传染病,又称为严重急性呼吸窘迫综合征(severe acute respiratory syndrome, SARS)。主要通过短距离飞沫、接触病人呼吸道分泌物及密切接触传播。临床表现为发热、头痛、肌肉酸痛、乏力、干咳少痰,严重者出现气促、呼吸窘迫。

(一) 流行病学

传染性非典型肺炎是一种新的呼吸系统传染病,于2002年11月首先在我国广东佛山被发现,随后逐渐蔓延。我国24个省、直辖市、自治区,共266个县、市有本病病例报告。全球有33个国家和地区出现疫情,以中国的大陆、香港、台湾,加拿大和新加坡最严重。本次流行发生于冬末春初。发病者以青壮年居多。有明显的家庭和医院聚集发病现象。主要流行于人口密度集中的大都市,农村地区发病甚少。

(二) 临床表现

潜伏期1~16天,一般为3~5天。轻型患者症状轻,病程短;重症患者病情重,进展快。典型病例起病急,多以发热为首发症状,体温常超过38℃,伴有头痛、肌肉酸痛、全身乏力等。3~7天后出现干咳少痰。病情于10~14天达到高峰,发热、乏力等感染中毒症状加重，并出现频繁咳嗽、气促、呼吸困难，被迫卧床休息，此时易发生呼吸道继发感染。2~3 周后发热减退，其他症状减轻甚至消失。

（三）实验室检查

白细胞总数正常或下降，淋巴细胞减少。ALT 和乳酸脱氢酶（LDH）升高。绝大多数病人起病早期即有胸部 X 线检查异常，多呈斑片状或网状改变；部分病人进展迅速呈大片阴影。间接荧光抗体法或酶联免疫吸附法可检测血清 SARS 病毒特异性抗体。逆转录聚合酶链反应（RT－PCR）可检测血液、呼吸道分泌物、大便中的 SARS 病毒的 RNA。将病人标本接种细胞进行培养可分离出 SARS 病毒。

（四）诊断

我国根据流行病学、临床表现、实验室检查及胸部 X 线检查等，制定出传染性非典型肺炎的疑似诊断病例、临床诊断病例、医学观察病例、重症传染性非典型肺炎的诊断标准。血清学实验和病原检测助于确诊。同时需排除上呼吸道感染、流感、细菌性或真菌性肺炎、肺结核、流行性出血热、肺部肿瘤等临床表现类似的呼吸系统疾病。

（五）防治

1. 隔离和护理

按呼吸道传染病隔离和护理。密切观察病情变化，监测症状、体温、呼吸频率、血气分析、胸片等。

2. 一般治疗

患者应卧床休息，提供足够热量和维生素，维持水、电解质平衡。

3. 药物治疗

剧烈咳嗽咳痰者应镇咳祛痰。发热超过 38.5℃者可采用解热镇痛药、物理降温等。气促或呼吸困难者应进行氧疗，必要时行气管插管或呼吸机给氧。严重者给予糖皮质激素，具体剂量及疗程应根据病情调整。早期可试用抗病毒药如利巴韦林，并发细菌感染者应选用敏感抗生素，中药可起辅助治疗作用。

4. 预防

尚无效果肯定的预防药物，需采取综合措施进行预防。作好疫情报告，隔离治疗患者，隔离观察密切接触者。医院建立发热门诊。保持良好个人卫生习惯。

七、禽流感病毒感染

禽流行性感冒（avian influenza）是由禽流感病毒引起的一种禽类疾病，已确定可直接感染人类引起发病，称为禽流感病毒感染或禽流感病。H5N1 亚型为高致病性禽流感病毒。传播途径为与患病鸡、鸭等家禽的密切接触。临床表现差异较大，在流行中可显示为无症状感染、轻症感染、严重的致死性感染。潜伏期多在 7 天内。起病急，早期症状与流感相似，表现为发热、流涕、咳嗽、咽痛、全身疼痛等。稍后约半数病例出现肺部炎症。少数病例可出现广泛肺泡损伤，并发肝肾功能衰竭、败血症等。对症治疗包括解热镇痛药和支持疗法。如确定有禽流感流行，应及时销毁受染家禽，进行彻底的环境消毒。

第六节　常见性传播疾病的防治

性传播疾病（sexually transmitted disease，STD）是指主要通过性接触而传播的疾病，是目前世界上最常见的传染病之一，凡是与性行为有关的传染病统称为性传播疾病。除经典性病即梅毒、淋病、软下疳、性病性淋巴肉芽肿和腹股沟肉芽肿外，还包括非淋菌性尿道炎、尖锐湿疣、生殖器疱疹、生殖器念珠菌病、阴虱病、滴虫病、艾滋病、疥疮、细菌性阴道炎等。

性传播疾病对人类的健康危害很大。比如，梅毒除侵犯生殖器官外，还可侵犯心血管、神经系统等，可致残甚至危及生命；艾滋病的死亡率很高，且尚无有效的治疗方法。此外，性传播疾病对家庭和社会的危害也很大。因此，应该大力加强宣传教育，树立精神文明，洁身自爱，普及性病防治知识，采取有效措施，以制止性传播疾病的传播和蔓延。

性病有关概念的几点认识：①性病不是一种疾病，而是一组疾病；②性病是一组全身性疾病；③性病不是指生殖泌尿系统的全部疾病；④性病不包括性功能障碍；⑤性接触不仅仅是指性交；⑥性病不是全部都由性接触传染的。

一、梅毒

梅毒（syphilis）是由梅毒螺旋体引起的一种性传播疾病。传染源是梅毒病人，主要通过性交传染，也可通过胎盘传染给胎儿。病人受感染后螺旋体可播散到全身，几乎可侵犯各个器官，造成多器官损害，早期以皮肤黏膜损害为主，晚期可侵犯骨关节、心血管和神经系统，严重者可造成残疾甚至死亡。

梅毒螺旋体对人体皮肤和黏膜亲和性很强，容易通过阴茎或阴道黏膜轻微破损之处进入体内。一旦离开人体，梅毒螺旋体则难以生存。在温暖、潮湿、缺氧环境中可保持活性，但抵抗力弱，煮沸、干燥、阳光、肥皂水等均易将其杀死。

（一）传播途径

1. 性接触传染

性接触传染为最主要的传播途径，在病人的皮肤黏膜损害处存有大量梅毒螺旋体，极易通过性关系而传染。约95%是通过性交、口交、肛交、抚摸等直接接触传染。未经治疗的梅毒病人，在感染后的第一年内其传染性最强，随着时间延长传染性逐渐减小，感染后 4 年通过性接触，一般已无传染性。

2. 胎盘传染

在妊娠 4 个月以后，梅毒螺旋体可通过胎盘及脐静脉血进入胎儿体内，造成流产、早产、死产、先天性梅毒儿等。

3. 其他

少数可经性接触以外的方式传染，如接吻、哺乳、使用被病人分泌物污染的衣裤、被褥、毛巾、牙具、便盆等；使用未彻底消毒的医疗器械及输入患有梅毒病人的血液也可被传染。

（二）诊断要点

1. 流行病学资料

应详细询问病史，包括冶游史、不洁性交史、家族史等。

2. 临床表现

根据传播方式、感染的部位、感染的时间及机体反应性，可将梅毒分为多种临床类型。也可根据传染途径将梅毒分为后天（获得性）梅毒和先天（胎传）梅毒，还可根据病程的发展而分为早期梅毒和晚期梅毒。见图 4 – 1。

- 梅毒分期
  - 后天梅毒（获得性）
    - 早期（病程 < 2 年）
      - 早期梅毒
        - 一期梅毒
        - 二期梅毒
      - 早期潜伏梅毒
    - 晚期（病程 > 2 年）
      - 晚期梅毒 → 三期梅毒
      - 晚期潜伏梅毒
  - 先天梅毒（胎传性）
    - 年龄 < 2 岁
      - 早期先天梅毒
      - 早期潜伏先天梅毒
    - 年龄 > 2 岁
      - 晚期先天梅毒
      - 晚期潜伏先天梅毒

图 4 – 1 梅毒临床分期示意图

（1）一期梅毒　又称原发梅毒或初期梅毒。多发生于与梅毒病人接触2～4周，在外生殖器、乳房、口唇、肛周、手指等部位出现硬下疳，绝大多数损害发生在生殖器，尤以冠状沟、龟头、子宫颈、大小阴唇多见。初期为单个无痛性丘疹，表面呈暗红色，随后形成圆形或椭圆形糜烂或溃疡，硬如软骨，直径2mm～20mm，有少量浆液性分泌物，内含大量梅毒螺旋体。硬下疳不经治疗约3～6周后自行消退，而及时的抗梅毒治疗则可迅速消退。多伴有腹股沟淋巴结肿大。

（2）二期梅毒　一期梅毒未治疗或治疗不彻底者，梅毒螺旋体从淋巴结进入血液循环造成播散，出现全身多灶性的临床症状。可侵犯皮肤、黏膜、骨骼、内脏、心血管和神经系统。主要症状有：①多形性皮疹，包括斑疹、丘疹、鳞屑、脓疱等，外阴及肛周部位多为扁平疣，不痛不痒；②黏膜损害，如口腔黏膜、咽喉黏膜、外阴黏膜可出现红斑、糜烂、发白；③皮肤附属器官损害，如秃发、甲沟炎等；④全身淋巴结肿大，发硬，不化脓，不溃破，并可引起骨关节、神经系统及眼损害；⑤伴有全身中毒症状，头痛、低热、关节酸痛、乏力等，通常表现为昼轻夜重。

（3）三期梅毒　又称为晚期梅毒，多发生在感染后3年左右。常因早期梅毒未加治疗或治疗不彻底，经一定潜伏过程后而发生皮肤或内脏损害。三期梅毒的共同特点为：损害数目少，破坏性大，分布不对称，愈后遗留萎缩性瘢痕；客观症状重；损害内梅毒螺旋体很少，传染性小或无；梅毒血清反应阳性率低。主要症状有：①皮肤损害可表现为结节性梅毒疹、树胶样肿等；②黏膜损害，如间质性舌炎、白斑，并可引起口腔骨质的破坏；③内脏损害可见于任何内脏，但以心血管梅毒最常见而重要，可出现单纯性主动脉炎、主动脉瓣闭锁不全、主动脉瘤等。

（4）先天梅毒　分早期先天梅毒和晚期先天梅毒。

早期先天梅毒大多在1岁以内发病，患儿营养不良、消瘦、烦躁、皮肤干皱脱水呈老人面貌，哭声低哑，严重者可有低热、贫血等。皮肤损害以浸润性红斑片、斑丘疹、扁平湿疣和皮肤干皱为主，可有口腔黏膜斑和梅毒性皮炎。病情较重者可累及内脏器官、神经和骨骼。

晚期先天梅毒多出现在2岁以后，临床表现与成人三期梅毒类似。有三个较特殊的临床表现，称为哈钦森（Hutchinson）综合征：①牙齿损害，形成哈钦森门齿：上门齿上宽下窄，咬合面中央有半月形缺口；②神经性耳聋，多在10岁左右发病；③突发性角膜炎，多发生于5~20岁，女性多于男性。角膜损害为弥漫性实质性角膜炎，甚至失明。

(5) 潜伏梅毒　感染梅毒后，由于治疗或机体抵抗力增强，临床症状暂时消失，但未完全治愈，梅毒血清反应仍为阳性并排除假阳性反应者。对潜伏梅毒的诊断必须进行细致的病史询问，全面的体格检查和实验室检查。

3. 实验室检查

(1) 梅毒螺旋体检查　适用于早期皮肤黏膜损害或淋巴结穿刺液的检查，如硬下疳、扁平湿疣等。其中，暗视野检查为最常应用的螺旋体检查方法，是诊断早期梅毒唯一快速、可靠的方法。还可进行荧光抗体检查法和涂片染色检查法。

(2) 血清学检查　是诊断梅毒必须的检查方法，对潜伏期梅毒尤为重要。非梅毒螺旋体抗原试验，可作为常规试验和筛选试验。梅毒螺旋体抗原试验，常用作证实试验，以判断非螺旋体试验阳性的真假性。

（三）治疗措施

治疗原则：及时、足量、正规；性伴侣应同时进行检查及治疗。治疗后要定期随访。目前国内外首选的药物为青霉素，其优点为疗效高、疗程短、毒性低，迄今为止尚无耐药病例发生。

治疗目的：早期梅毒可达到损害愈合，防止性传播和预防发生晚期梅毒。潜伏梅毒经治疗可防止晚期并发症的发生或发展。另外，通过治疗可降低 HIV 经性传播的危险性。

治愈标准:判断梅毒是否治愈的标准分为临床治愈和血清治愈。

(1) 临床治愈　一期梅毒、二期梅毒、三期梅毒（包括皮肤、黏膜、骨骼、眼、鼻等）损害愈合或消退，症状消失。

(2) 血清治愈　充分治疗后，2 年内梅毒血清反应由阳性转为阴性，脑脊液检查阴性，为治愈。

(四) 预防要点

梅毒的传播和流行与社会因素密切相关。因此，要依靠全社会参与，坚持“预防为主，综合治理，共同防治”的方针。禁止嫖娼卖淫，洁身自爱。使用安全套。病人的生活用品要及时消毒，不共用浴盆、浴巾等。病人及其性伴侣应同时接受治疗。婚前、产前应做梅毒血清试验。献血者一定要做梅毒血清试验，严格控制输血及血液制品。

患上性病怎么办？患者首先要克服心理障碍，对性病要有正确认识，既不能悲观失望，也不能不重视。要尽快到性病专科医院或正规医院就诊，如实向医生提供发病原因及过程，积极配合检查治疗，遵医嘱完成规定疗程并定期复查。为控制传染源，应动员性接触对象到医院检查治疗。目前各正规医院在认真负责地进行诊疗的同时，基本都能做到为患者保密。切忌去非正规医院看病或自行治疗，否则易造成误诊，延误治疗。

二、淋病

淋病（gonorrhea）是发病率最高的、由奈瑟双球菌引起的以泌尿生殖器黏膜化脓性炎症为主的性传播性疾病。主要通过性交传播，可侵犯泌尿生殖道，也可感染直肠、咽喉、眼睛等。治疗不及时或治疗不当时，急性淋病可转变成慢性，还可致多种并发症，如心脏病、不孕症等。

（一）流行病学

淋病在世界各地均有流行，近年来我国淋病重新流行起来，位居国内性传播疾病首位。淋病病人是主要传染源。病人多为中青年男性。男性与患有淋病的性伴侣接触一次的感染可能性为17%，未行包皮环切的男性感染可能性更大。由于女性感染后多无明显症状成为病原携带者及耐药菌株的出现，造成淋病的蔓延和播散，难以得到有效控制。

（二）传播途径

1. 性接触传染

性接触传染为淋病的主要传播途径。绝大多数淋菌性尿道炎是通过阴道性交传染，也可通过口交、口—肛门和生殖器—肛门等方式传染。

2. 间接接触传染

接触被病人分泌物污染的衣服、被单、毛巾、浴盆等，可被间接传染。

3. 母婴传染

孕妇患有淋病时，胎膜破裂，继发羊膜腔内感染可感染胎儿；胎儿通过产道时被感染，可引起新生儿淋菌性结膜炎、淋菌性口腔炎、淋菌性阴道炎等。

（三）诊断要点

1. 流行病学资料

有婚外性交史或配偶有感染史、与家庭中患有淋病的病人共用过被污染的用具，新生儿则因母亲患有淋病。

2. 临床表现

（1）潜伏期　临床症状一般在感染后72小时出现，但体质较差者潜伏期缩短，而抗生素的广泛应用可使潜伏期延长，潜伏期可为2～10天，平均3～5天。

（2）单纯性淋病（淋球菌性尿道炎）

男性淋病　约90%的病人最早出现前尿道急性炎症表现，尿道及舟状窝红肿、灼痛和刺痛，继有稀薄黏液流出，然后迅速出现尿频、尿痛、尿急及黄色脓液。部分患者有畏寒发热、全身不适和腹股沟淋巴结肿大、疼痛。少数（约10%～15%）无明显症状。急性淋病若治疗不当，淋病双球菌可潜伏于尿道腺体、皱襞及前列腺等处，症状迁延不断，变成慢性淋病，病人常觉尿道不适和刺痛，尿道口有分泌物，还可致尿道狭窄，出现排尿困难。

女性淋病　淋球菌感染初期，多数女性没有任何自觉症状。当感染蔓延到尿道，就可出现淋球菌性尿道炎。如不及时治疗，感染向阴道、子宫颈蔓延，出现白带（黄色）增多和下腹部疼痛。

（3）淋病并发症　淋病未及时治疗时，男性病人的炎症可由前尿道蔓延至后尿道，可出现淋球菌性前列腺炎、尿道球腺炎、附睾及睾丸炎。女性病人由阴道蔓延至子宫及附件，可引起前庭大腺炎、子宫内膜炎、输卵管炎、输卵管卵巢脓肿及盆腔腹膜炎，可致不孕。

（4）泌尿生殖器外的淋病

淋菌性结膜炎　新生儿多见，也可发生于儿童和成人。新生儿多因经母体产道时感染，在出生后2～3天出现症状。儿童可由于受性虐待被感染。成人多因自我接种或眼睛接触被分泌物污染的物品所感染。主要表现为：眼结膜充血、眼睑红肿、有脓性分泌物等。一旦延误治疗，可引起角膜炎、角膜溃疡、甚至可能穿透角膜导致失明。淋病孕妇的新生儿应采用1%硝酸银滴眼预防。

咽喉和直肠淋病 由于同性恋或异性乱交现象增多，往往发生咽喉淋病和直肠淋病。咽喉淋病多为女性口交所致，出现咽喉疼痛、吞咽疼痛、发热、颈部淋巴结肿大等。直肠淋病患者多无临床症状，少数出现肛门直肠部瘙痒、烧灼感、局部黏膜红肿、有黏液性或脓性分泌物。

淋病性败血症 女性较多，多在月经或妊娠期发病。可出现高热、皮疹和关节炎，皮疹为散在红斑、丘疹、水疱、脓疱或紫癜。血培养阳性。常伴有脑膜炎、心内膜炎、心包炎等。

3. 实验室检查

（1）涂片镜检 取男性尿道脓液或女性宫颈分泌物涂片，作革兰氏染色，镜下可见在多形核白细胞内革兰氏阴性双球菌，成对排列。此法对单纯性淋病且脓性分泌物较多的患者具有诊断意义。急性期直接涂片的阳性率达93%~99%，无症状或症状较轻以及慢性淋病患者，阳性率低，尤其是女性，其阳性率为50%~60%，故应做培养。

（2）淋球菌培养 淋球菌培养是确诊淋病的最有力依据，对症状很轻或无症状的病人都是敏感的。

（四）治疗措施

治疗原则：早期诊断、早期治疗；及时、足量、规则用药；性伴侣必须同时接受检查和治疗。

治疗措施：明确诊断后，禁止性生活，对内裤、毛巾等进行消毒，洗浴用具应消毒并分开使用。一般首选头孢曲松，也可选用壮观霉素、喹诺酮类如左旋氧氟沙星等。30%淋球菌性尿道炎合并沙眼衣原体感染，因此，在抗淋球菌治疗的同时应使用四环素类和阿奇霉素。

治愈标准：治疗结束后1~2周内复查，临床症状和体征消失；尿液常规检查阴性；分泌物涂片和培养阴性。

（五）预防要点

禁止嫖娼卖淫，进行性道德教育和群众性防治工作。最好采用安全套。疑有淋病的孕妇，尽早检查，尽快治疗，以防引起新生儿淋病。新生儿用硝酸银或其他抗生素滴眼，防止发生淋菌性眼炎。注意家庭生活卫生，淋病病人不要与家人共用浴盆、浴巾等。病人的衣物应及时消毒。做好公共场所如旅社、浴池、游泳池等处的卫生消毒工作。目前正在研究使用免疫接种方法预防淋病。

为了确保自身的安全，在性生活中使用安全套应成为必备的自觉措施。正确使用安全套是预防多种性病包括艾滋病最有效和首选的方法，但保护率不可能达到100%。防止性病最根本的措施是不参与性乱交，不进行不洁性交。

三、艾滋病

艾滋病（acquired immune deficiency syndrome，AIDs）又称为获得性免疫缺陷综合征，是由人类免疫缺陷病毒（human immunodeficiency virus，HIV）引起的一种严重传染病。HIV侵犯和破坏 $CD4^+$ T淋巴细胞后，机体细胞免疫功能严重受损，常并发严重的机会性感染症和肿瘤。AIDs主要通过性接触、血液感染（包括血制品与不洁注射器）及母婴传染。

（一）流行病学

1981年美国报告首例以来，艾滋病在全球180个以上的国家均有发生。我国已进入HIV感染增长期，截止2004年底，累计报告艾滋病感染者106990例，病人23955例，卫生部门实际掌握的数字约只占感染者估计人数的12.7%。

1. 传染源

艾滋病病人及HIV携带者是艾滋病的传染源。HIV可存在于病人的血液、精液、乳汁、阴道分泌物、尿液、唾液、眼泪、脑脊液和羊水中。

2. 传播途径

(1) 性接触传播　性接触传染是主要的传播方式。欧美以同性恋传染为主，非洲以异性恋传染为主。我国性接触传播不是主要的传播途径，但异性性乱交和同性恋者中 HIV 感染率呈上升趋势。

(2) 注射途径传播　注射途径传播是亚洲一些国家的主要传播方式。主要包括静脉毒瘾者之间共用污染注射器、输注被 HIV 污染的血液或血制品、使用 HIV 污染的手术器械等。在我国 HIV 感染者中，吸毒者毒品静脉注射为主要传播途径。在某些地区，不规范的单采血浆是 HIV 传播的主要途径。

(3) 母婴传播　可发生在子宫内经胎盘而传染给胎儿，也可发生在分娩过程中和产后通过母乳传播给婴儿。

(4) 其他途径　移植 HIV 感染者的组织器官、人工授精，还可经破损的皮肤、刮脸刀片、口腔科操作等，但感染率较低。医护人员工作中意外被 HIV 污染的针头刺伤也有感染可能。

3. 高危险人群

人群普遍易感。高危险人群包括：同性恋者、性乱交者、有多个性伴侣者、其他性病病人（特别是发生溃疡的软下疳、梅毒、生殖器疱疹等）、静脉或肌肉注射麻醉毒品者、经常输血者如血友病病人、孕妇病人的胎儿及患病父母的婴幼儿等。

由于 HIV 在体外很快失去活性和感染力，因此，日常生活和工作接触不会发生传染。握手、拥抱、接吻、咳嗽、打喷嚏、共用办公用具、共用卫生间、卧具、浴池、共同进餐、蚊虫叮咬等，都不会传播 AIDs。

（二）临床表现

HIV感染后潜伏期较长，2~10年可发展为艾滋病。根据HIV感染情况，可大致将AIDs分为四期。

1. Ⅰ期（急性感染期）

感染HIV后，少数可出现发热、皮疹、全身不适、肌肉痛、关节痛、淋巴结肿大等。查血可见血小板轻度降低，白细胞轻度升高，但淋巴细胞轻度降低，$CD4^+/CD8^+$ T细胞比例倒置。血液中可检测出HIV RNA及HIV核心（p24）抗原。一般症状持续1~2周后自然消失。

2. Ⅱ期（无症状感染期）

无症状感染期是指从感染HIV到出现艾滋病症状和体征之间的时期。此期感染者无任何症状和体征，可持续2~10年，有传染性，是重要的传染源。血液中可检测出HIV RNA及p24和包膜蛋白（gp120）的抗体。

3. Ⅲ期（艾滋病前期）

继无症状感染期后，出现明显的与艾滋病有关的症状和体征，但未发展成典型的艾滋病。主要表现为：①淋巴结肿大　多开始于头颈部淋巴结，最多见的是胸锁乳头肌后缘淋巴结，其次依次为腋窝淋巴结、腹股沟淋巴结、颈后淋巴结、耳前淋巴结、肱骨滑车上淋巴结等。肿大的淋巴结无压痛、无粘连，可自由活动，对一般治疗无反应，常持续肿大超过半年以上；②全身症状　如全身不适、肌肉疼痛、疲倦乏力、发热、体重减轻等。由于HIV侵犯神经系统，可引起头痛、抑郁、焦虑甚至反应性精神紊乱；③各种感染　常出现各种特殊性或复杂性的感染，反复的感染会加速病情的发展，使疾病很快进入典型的艾滋病期。

4. Ⅳ期（典型艾滋病期）

此期主要临床表现有：①一般症状　恶心、呕吐、头痛、发热、乏力、全身不适、盗汗、厌食、体重下降、慢性腹泻、全身淋巴结肿大、肝脾肿大等；②神经系统症状　可表现出反复发作的癫痫、进行性痴呆、下肢瘫痪等；③严重免疫缺陷致各种致命性机会感染　最常见的有单纯疱疹病毒、巨细胞病毒、卡氏肺孢子虫、结核杆菌等所致感染，间质性肺炎、弓形体肺炎、霉菌感染等也较多见；④严重免疫缺陷继发各种恶性肿瘤，特别是卡氏肉瘤。

（三）实验室检查

1. 血象

全血细胞减少，T淋巴细胞极度减少，$CD4^+/CD8^+$ T细胞比例倒置，血小板多无变化，但也可明显减少。

2. 血清学检查

血清免疫复合物含量增高，碱性磷酸酶及转氨酶升高，可分离出HIV，抗-HIV抗体阳性。

3. 其他检查

X线、B超、CT、核磁共振、活检等，可助于并发症的诊断。

（四）诊断和治疗

1. 诊断

HIV感染后各阶段临床表现不同，诊断时应根据病人具体情况，并结合流行病学资料及实验室检查结果。

2. 治疗措施

目前尚无特殊的治疗方法，必须采取综合治疗原则，以延长病人生命。用于治疗艾滋病的药物可分为抗HIV药、免疫调节剂、治疗机会性感染和肿瘤的药物四类。

（1）抗病毒治疗　HIV变异性极强，单用一种抗病毒药在很短的时间内即可产生耐药性，故抗病毒治疗必须联合用药。已有近20种药物通过FDA认可并应用于临床。叠氮脱氧胸苷（AZT）是疗效较好并已广泛应用于临床的核苷类逆转录酶抑制剂。作用环节相同的此类其他抗 HIV 药，如双脱氧肌苷、双脱氧胞苷、拉米夫定等，常与 AZT 联合应用，即鸡尾酒疗法。蛋白酶抑制剂也有较好的抗 HIV 作用，常用的有沙奎那韦、利托那韦、英地那韦等。此外，非核苷类逆转录酶抑制剂如地拉韦定、施多宁等及整合酶抑制剂如羟基脲均有一定抗 HIV 作用。

（2）免疫调节措施　免疫调节剂可刺激机体的免疫反应，改善艾滋病病人的免疫异常。可采用白细胞介素－2、干扰素、胸腺肽、转移因子等。也可采用骨髓移植和胸腺移植，输注淋巴细胞等。

（3）机会性感染的治疗　卡氏肺孢子虫性肺炎可用复方新诺明。弓形体病可用乙胺嘧啶、磺胺嘧啶等。真菌感染可用制霉菌素或酮康唑等。巨细胞病毒感染可用阿昔洛韦、阿糖腺苷。隐孢子虫感染可用螺旋霉素治疗。结核杆菌感染可采用链霉素、利福平、异烟肼联合治疗。

（4）卡氏肉瘤　可选用博来霉素、长春新碱、环磷酰胺和干扰素等。

（5）其他　包括输血及营养支持疗法。中医中药对艾滋病的治疗逐渐为人们所认可。人参、当归、灵芝等改善人体免疫功能，某些中药如天花粉蛋白、紫花地丁、甘草素、香菇多糖等对 HIV 有抑制作用。

（五）预防措施

目前，艾滋病还没有疫苗和特殊的治疗方法，其预防就显得非常重要。为了战胜艾滋病，最好是通过有关的法律手段来预防其发展。

1. 控制传染源

应注意隔离艾滋病病人及无症状 HIV 携带者。病人的血、排泄物、分泌物应进行消毒。加强国界检疫。

2. 切断传播途径

(1) 加强宣传，开展艾滋病的防治教育，让群众了解艾滋病的流行、病因、传播途径及预防等相关知识。

(2) 取缔嫖娼卖淫，禁止吸毒及贩卖毒品。

(3) 加强血液制品管理，推广使用一次性注射器。

(4) 女性艾滋病病人应避免怀孕，防止母婴传播，感染HIV的哺乳期妇女采取人工喂养婴儿。

(5) 医疗单位对病人接触过的物品及器械应严格消毒，接触病人的血液、体液时，应戴手套、穿隔离衣。

3. 保护易感人群

大力提倡使用安全套，对吸毒、卖淫、嫖娼人员等高危险人群应定期检测，加强公用医疗器械和公用生活用品的消毒。

艾滋病疫苗为何难以研制成功？引起艾滋病的人类免疫缺陷病毒（HIV）是以RNA为遗传物质的逆转录病毒，进入人体细胞后寄生在细胞核内。在复制繁殖时必须经过的逆转录过程中，碱基的对接可出现很高的误接率，而本身又缺乏校正机制，因而HIV是一种非常善变的病毒。又由于免疫系统对任何一种新抗原产生抗体的周期为2～3周，所以即使人体免疫系统产生的抗体对HIV有效，但不断发生变异的HIV在特异性抗体形成前，已产生了抗原性不同的新病毒。可见，特异性抗体的形成总落后于病毒的变异，不能阻止HIV的繁殖和扩散，造成HIV疫苗研制十分困难。

四、其他常见性病

(一) 尖锐湿疣

尖锐湿疣（acuity condyloma）又称为生殖器疣，是由人类乳头瘤病毒引起的一种性传播疾病，主要表现为生殖器或肛周的表皮瘤样增生。多通过性接触而感染，尤其在性生活混乱的人群中更为多见，仅少数是通过被人乳头状瘤病毒污染的物品间接传染。常局部使用0.5%鬼臼毒素酊（尤脱欣）、10%~25%足叶草酯酊、50%三氯醋酸溶液或氟尿嘧啶软膏外用治疗，同时用聚肌胞注射液阻止病毒复制和用干扰素调节免疫功能。还可采用激光治疗、冷冻治疗、电灼治疗等物理疗法。对单发或巨大尖锐湿疣可用手术治疗。

（二）软下疳

软下疳（soft chancre）是由杜克雷嗜血杆菌经性交传染而引起的一种性传播疾病。临床表现以生殖器多发性疼痛性溃疡，伴腹股沟淋巴结肿大、化脓、溃疡为其特征。本病主要见于热带及亚热带地区，由性交传染，近年我国南方某些地区已有少数病例出现。软下疳是HIV感染的促发因素，10%软下疳病人合并有梅毒螺旋体及生殖器疱疹病毒感染。可选用多种抗生素如阿奇霉素、复方新诺明、红霉素、强力霉素、头孢三嗪等，局部可用皮肤康洗剂或双氧水清洗，外涂3%四环素软膏。

（三）性病性淋巴肉芽肿

性病性淋巴肉芽肿（lymphogranuloma venereum）是由沙眼衣原体L-1、L-2、L-3感染所致的性传播疾病，表现为外生殖器溃疡、腹股沟淋巴结肿大，晚期外生殖器橡皮肿或直肠狭窄等。采用抗生素治疗，如强力霉素、四环素、红霉素、复方新诺明、阿奇霉素等。淋巴结炎未化脓时可做湿敷或超短波，已化脓可用针抽取脓汁，切勿切开，以免形成瘘管。直肠狭窄可外科手术治疗。

（四）生殖器疱疹

生殖器疱疹（genital herpes）是由单纯性疱疹病毒Ⅱ型所引起的性传播疾病。在许多国家，生殖器疱疹的发病率已经接近于淋病，复发率也相当高。更为严重的是这种病可能与宫颈癌的发病有关，而且可通过胎盘及产道感染胎儿及新生儿，导致流产及新生儿死亡。临床特征为外阴部反复出现水疱或糜烂溃疡，有烧灼或疼痛感。以抗病毒治疗为主，阿昔洛韦是最有效的药物，可阻止细胞内疱疹病毒 DNA 的复制。也可用聚肌胞注射液、重组干扰素等。局部用洁尔阴或皮肤康洗液清洗患处，外涂阿昔洛韦霜或酞丁胺软膏等。

当前性传播疾病中出现了一些新情况：①淋病双球菌耐药性的改变，现已发现产青霉素酶的淋球菌、对四环素高度耐药的菌株及耐四环素、红霉素、大观霉素、环丙沙星等多种药物的菌株，给淋病的防治带来很大困难；②非淋菌性尿道炎急剧增加，非淋菌性尿道炎病例数是淋病的 2～3 倍，成为 STD 中的重要疾病；③性病性盆腔炎增加，性病性盆腔炎是女性淋病和非淋病性尿道炎的常见合并症，可引起异位妊娠、不孕等；④生殖器癌的发生可能与生殖器感染单纯疱疹病毒、人类乳头瘤病毒等有关；⑤性病的多重感染和无症状感染，大大增加性病防治的难度；⑥ HIV 与其他性病的合并感染，增加了 STD 的复杂性。

思考题

1. 传染病流行的三个基本环节是什么？主要的传染源包括哪些？主要的传播途径有哪些？

2. 如何对传染病进行诊断？传染病的预防措施有哪些？

3. 常见传染病如病毒性肝炎、结核病、流行性脑脊髓膜炎等各具有什么特点？

4. 常见性传播疾病有哪些？如何预防？

第五章 精神卫生

在人类生活的每个时代，心理与精神问题都始终存在着。但是，没有哪个时代像现代社会那样，存在着那么突出、那么普遍、那么严重的心理与精神问题，而且与生理问题交织在一起，直接影响人们正常而健康的社会生活。在这种背景下，心理健康与精神卫生就成为医学和心理学共同关注的重要课题。

从大学生的情况看，由于激烈的社会竞争和对个人要求的提高，他们承受着越来越重的心理与精神压力，面临着越来越多的心理与精神问题，受到了全社会的高度重视和普遍关注。大学生心理健康和精神卫生教育，是大学生素质教育的重要组成部分，得到国家和社会的大力支持，更受到大学生的普遍欢迎。

社会的发展给人们心理上造成的压力称为社会心理压力。主要来自于：①社会高度发展，需要紧张、迅速和高效率的节奏才能应对，由此而造成的心理压力；②科学技术的高度发展，知识爆炸性剧增，要求知识更新加快，迫使人们不断学习新知识所引起的心理压力；③竞争加剧，争取更高的成就，以求超越、击败对手所产生的心理压力；④人际关系的复杂化，也可增加心理压力。在各种社会紧张刺激和社会心理压力的影响下，就形成了各种各样有害于心身健康的心理和行为。

第一节 概 述

作为与生理卫生相对应、相平行的概念，精神卫生（又称心理卫生）是指维护和促进人类心理健康，预防精神疾病的社会行为过程。随着社会生活的变化，精神和心理健康问题越来越突出，直接影响到人们的生活质量，因而受到人们的普遍关注。WHO 指出："提高人的健康水平不能只限于保存人类机体的生物学要素，还必须提高人们的精神生活质量。"身心协调与全面健康，已经成为人们追求高质量生活的重要内容。因此，讲究精神卫生，提高心理健康水平，逐渐成为现代人的自觉行为，也是当代大学生的基本共识。

一、心理现象

心理现象是客观现实作用于人的大脑而在人脑中的反映。心理现象极其复杂，形式多样，但我们可以从逻辑上将其分为心理活动过程和个性心理特征两个既有区别又不可分割的部分。

1. 心理活动过程

心理活动过程包括认知、情感和意志（即知、情、意）三种基本形式。知、情、意三者既相互区分，又紧密联系，在互相作用、相互促进的过程中构成了人的心理活动。

（1）认知活动　是指主体认识、理解和反映客观事物的心理过程，包括感觉、知觉、表象、注意、思维、想象、记忆、判断、推理等认识形式或心理过程。感觉是客观事物作用于人的感觉器官而在人脑中所产生的对事物个别属性的反映，具有直接性、形象性和片面性，是认知过程的初级阶段。知觉是在感觉的基础上，对客观事物外在特征的整体反映，是多种感觉的复合。

表象是在离开直接感知的事物后，客观事物在人脑中留下的印象。表象也可以成为记忆，是既往事物或经验在大脑中的重现，包括识记、保持、再生三个基本过程。与感觉和知觉相比，表象更具抽象的特点，对事物的认识更为间接。思维是主体以概念的形式对客观事物的内在本质和规律性的反映。由感觉、知觉和表象所获得的材料，经过大脑的分析、比较、综合、抽象和概括而形成概念，在概念基础上进行判断和推理。通过这种抽象思维活动，人们可以揭示出事物的本质、特征和规律。从哲学上讲，感觉、知觉、表象属于感性认识，而思维则属于理性认识。此外，注意也是一种重要的认知活动，是指人们对一定事物的心理指向性，在变动多彩的现代世界，注意力越来越成为人们的一种十分重要的能力，决定着人们对事物的选择与取舍。

(2) 情感　是人对客观事物的主观态度和内心体验，也可以说是人对客观事物的态度和体验的心理过程，如喜、怒、哀、乐、爱、憎等。情感活动可以通过人的面部表情、言语、声调、姿势、动作等表现出来。在心理学中，常常把与身体活动相关的内心体验称为情绪，而把与社会活动相联系的内心体验称为情感。情绪较为简单，情感则较为复杂。情绪和情感常联系在一起难以截然分开。随着人们对心理活动认识和研究的不断深化，人们更加重视情感和情绪在维持心理健康和提高生活质量方面的作用。对此，人们在用“智商”来判定智力的同时，又提出“情商”的概念，来说明情感因素对人们行为和生活的重要影响。人们常常说“心态决定命运”、“性格决定命运”，都表明情感或情绪对人生的影响。

(3) 意志　人们的生活总是有动机有目的的。那种为了达到预期目的而下定决心或者准备克服困难的心理过程，就是人们所说的“意志”。有目的的动作称为行为。意志通常体现在人们的行为过程中，与认知过程和情感体验交织在一起，三者相互作用、相互促进、相互影响，构成了人们复杂的精神、心理活动。认知过程和意志过程中经常伴有一定的情感和情绪，意志过程又总是以一定的认识为前提，而人的情感和意志又可趋动人的认识的发展。

2. 个性心理特征

个性心理特征是规定特定个体个性、并区别于他人的各种心理活动特点，具有一定的稳定性、完整性和独特性，包括能力、气质、性格等。能力是个体借以进行某种活动、完成某项工作、达到某种目标所具备的个性心理特征；气质是在个体的心理活动过程中逐渐形成的动力特征；性格是个体对待现实的稳定态度和习惯化的行为方式。

人格（personality）一般是指一个人的精神活动的稳定、持久的特征，尤其是通过情感和意志行为活动等方面所表现出来的特征。通俗地讲，人格是用来表明每个人在其人生舞台上各自扮演的角色及其有别于他人的精神面貌。常与个性或性格等词混用。人格可在社会活动的人际关系中表现出来，也可在社会生活的实践中塑造和发展。

愉快而平稳的情绪能使人的神经系统处于良好的状态，保持人体各器官系统功能正常；增强人体对疾病的抵抗力和康复力，并有助于协调良好的社会交往，建立和谐的人际关系。而笑是人的最佳情绪的反映。专家认为笑对人体有十大作用：①增加肺活量；②清洁呼吸道；③抒发健康的情绪；④消除神经紧张；⑤使肌肉放松；⑥有助于散发多余的精力；⑦驱散愁闷；⑧减轻各种精神压力；⑨有助于克服羞怯情绪、困惑的感觉及各种烦恼；并有助于增加人与人之间的交际和友谊；⑩使人淡漠往日的不幸，向往美好的未来。

二、健康心理的特征

心理健康与否虽然并无固定的标准，需要就具体情况进行综合判断。美国心理学家马斯洛（Maslow A H）指出，健康心理应具备10个方面的基本特征：

1. 有切合实际的生活目标。
2. 充分的适应能力。
3. 充分了解自己，能够对自己的能力作出适当的评估。
4. 具有从经验中学习的能力。
5. 适度的情绪发泄与控制。
6. 人格的完整与和谐。
7. 与现实环境保持友善接触。
8. 能够保持良好的人际关系。
9. 在不违背集体利益的前提下，能充分发挥自己的个性。
10. 在不违背社会规范的情况下，对个人的基本需要能作适当满足。

三、精神卫生与精神卫生学

“精神卫生”的本义是维护心理健康，通常用来表示三层含义：一是指一门学科，即精神卫生学；二是指一种专业或实践，即精神卫生工作；三是指心理健康状态。

1. 精神卫生学

精神卫生学是卫生学、心理学与精神医学相交叉、相渗透、相融合的一门边缘学科，同其他卫生学的分支学科一样，属于预防医学的范畴。精神卫生学主要研究社会、心理因素对人类精神健康的影响及其规律性，在此基础上探求如何通过改善心理与社会环境去减少或消除不良因素，提高人们的生活质量。随着科学的发展和学科的分化，精神卫生学又派生出许多分支，如根据人的年龄阶段区分出儿童精神卫生学、青少年精神卫生学、更年期精神卫生学等；根据生活场所与社会环境区别出学校精神卫生学、企业精神卫生学、军营精神卫生学、社区精神卫生学、家庭精神卫生学等。在相邻学科中，精神卫生学与精神病学、行为医学、心身医学、医学心理学等密切相关。在实践过程中，行为医学与心身医学主要针对心理障碍和心身疾病患者；精神病学主要针对严重精神障碍患者；精神卫生则针对所有人群、解决心理保健方面的问题，因而对特定社会中人们的心理健康具有十分重要的意义。

2. 精神卫生工作

从狭义上讲，精神卫生工作的目标是预防和矫治各种心理障碍和心理疾病，这主要属于医学公共卫生的领域；从广义上讲，精神卫生工作的目标则是维护和增进心理健康，培养健全人格，提高人们适应社会生活、改造环境的能力，涉及心理学、社会学、教育学、行为科学等更多的学科领域。在我国，精神卫生工作受到越来越多的关注，对于全面建设小康社会、构建和谐社会具有十分重要的价值和意义。

3. 精神卫生的三级预防体系

（1）初级预防　通过向人们提供心理卫生知识，防止和减少心理疾病的发生。

（2）二级预防　尽早发现心理障碍病人并进行心理学和医学的干预，或者设法缩短病人的疗程，降低复发率。

（3）三级预防　防止住院病人的精神异常转为慢性，或者减轻病人致残程度，恢复社会功能。

精神卫生的三级预防产生了三种不同的功能，体现了心理卫生不同的最终目标：初级功能是防治心理疾病；中级功能是完善心理调节；高级功能是健全个体心理和社会心理。

不良情绪如焦虑、紧张、惊恐、愤怒等，可引起人体各系统功能和精神状态发生变化：①循环系统　在焦虑、愤怒和敌意时心率加快，血压升高；恐惧、沮丧、绝望等则导致心率减慢，血压下降，出现面色苍白，甚至眩晕、昏厥。人在受到突然惊吓或在情感交集时，可因突然心跳停止而死亡。②呼吸系统　在焦虑、抑郁时，呼吸加深加快，通气过度，引起头痛、头晕、四肢末梢麻木感及昏厥、抽搐等。③消化系统　焦虑可引起咽喉部的团块异物感；愤怒、敌意时，唾液分泌减少，发生口干、吞咽困难，还可引起胃肠黏膜充血，分泌和运动功能增强，乃至产生疼痛性痉挛；悲伤、失望、沮丧等使胃黏膜苍白，运动减弱，分泌减少，出现食欲不振、恶心、呕吐和便秘，严重的精神刺激可引起胃肠神经官能症。④泌尿及生殖系统　焦虑、挫折可引起膀胱平滑肌收缩，出现尿频；沮丧可松弛膀胱平滑肌，出现尿潴留；恐惧可引起尿失禁。精神因素对生殖系统功能的影响，常是导致阳痿的重要原因。⑤其他　精神因素的刺激可引起手掌、足底、腋下出冷汗，还可增高痛觉的敏感性。

第二节　应　　激

一、应激概念

（一）一般应激

加拿大生理学家和医学家塞里（H. Selye）于1936年首次提出了应激（stress）的概念。20世纪50年代以来，应激受到了医学、心理学、生理学及其他学科的广泛重视，逐渐成为一个重要概念。在塞里看来，应激是许多有害因素相互作用而产生的一种综合征。在塞里之后，经不断的修正、补充和扩大，人们从三个方面对应激进行界定：

1. 应激是有害环境对机体的刺激

应激是机体受所处有害环境的刺激，尤其是心理社会因素的刺激。人们常常根据环境刺激的特性来描述应激。从某个角度看，这种环境带有干扰性和破坏性。

2. 应激是机体对有害刺激的反应

应激是机体对其环境要求的反应。个体在有害的内外环境刺激下，激发出一系列的生理心理反应，这些反应是机体固有的、具有保护性和适应性功能的防御反应。应激的作用是保护机体，维持机体功能的完整性，因而被称为全身适应综合征（general adjustment syndrome，GAS）。

3. 应激是机体与环境之间相互作用的过程

当环境中的刺激物作用于机体时，机体产生出适应或应对刺激的内在要求，如果满足这种要求的能力与要求本身不协调，就会产生应激。因此，应激是环境要求与个体的适应或应对能力不相平衡的结果。对于心理社会性刺激物而言，这种要求只有被人认识到，才能产生出相应的适应和应对的要求。通过个体的认知评价，可推断出要求与能力之间的不平衡，从而产生应激反应；而直接造成机体损害的躯体性或生物学刺激所引起的应激后果，则无须经过个体的认知评价。

（二）心理应激

根据应激是机体和环境之间的相互作用的观点，可以认为：心理应激是个体在生活适应过程中察知的环境要求与自身应对能力不平衡时所表现的心身紧张状态，这种状态倾向于通过非特异的心理和生理反应表现出来。这一定义中的“要求”是应激的刺激因素；“心身紧张状态”是应激的结果或反应；“察知”是强调个体认知因素在应激过程中的作用。心理应激有时也称为心理社会应激，或简称应激，有时也称为心理压力。人们对心理应激的认识需注意以下几个方面：

1. 应激无好坏之分。凡是来自于生理、心理、社会方面的要求，都可引起应激，引起应激的刺激有令人高兴的，也有令人悲伤的。如离婚、高考落榜等，可引起应激反应；而结婚、金榜题名等高兴的事件也可引起应激反应。

2. 引起应激反应的刺激物，有生物性的，也有心理社会性的。比如，患病、夫妻吵架、经济困难、自然灾害等。

3. 应激反应可以是生物性反应，也可以是心理行为的反应。比如，体位性低血压、失眠、住院病人的焦虑、抑郁等。

4. 临床调查表明，社会适应不良和情绪障碍是病人就诊的重要原因。因此，可以把某些疾病如神经官能症、偏头痛、睡眠障碍等，作为心理应激反应来研究。

5. 非健康行为如吸烟、酗酒、药瘾等，常与心理社会因素有关，比如，我国某些经济落后地区吸毒人员多。

6. 应激过程与个体的认知评价有密切关系。应激反应出现与否、反应的强弱等，直接受认知因素的制约。同样的刺激或变化，并不都引起同样的应激反应，只有在个体觉察到或估计到威胁存在的时候，才能出现应激反应。

应激包括两个部分:应激源和应激反应,其基本过程见图 5－1。

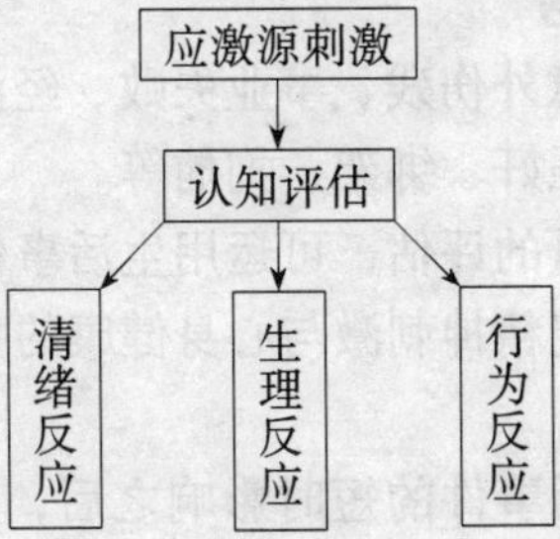

图 5－1　应激的基本过程

二、应激源

应激源（stresser）是指能够引起应激的各种刺激物。引起应激的原因很多，根据当前人类社会生活的实际情况，可将应激源区分为生活事件、日常生活困扰、职业性应激源、环境应激源四类。其中，与人们生活最为密切相关的应激源是应激性生活事件。最近几年，一些突发性灾难性事件对人的心理健康所造成的不利影响已经受到普遍重视，如美国纽约“9·11”事件、中国大连“5·7”空难、2003年的“非典”疫情和目前正在流行的禽流感等等。

（一）生活事件

生活中遭遇的重大事故，可扰乱人们的心理和生理稳态。许多研究资料表明，生活事件可以引起个体的应激反应，并可诱发许多疾病。

1. 恋爱婚姻与家庭内部问题

与婚姻有关的如失恋、夫妻性格不合、两地分居、发现对方有外遇以及配偶患病、死亡等；家庭内部矛盾，包括上下辈矛盾（代沟现象）、子女不听话、就业困难、子女升学就业远离家庭出现空巢现象等；其他如家庭经济问题、家庭成员患病、吸毒、赌博、犯罪等，都可构成精神刺激即应激源。

2. 个人特殊遭遇

如身患重病、意外伤残、事业失败、经济破产、法律纠纷以及被虐待、遗弃、强奸、绑架、拘捕等。

为了便于作定量的评估，可运用生活事件量表研究心理或心身障碍者，从而确定精神刺激与心身健康的关系。

（二）日常困扰

一般在重大生活事件的短时影响之后，还常伴有持续效应，往往可持续数月至数年。因此，除了重大事件外，这种日常轻微而持久的烦恼是否能成为应激源，就成为人们考虑的问题。工作学习负担过重、对工作不适应，新生入校适应不良、孩子升学等，都可构成应激源。此外，邻里关系紧张、家庭经济紧张、自由支配时间太少等，也可成为日常困扰。

（三）职业性应激源

职业人群是现代社会组成中的主要部分，而人们的生活事件与日常困扰多数都是与工作有关的。职业性应激源是指劳动环境中影响劳动者心理、生理稳态的各种因素的总和。分为两大类：

1. 职业内在的应激源

职业本身所固有的应激源即为职业内在的应激源。

（1）劳动条件　指劳动环境中的噪声、照明、振动、气温、湿度及空间对人的心理影响，也包括尘、毒污染的不良环境。

（2）劳动范围　指劳动组织（单位中的部门、科室、车间、工段）及操作机器等熟练的程度。

（3）工作负荷　过负荷有两种形式：一是在短期内完成过量的工作；二是工作要求达到的标准过高，即使时间充裕也很难完成；而工作量过低、没事做也会令人烦恼。

2. 有关政策及其执行情况造成的应激源

（1）组织的结构与气氛　包括员工的参与决策程度、对工作岗位的满意程度、群众的凝聚力等。

（2）职业性人际关系　指工作关系中的上下级、同事之间的关系，是群体心理卫生中的核心问题。这些关系如果处理不得当，可导致应激源出现。

（3）个体在组织中的地位　劳动角色模糊、角色冲突等，都表明个体在组织中的地位不当，都可造成应激反应。

（4）个人职业经历的发展　指与职务提升有关的问题，当提升过快或不足，能力与职务不匹配，就会导致应激。

(四) 环境应激源

凡是自然及社会环境中的重大或突然的变故，使个体的心理、生理稳态受到损害者，都可构成环境应激源。

1. 短期内发生的自然灾难

如地震、洪水、风暴、火灾。

2. 伴有化学物质外溢的事故

如核污染事故、化学物品泄漏等。

3. 背景性应激源

如噪声、空气污染等。而拥挤、交通堵塞等也可引起一时性灾难样效应。对于背景性应激源，人们由于无从躲藏而形成一种恒定的阻抗状态，可引起心理障碍的发生。

4. 重大的社会变革和暴力

如战争、政治动乱、种族歧视等持续过久时，常引起人们的心身障碍。第二次世界大战期间，希特勒的军队长期包围列宁格勒，当地居民的心身健康都不同程度地受到损害。

人格与疾病的关系十分密切，因为人格特征既是许多疾病发生的基础，又是可以改变疾病过程的因素。人格特征给疾病带来的影响和作用，常常比躯体器质性病变更严重而持久。古希腊医圣希波克拉底曾说："了解什么样的人得了病，比了解一个人得了什么病更重要。"根据临床观察，具有相同人格特征的人，易患相同的疾病；而不同性格特征的人，易患不同的疾病。目前国际普遍采用的分类，是根据对人际关系的态度和个性品质，把性格分为 A、B、C、D、E 五种类型。A 型：雄心勃勃，争强好胜，进取心强；易急躁，对周围环境适应性较差，人际关系紧张，其行为常引起人们的注意或议论，又称为行为型。B 型：能力一般，不善交际，但社会适应性好，遇事放得下，想得开，不耿耿于怀，又称为平均型。C型：情绪稳定，感情内向，反应慢，较孤僻，好幻想，常处于被动状态，又称为安定型。D型：情绪稳定，感情外向，活泼开朗，善于交际，周围人际关系好，有组织领导才能，又称为管理型。E型：多具消极情绪，常逃避现实，又称为消极型。

三、应激反应

当个体经认知评价而察觉到应激源的存在时，个体就会产生心理、生理变化。这种变化是应激的表现形式，也是可客观测定的指标。应激反应一般包括三个部分：躯体性、心理性、行为性反应，且三者可同时发生（尤其是在强烈应激源作用下），并相互影响。在实际生活中，应激反应一般都是综合反应。

（一）躯体性应激反应

在应激源作用下，躯体对稳态失衡产生的反应有：心率加快、呼吸加快、出汗、肌肉颤抖等。这些躯体性应激反应都可看作是“搏斗或逃跑”反应的一部分，属交感神经机能的唤起。一旦危险过去，反应就会消失。当应激源长时间存在时，这种躯体性应激反应也只见于长期躯体反应初起之时；而应激源长期作用所引起的躯体反应，就是后来被塞里所称的全身适应综合征。

塞里认为，全身适应综合征包括警戒、阻抗、衰竭三个反应阶段：

1. 警戒阶段

机体在受到伤害性刺激的初期，会产生一系列生理生化变化。首先出现休克时相，有短暂的神经张力降低、肌张力降低、体温下降、血压下降、血糖降低、血容量减少等。随后出现抗休克时相，血压与血糖升高、血容量恢复、肾上腺素分泌增加等。

此期属交感激活“搏斗或逃跑”反应，机体进行体内动员和防御，又称为警戒反应期。

2. 阻抗阶段

当伤害性刺激持续存在时，机体便出现垂体促肾上腺皮质激素和肾上腺皮质激素分泌增加，合成代谢占优势，对各种刺激的抵抗力增强，引起多种器官（胸腺、肝、肾等）的多重反应，如血压升高、血糖升高、肌紧张增强等。在此阶段，除经典的应激激素即肾上腺皮质及髓质分泌的激素增加外，胰岛素、内啡肽、生长抑素等应激激素分泌也增多，还有免疫反应物质及细胞因子的参与。

3. 衰竭阶段

若刺激超强且持续时间过长时，应激反应进入衰竭阶段，出现各种营养不良症状和各种慢性疾病，可严重消耗体内应激资源而导致死亡。

有学者认为，塞里的全身适应综合征理论不够全面，过分地强调了对有害刺激的生理生化反应，而忽视了心理过程的作用。

（二）心理应激反应

心理应激反应可分为两类：一类是积极的心理反应；另一类是消极的心理反应。

1. 积极的心理应激反应

积极的心理应激反应是指适度的大脑皮层唤醒水平和情绪唤起，注意力的集中，积极的思维和动机的调整。这种反应有利于机体对传入信息的正确认知评价、应对策略的抉择和应对能力的发挥。

2. 消极的心理应激反应

消极的心理应激反应是指过度唤醒、过分的情绪唤起或低落，认知能力下降，自我概念不清楚等。此类反应妨碍了个体正确评价现实情景、选择应对策略和政策应对能力的发挥。

负性情绪是消极的心理应激反应的主要表现之一。其中，焦虑和抑郁最常见。焦虑是对应激的预测，抑郁是应激作用后的状态。此外，恐惧、愤怒、敌意、自怜、过度依赖和失助感等情绪反应也较常见。

当应激引起的唤醒超过最适水平时，认知功能也会受到影响，出现注意力分散、思维清晰度降低及正确回忆减弱。“灾难化”是最常见的认知性应激反应，具体表现为：详细描述和过分强调负性事件的潜在后果，结果真的使事情向失败的方面发展。

（三）行为应激反应

当应激引起的唤醒超过最适水平时，躯体协调、行为技能及其他方面都会受到损害。在应激状态下，一个人说话、走路、签字、点烟等动作都会走样，有人为了回避应激源甚至辞去工作，严重者厌世自杀，而争吵是最常见的行为反应之一。因此，言谈举止等行为的改变，可作为躯体性及情绪性应激反应的线索。

（四）综合性应激反应

一般来说，应激反应都是综合反应，主要表现为崩溃和延缓性应激反应。

1. 崩溃

崩溃是一种心身耗竭状态。过度负荷是最常见的原因。过负荷的工作使人感到身心疲惫，出现体力耗竭、情绪耗竭、精神耗竭甚至变态、自暴自弃，有时对人、对己、对周围一切均持消极态度。研究表明，从事“助人职业”者（教师、医生、护士、社会工作者、心理学家、咨询师等），要比其他行业的从业人员更易体验崩溃。

2. 延缓性应激反应

在高度应激状态下不出现反应，而在事后一段时间才体验到的应激反应，称为延缓性应激反应。多见于强烈应激如地震、空难、洪水、火灾等灾难事件之后，所以又称为“创伤后应激障碍”（post – traumatic stress disorder），属于焦虑障碍。

人格特征与多种疾病有关。高血压病患者常具有性格缺陷，表现出压抑、敌意、攻击性、依赖性的矛盾心理，尚有冲动性、强迫性性格倾向，易出现焦虑、抑郁等情绪。癌症患者具有的共同基本性格特征为：习惯于自我克制，情绪压抑，善于忍耐，多思多虑，内向而不稳定等。哮喘患者的性格特征一般为依赖、顺从、胆小、内向，或以自我为中心，好幻想而缺乏自信，难以忍受挫折，不善于表达自己的情感。从对大量溃疡病患者的性格调查分析中发现，溃疡病患者的性格特征的特点为：竞争性强，精神常处于紧张状态；情绪不稳定，易产生焦虑、紧张、激怒情绪；惯于自我克制，虽情绪易激动，但常喜怒不形于色；过分关注自己，以自我为中心，不善交往；被动拘谨，依赖性强。

第三节 心理应对机制

一、需要与动机

除外部环境的刺激外，当个体需要受挫折、动机冲突等内部原因，也可引起精神紧张，导致应激。

（一）需要

需要（need）是个体的心理活动与行为的基本动力。人的需要包括生理性需要和社会性需要两大类：生理性需要是个体对保存和延续自身生命所必须的条件的反映，比如，饥饿是一种不平衡状态，要满足保存自身生命这种生理需要，就得觅食；社会性需要是个体对社会生活所必须的条件的反映，比如，不安全是一种不平衡状态，要满足安全感，就得寻求保护、依赖、秩序、法律等。

马斯洛把人类需要分为五个层次：

1. 生理需要

在一切需要中，生理需要最具优先性，也是其他需要的前提。对于保存生命来说，生理需要的优先顺序依次为空气、水、食物、睡眠等。

2. 安全需要

当生理需要得到满足后，个体接着就会有防御敌人、寻求安全住所、需求健康保障等安全需要，从而消除对生命、健康有害的危险因素，建立对个体和种族有利的环境。

3. 归属需要

个体有相互团聚、合群、有所归属的需要，同时有母爱、性爱和友爱需要。有爱和归属关系的需要，个体的身心才能得到健康发展。

4. 尊重需要

个体有获得名誉地位、获得社会承认和尊重的需要。

5. 实现需要

实现需要是指实现个人理想或自我实现的需要。这种社会性的需要，受社会制度、伦理道德和个人的世界观、价值观等因素的影响。

后四个层次的需要为社会性需要。虽然从生理需要到社会需要有先后顺序，即低级需要获得满足一般是出现高级需要的前提，但也有诸如衣食无着却为理想而献身等例外情况。无论生理性需要或社会性需要都是一种不平衡状态。

（二）动机

动机（motivation）是在需要的刺激下，促使个体去行动的内在动力。动机对人类行为起着激发、调节、维持和终止的重要作用，是行为的直接动因。动机的实现有赖于主观努力的行动，但也受客观条件的制约。

动机主要分为原始性动机和衍生性动机两大类：原始性动机与生理性需要相一致，是具有先天本能特点的动机，如因饥饿引起的觅食动机，因性欲引起的求偶动机，因疲乏引起的睡眠动机，等等；衍生性动机与社会性需要相一致，是具有后天习得特点的动机，如因不安全处境引起的回避动机，因爱和归属需要引起的亲和动机，去寻求关心、友谊、支持、爱情等。

总之，动机是人的一种主观状态和心理倾向，具有以下特点：

1. 内隐性

动机不能直接观察到，而以行为如语言、行动等作为载体表达出来。也就是说，只有通过对外在行为的观察分析来判断人的内在动机。

2. 需要性

动机是在需要的基础上产生的，为满足需要，就产生了动机，并引起相应行为的出现。可见，动机具有明确的需要属性。

3. 条件性

动机是以需要作为基础产生的，但并不是任何需要在任何时候都能形成动机。动机的形成还取决于主、客观条件。只有当需要的主观程度强烈，同时又被个体认为有实现的客观可能性时，动机才得以产生，并付诸行动。

4. 诱发性

动机还可为刺激所诱发。有的刺激诱发人产生接近目标的行为动机，有的刺激则使人产生回避行为的动机。

5. 复杂性

个体的行为往往不是单一的动机所引起的，反之亦然，一种动机也可表现出多种行为。

原发性高血压（高血压病）是指体循环动脉血压高于正常值（140/90mmHg）。多见于为中老年，脑力劳动者发病率高于体力劳动者，而工作繁忙、精神紧张的脑力劳动者发病率更高。多种生物因素与本病有关，如遗传因素、肥胖、过多摄入食盐等；而精神紧张、心情压抑、心理矛盾等心理因素均可导致高血压病。因此，对于高血压病，首先应做好病前预防，特别是40岁以上、长期从事脑力劳动、精神紧张者，应经常测量血压，早发现，早治疗；同时应进行自我调节，讲究心理卫生，避免过度紧张。现代医学研究表明，心理调适和心理治疗对控制高血压病有广阔的前景，自律训练、简易心理疗法、气功、太极拳等，可使病人心情舒畅，肌肉松弛，具有稳定持久的降压作用。

二、冲突与挫折

（一）冲突

冲突（conflict），又称为动机冲突，指个体心理上同时存在两个或两个以上的动机不能同时满足。在个体作出决断之前，动机冲突可造成很大的心理应激。发生冲突时，个体常出现挫折感，并产生情绪反应。情绪反应的性质取决于动机冲突的性质、主客观因素及个人的态度。总的来说，负性情绪较多见，如犹豫、沮丧、痛苦、烦躁、抑郁、焦虑等，但也可能出现积极的情绪状态。

在心理学上常将动机冲突分为四种基本类型：

1. 双趋式冲突

双趋式冲突又称为接近—接近型冲突，是指个体对两个同时出现的动机都有需要、都想接近，但受主观、客观条件制约，只能选择其一、放弃另一种，由此而引起的心理冲突，并伴随相应的情绪状态。即同时出现的这两个动机都具有强烈的吸引力，但鱼与熊掌不能兼得，比如，继续读书深造和从此就业赚钱之间的选择、两个工作单位之间的选择等。

2. 双避式冲突

双避式冲突又称为回避—回避型冲突，是指个体对两种同时存在的构成威胁或危害的情况都想回避的动机，但受主观、客观条件制约，必须选择一种，才能避免另一种，由此而引起的心理冲突，并伴有相应的情绪状态。“前有虎，后有狼”进退两难，但必须选择其一，才能逃脱困境，常伴随痛苦、犹豫等负性情绪。

3. 趋避式冲突

趋避式冲突又称为接近—回避型冲突，是指个体对同一对象或事物产生既想接近、又想回避的两种互相排斥的动机，而只能取其一的心理冲突，并伴随相应的情绪状态。比如，考试时的作弊行为，既可能获得高分数或轻松过关，又可能被抓住受到处罚甚至被开除学籍，常使作弊者陷入矛盾的心理状态。

4. 双重趋避式冲突

双重趋避式冲突又称为双重接近—回避型冲突，是指两个目标均有利有弊，同时产生接近与回避动机。比如，战士上前线立功受奖机会较多，但也有生命危险；在后方难以立功升级，但无生命之忧。

需要不能满足，动机难以决断，是生活中经常遇到的情况。动机冲突与心理矛盾既有积极意义，也有消极不利的影响。经过对冲突的选择，作出正确的决定，解决面临的问题和困难，减轻或消除负性情绪，使事业进步、生活愉快、心理健康，这是积极的作用。而对冲突选择时伴随的负性情绪，如抑郁、焦虑、紧张等，对人的身心健康具有明显的负性作用，不仅有碍问题和困境的解决，而且可引起各种心理障碍，甚至精神失常，也可导致多种躯体疾病的发生。因此，充分了解动机冲突的性质，正确把握心理平衡，学会稳定情绪，妥善处理困境，取得积极的效果，利于保障身心健康和事业成功。

（二）挫折

挫折（frustration）是指个体不能根据自身的经验和条件调节自己的目标和欲求，发生指向既定目标的动机行为受到阻碍，并伴有不悦、烦恼、沮丧、紧张、焦虑等情绪反应。可见，挫折是一种个体内部的刺激。一般来说，挫折应具备三个条件：①具有动机和行为；②存在使动机和行为受挫的主观、客观因素和境遇；③由挫折引起的情绪反应和体验。

1. 引起挫折的原因

在日常生活中，挫折是不可避免的、常见的心理现象，只是程度和持续时间不一。挫折的产生往往与主观、客观因素都有关。客观因素指的是环境因素和社会境遇，如天灾人祸、环境污染、下岗失业、婚姻变故等。主观因素指的是个人自身因素和条件，包括心理和生理两方面。比如，自身动机冲突、动机和行为不当、才智能力欠缺、经验阅历不足、个性情绪不稳定等，属于心理因素；个人容貌、身材高矮、躯体残疾、病痛折磨等，属于生理因素。

在主观、客观因素的基础上，个人对目标的期望值以及对遭遇的主观、客观因素的认识和承受力显得尤其重要。期望值高低与挫折体验的强弱成正相关性，而个人对挫折的认识、感受和承受能力有很大的差异。不同的个体对同样挫折的承受程度是不同的；同一个人在不同时期、不同状态下承受力也不同。这与许多因素有关，包括个体的神经系统功能状态、个性特征、生活经历、处理挫折的经验和能力、受挫折时个人的处境、个人健康状况和心理状况、个人对挫折严重程度的认识和感受等。

2. 挫折反应

挫折反应包括生理和心理的变化。因引起挫折的情境不同，可产生愤怒、惊奇、恐惧、焦虑、抑郁、忧伤等情绪反应。挫折的行为反应初期为抗议、攻击阶段，表现为毁物、争吵、斗殴等行为。也可出现固着行为，即重复那种不能达到目标、不能解决问题的尝试性动作，比如，亲人刚死去时，反复叫喊企图把他唤醒。后期为退行阶段，表现出失望、退缩、幼稚化等行为反应；以后多进入再适应阶段，可出现取代、置换行为，即个体趋向另一个目标，以满足其相同的需要。

一般来说，挫折与外部刺激有密切关系，外部刺激通过挫折起作用而引起应激，即需要受挫与生活事件是一个问题的两面。但也有无任何直接环境刺激因素，仍然出现精神紧张的情况，如杞人忧天，预期不幸，就是典型的例子。

如何对冠心病患者进行心理调适？为了预防冠心病的发作，患者除了少食含动物脂肪的食物、严禁吸烟、加强锻炼外，还应尽量创建稳定、和谐、舒畅的工作、生活环境，安排好休息和娱乐，减少精神紧张，消除疲劳。同时医护人员应耐心地对患者讲解有关冠心病的知识，强调性格、行为和情绪与冠心病的关系，正确对待疾病，消除恐惧忧虑情绪。一般认为，冠心病患者要经常保持心情愉快和平静，避免和清除诱因，忌暴怒、惊恐、悲哀、紧张、暴喜过度等。精神紧张和不良情绪可引起神经、血管、内分泌等方面的变化，使交感神经兴奋，心率加快，血管收缩，心肌缺血缺氧，从而诱发心绞痛。

三、应激的应对

应激的心理应对机制即心理防御机制，是个体为了摆脱心理紧张状态的心理适应机制。个体通过调节自身的价值系统，改变自己对挫折的认知和情绪反应，以减少精神痛苦，求得内心的平衡和维护自尊心。心理应对机制不包括处理具体现实问题的思维与行为过程。

(一) 心理应对机制

1. 否认

否认是指有意不去注意所受的挫折。比如，假定所发生的事情与自己无关；否认事情已发生，宁信其无，不信其有；对有关想法和情绪强行抑制；或借故远离现场，眼不见为净；闭门谢客、借酒消愁以避免引起自己去注意导致挫折的事件等等。否认这种心理应对机制可以保持暂时的心理平衡，减少一时痛苦，但最终必须承认。

2. 投射

投射是指当欲望和要求得不到满足时，将自己遭受的困境、挫折以及造成的错误和失败完全归咎于别人和/或外界原因的一种心理现象。比如，把考试落榜归因于题目太难、老师未讲等。在一定程度上，投射可缓解心理上的负荷和不安，但不能解决根本问题。

3. 曲解

把客观事实曲解为符合自己内心需要，从而得到心理上的满足。比如，将别人对自己的讽刺和轻视看作是对自己的重视和关照。

4. 合理化

合理化是指当遭受挫折、达不到目标时，则以某种理由加以解释，以宽慰自己、减少内疚和痛苦的一种心理应对机制。比如，在喜新厌旧、另觅新欢时，常以性格不合为由向配偶提出离婚，使自己的目的合理化。“酸葡萄心理”也是一种合理化机制的具体表现。

5. 反向

外表言行与内心活动相反，以避免暴露真相的难堪局面，这种心理防御机制即为反向。比如，吝啬的人有时故作慷慨大方的姿态。

6. 退行

当遇到挫折、困难和病痛时，心理活动退行到儿童的方式来加以应对。目的在于争取别人的同情和照顾，以减轻心理负荷和痛苦。

7. 转移

转移是指受挫折之后另找精神寄托的一种心理现象。比如，参加社会慈善事业、宗教活动、文体活动，寄情于饲养动物，移情于悲剧文艺作品，沉湎于幻想之中等等。

8. 内射

内射是与投射相反的一种心理应对机制，把遭受困境、挫折及错误和失败的原因完全归咎于自己。比如，把意外受伤致残认为是“前世造孽，今世报应”，是“老天”对自己的惩罚，以使自己“心安理得”。

9. 压抑

将不能接受的欲念、心理冲突和痛苦加以压抑，以保持情绪的平稳和行为的得体。压抑被认为是一种成熟的心理应对机制。

10. 升华

将不能实现和接受的欲念或痛苦的体验，升华为积极的、能被接受和认可的行为表现。升华也是一种成熟的、积极的心理应对机制。

此外，还有象征、幻想、幽默等其他的心理应对机制。

有学者把心理应对机制分为三类：自我逃避机制（如否认、退行等）、自我防御机制（如合理化等）和攻击机制（如投射、反向等）。

(二) 心理应对

为了摆脱心理紧张，达到心理平衡，个体总在不断运用某种或多种应对机制，逐渐建立起应对应激的技巧。怎样帮助个体有效地运用合适的、效果较好的应付方式以适应挫折，是心理卫生工作者的任务。

结合我国的文化传统、道德观念、社会风尚，国内学者提出了以下心理应激应对原则：

(1) 树立应激的社会观念 应激是不可避免的，应采取积极地适应与干预的态度，去处理应激源。

(2) 主动参与社会锻炼 参与社会实践锻炼，可提高自身对应激的反应阈值水平。久经锻炼的人遇事临危不惧，常能急中生智；而极少参与社会实践锻炼的人，遇事则惊慌失措，慌中出乱或呆若木鸡。

(3) 建立正确的价值观 主观上对应激源的认知评价是应激系统中很重要的一个调节因素。不同的价值观就有不同的评价，并会引起不同的反应。因此，正确的价值观有利于应激的心理应对。

(4) 提倡顾全大局 遇事要从大处着想，明辨是非。比如，在处理人际关系时，提倡严于律己，宽以待人，相互理解，往往是防止矛盾激化的有效措施。

(5) 着重自我调节 劳逸结合，有张有弛，利于缓冲应激环境，并可提高工作效率。

(6) 充分发挥家庭社会支持系统的调节作用 家庭、社会支持系统对个人的应激反应能够起到缓冲作用，减少躯体与精神上的应激反应，减少或避免疾病的发生。

(7) 求助于医务人员 在应激反应过程中，自我调节不能满意时，出现一些不能解决的心理问题或疾病先兆甚至疾病，应立即求医，进行心理咨询、心理治疗或药物治疗。

心理因素与癌症的发生有何关系？现代癌症病因学研究认为，人类遗传基因程序错误和免疫功能削弱是癌症发生的重要病机。大多数癌症患者在发病前都有过生活或工作过度紧张、人际关系不协调或重大生活事件打击等不幸遭遇的历史。这些精神情志因素可扰乱人体的生理功能和代谢过程，尤其是削弱了免疫系统的功能，降低了免疫系统对癌细胞的监视功能，导致癌症的产生。对癌症患者的心理调适，首先要帮助患者战胜消极悲观情绪，建立起战胜疾病的信心，强化生存意识，以积极乐观的情绪配合治疗。同时帮助患者树立以下信念：①相信癌症是一种可以攻克的疾病；②相信体内的免疫系统是癌细胞的“克星”，能将其杀灭；③深信抗癌治疗的巨大作用。

第四节　应激相关疾病

应激相关疾病与应激关系的大小，在各种疾病中是不一致的，且应激往往并不是唯一的影响因素，而个性、遗传、代谢等因素，对疾病发生、发展也有不同程度的作用。与心理应激密切相关的疾病分为：①反应性精神障碍；②身心反应；③心身疾病；④神经症；⑤社会适应不良行为及适应性障碍；⑥人格发展异常及人格障碍；⑦功能性精神病。本节仅讨论身心反应和心身疾病。

一、身心反应

由躯体疾病引起的心理变化称为身心反应。躯体疾病可引起不同严重程度的心理或精神障碍，除未达到有关疾病诊断标准的一般心理反应外，还有神经症综合征、精神病综合征、遗忘综合征、人格改变、痴呆、意识障碍等。其中，一般心理反应和神经症综合征常见。

（一）疾病过程中的应激源

从患病到康复，病人除遭遇疾病所致的躯体痛苦折磨外，还增加了许多造成紧张的因素：

1. 选择是否治疗，选择治疗者，就医地点决定的冲突，效果不佳时是否更换医生等等。

2. 医患关系的处理。

3. 疾病诊断不明，担心预后严重。或在分娩与手术前顾虑重重，怕发生意外情况。

4. 疾病本身严重，如患了癌症或重要器官受损，可能截肢、失明、失聪、毁容、生殖和性功能丧失等。

5. 鼻饲、导尿、吸氧、输液、支架牵引、石膏固定等医疗行为的影响，使病人行动和生活极为不便，且造成额外的痛苦。

6. 药物反应、并发症、病情恶化，或终身维持治疗、器官移植等。

7. 经济收入减少且开支增加，疾病影响升学，有碍个人前途发展。

8. 没有家属、朋友、同事前来探望，感到冷落孤独，担心恋爱对象变心或夫妻感情变化。

9. 不习惯医院环境，不适应医疗监护和在公共场合下生活，不习惯让别人料理生活，感到丧失自主权。

10. 长期患病住院或病休者，感到难于再适应以后的生活和工作。

（二）疾病引起的一般心理反应

在疾病过程中出现的一般心理反应，以情绪变化多见。如果这些心理反应达到了一定的严重程度，且持续一个月以上，即可诊断为神经症综合征。

1. 依赖性、被动性增加，行为幼稚化，要求别人关心自己。

2. 主观感觉异常，对体内脏器活动的信息特别敏感，常有不适感。

3. 易激惹，情绪易波动，易发怒，易伤感，常因小事发脾气，事后又易后悔。

4. 出现焦虑、恐惧和抑郁情绪。

5. 害怕孤独，希望有人陪伴。

6. 猜疑心加重，担心是否有严重病情被医生或家人隐瞒；或否认自己身患重病，不接受医生的诊断和治疗。

7. 自卑感加重，特别是慢性病、致残病、传染病、性病病人。

支气管哮喘是一种常见的发作性呼吸道过敏性疾病。主要表现为反复发作、带有哮鸣音的呼气性呼吸困难。半数患者可找到哮喘发作的心理因素，如工作挫折、家庭纠纷、人际关系紧张等。对哮喘患者进行心理调适，首先应让患者了解哮喘的发作与情绪有很大关系，使患者正确认识，主动消除或克服产生不良心理的各种因素。对哮喘患者常用的心理调适方法有：①放松训练　可改善呼吸系统功能，防治哮喘发作。具体做法为：选择安静环境，采用立位或坐位，闭目片刻后，以脚、腿、腹部、胸部、面部的顺序放松全身肌肉。期间用鼻呼吸，吸气时默念“一”，呼气时默念“二”。每天 1~2 次。②脱敏咨询　深入了解引起哮喘发作的各种社会心理因素，然后进行系统脱敏。如因烟雾诱发哮喘，那么在出现烟雾时给予能引起愉快的刺激，日久可抑制哮喘发作。此外，当患者哮喘发作时，亲人应有意回避，不要给予过多的怜悯，更不能当着患者诉说病情的严重性，使哮喘症状得不到强化而逐渐减轻，甚至消失。

二、心身疾病

心身疾病是一组具有确定的病理生理过程或器质性病理改变，社会心理因素在其发生、发展、预防和治疗中有着相对重要作用的躯体疾病。心身疾病可见于机体各器官系统。

（一）心身疾病分类

按是否有器质性病理变化，可将心身疾病分为心身症和心身病两大类。

1. 心身症

心身症（psychosomatic disorder）即心理生理障碍，是由心理应激引起的躯体功能性改变，有肯定的病理生理过程，但无病理解剖学变化，也无明显的情绪和行为变化，且不符合心身病和神经症诊断标准的一组躯体症状。如神经性厌食症、神经性贪食症、神经性呕吐、失眠症、嗜睡症、各种性功能障碍、偏头痛、冠状动脉痉挛、皮肤瘙痒症等。当致病因素持续存在时，心身症可转变为心身病。比如，持续的冠状动脉痉挛可致心肌梗死。

2. 心身病

心身病（psychosomatic illness）是指具有确定的病理解剖学变化的心身疾病。躯体各系统都可出现心身疾病，涉及各个临床学科，因此，心身疾病包括的范围很广。心身疾病分类方法及各类主要疾病见表5-1。

表5-1　心身疾病分类方法及各类主要疾病

分　类	各类主要疾病名称
循环系统	原发性高血压、冠心病、冠状动脉痉挛、神经性心绞痛、阵发性心动过速、心脏神经症、血管神经症、功能性早搏、雷诺病、β-受体高敏症等
神经系统	偏头痛、肌紧张性头痛、自主神经功能紊乱、心因性知觉障碍、心因性运动障碍、慢性疲劳症、面肌痉挛、神经症等

续表

分　类	各类主要疾病名称
呼吸系统	支气管哮喘、过度换气综合征、神经性咳嗽、心因性呼吸困难、喉头痉挛等
消化系统	消化性溃疡、溃疡性结肠炎、部分慢性胃炎、过敏性结肠炎、食管痉挛、幽门痉挛、反胃症、反酸症、胆道功能障碍、神经性厌食、神经性嗳气、神经性呕吐、异食癖、心因性多食症、习惯性便秘、直肠刺激综合征、腹部饱胀感等
内分泌系统	肥胖症、糖尿病、神经性低血糖、心因性尿崩症、心因性烦渴、甲亢等
泌尿生殖系统	夜尿症、过敏性膀胱炎、原发性性功能障碍（阳痿、早泻）等
骨骼系统	慢性风湿性关节炎、全身肌痛症、书写痉挛、痉挛性斜颈、局限性肌痉挛等
皮　肤	神经性皮炎、原发性皮肤瘙痒症、银屑病、斑秃、多汗症、慢性荨麻疹、过敏性皮炎、慢性湿疹等
耳鼻咽喉	眩晕综合征、嗅觉异常、过敏性鼻炎、咽喉异感症、神经性耳聋、晕动症、癔病性失音等
眼	原发性青光眼、飞蚊症、眼部异感症、癔病性视力障碍、心因性溢泪、眼肌疲劳、眼睑痉挛、眼睑下垂等
口　腔	特发性舌痛症、口臭、口腔黏膜溃疡、部分口腔炎、心因性牙痛、唾液分泌异常、口腔异物感、原发性颞颌关节痉挛、心因性三叉神经痛等
儿科疾病	哮喘、复发性脐疝、心因性拒食、神经性腹痛、遗尿症、神经性尿频、心因性发热、夜惊症、口吃、睡眠障碍、心因性咳嗽等
外科疾病	外伤性神经症、手术后神经症、器官移植综合征、整形术后综合征等
妇产科疾病	痛经、原发性闭经、假孕、月经失调、功能性子宫出血、经前紧张症、更年期综合征、心因性不孕症、原发性外阴瘙痒症、孕妇焦虑症、产妇疼痛症、泌乳障碍等

续表

分 类	各类主要疾病名称
老年疾病	老年冠心病、老年原发性高血压、老年心律失常、老年脑血管疾病（暂时性脑局部缺血发作、原发性脑溢血、脑栓塞等）、老年性甲亢、老年糖尿病、吸收不良综合征、老年尿失禁、老年性皮肤瘙痒、老年神经症、老年肥胖症等

（二）心理社会因素与心身疾病

较为常见的、且是公认的与心理社会因素有关的心身疾病，有冠心病、高血压病、消化性溃疡、溃疡性结肠炎、支气管哮喘、神经性厌食、肥胖症、糖尿病等。下面以冠心病为例，简要介绍心理社会因素在心身疾病发生、发展过程中的作用。

心血管疾病是许多国家的“头号杀手”，而冠心病是最为常见的严重危害人类健康和生命的心血管疾病，发病率呈逐年上升趋势。引起心血管疾病的病因是异源性，冠心病发生的危险因素有如下六个方面：①饮食因素，如高脂肪、高胆固醇、高热卡饮食等；②血液化学变化，如高甘油三酯、高胆固醇、高血糖、高尿酸血症等；③器官功能疾患，如高血压病、糖尿病、甲状腺功能低下、痛风病等；④不良生活方式，如吸烟、多食、活动过少等；⑤心理社会因素，如生活事件、A 型行为等；⑥家族史。其中①④⑤项与心理社会因素密切相关，②③项也与心理社会因素有关。可见，心理社会因素在冠心病的发生、发展过程中极其重要。

A 型行为是一种复杂的临床现象，常表现出争强好胜、雄心勃勃、急躁易怒、行动匆忙等性格特征。而以安于现状、忍耐性强、做事不慌不忙、悠闲自在为特征的行为类型称为 B 型行为。A 型行为者冠心病的发病率远远高于 B 型行为者，被认为是与高胆固醇、吸烟和高血压并列的四个冠心病危险因子之一。

经研究发现，除 A 型行为外，与冠心病的发生、发展有关的心理社会因素还包括：愤怒与敌意，心理应激，职业紧张，心力交瘁，社会孤独和缺乏社会支持，抑郁与焦虑等等。比如临床上，应激或情绪激动诱发心绞痛和心肌梗死是十分常见的。至少有五分之一的心绞痛是以情绪激动为诱因的；三分之一的心肌梗死与急性应激有关；三分之一的心肌梗死与慢性应激有关。因为在应激状态下，心率增快，血压升高，心肌耗氧量增加，冠状动脉痉挛，导致心肌缺血缺氧，即可诱发心绞痛或心肌梗死。

因此，在心身疾病的诊疗过程中，必须综合考虑心理行为、社会、生物三个方面的因素。在进行生物学治疗的同时，需配合心理治疗，方能取得较好的疗效。

（三）心身疾病的预防、诊断和治疗原则

1. 预防

心身疾病是多种心理、社会和生物因素相互作用的结果，必须从多个方面、多个层次预防心身疾病。按照“生物—心理—社会”医学模式的指导思想，个体即使没有疾病或虚弱，也需要保持生理、心理和社会适应的健全状态。从个人角度看，应着重培养健全的人格，锻炼应对能力，建立良好的人际关系，储备社会支持力量。从社会角度看，还要考虑到不同群体的心理卫生工作，在预防时要充分考虑到各种因素。

具体地讲，合理运用应激应对训练、行为自我监测和自我控制、放松训练、认知疗法等，可促使人们遵从医生的劝告，改变不良的生活方式、习惯和行为，建立健康生活方式，减轻心理应激，使预防措施得以实施。比如，近年来，美国心血管疾病的发病率下降与美国人生活习惯和生活方式的改变密切相关。至于社会因素的影响，往往更为复杂，常涉及政策、经济、社会心理方面的问题和相应的措施。

2. 诊断

心身疾病的诊断包括躯体诊断和心理诊断两方面。在躯体检查时，某些病人可能有许多躯体症状，而没有相应的器官组织损害。这些躯体症状可能是病人心理问题的躯体化表现或是急性心理应激反应。医生应经常想到这些可能性，避免开过多的躯体方面的检查项目，以免加重病人的经济负担或使病人误以为自己得了疑难病症。

3. 治疗

在全面、正确诊断前提下，对心身疾病的治疗，首先采用有效的药物治疗，以消除或缓解躯体症状，促进康复，如对消化性溃疡的制酸，高血压病的降压等等。同时，还要在心理和社会水平上进行干预或治疗，在心理社会水平上的干预和治疗主要紧扣心身疾病的发病环节去采取措施，努力帮助病人消除致病的心理社会因素。

糖尿病是一种常见的内分泌—代谢障碍性疾病。主要由于胰岛素绝对或相对分泌不足，引起糖、蛋白质、脂肪等代谢紊乱，表现为多食、多饮、多尿、烦渴、消瘦、疲乏无力等。糖尿病属于多因性疾病，除遗传、肥胖、感染、胰腺功能失调等生物性因素外，心理因素与其发生、发展有一定关系。由于糖尿病的发病原因复杂，病情变化多端，病程持久，且有较多并发症，故糖尿病的治疗是一个长期复杂的过程，除必要的药物和饮食治疗外，还必须进行适当的心理调适。因常担心可能出现的比糖尿病本身更为严重的并发症，使得糖尿病患者充满焦虑、恐惧、沮丧等消极情绪，这种消极情绪状态又往往成为病情反复和持续恶化的根源。因此，首先应帮助患者消除因疾病造成的消极情绪反应，增强战胜疾病的信心；其次，要通过疾病介绍和心理疏导，增进患者对糖尿病基本知识的了解，帮助患者建立起与医生密切配合和遵从医嘱的良好行为，确立持久战的心理态势，提高患者对糖尿病的复杂治疗措施的认识和技能的掌握，做到有规律地服药，饮食科学化，合理安排日常生活和体力活动。

第五节 个体心理卫生与群体心理卫生

按心理卫生工作的方向，可将心理卫生分为纵向分期的个体心理卫生和横向分组的群体心理卫生。

一、个体心理卫生

众所周知，人的发展包括生理发展（生长发育、成熟、衰老、死亡）和相应的心理发展。只有掌握了不同年龄阶段个体的心身发展规律及特征，才能顺利开展个体心理卫生工作。哈维格斯特(R.J.Havighurst)把人生各时期应该获得的知识技能和态度，归纳为心理健康发展课题。

1.幼儿期

学习大小便方法；学习吃饭、走路、说话；获得生理上的安定；感知脾气好坏，学习控制自己的脾气；形成有关社会与事物的简单概念；与他人建立感情。

2.儿童期

学习一般性游戏中必要的动作技能；培养对于自己身体的健康的态度；和同伴建立良好关系；学习男孩或女孩角色；发展读写算的基础能力；发展日常生活必要的概念；发展道德与价值判断标准；发展人格的独立性；发展对社会单位或团体的态度。

3.青年期

学习与同年龄男女的新的交际；学习男性与女性的社会角色；认识自己的生理结构，有效地保护自己的机体；从父母和其他成人那里独立地体验情绪；有信心实现经济独立；准备选择职业；做结婚与组织家庭的准备；发展作为一个公民的必要的知识与态度；追求并实现有社会性质的行为；学习作为行动指南的价值与理论体系。

4. 壮年初期

选择配偶并学会与配偶一起生活；生儿育女；管理家庭；就业；担负起公民的责任；寻找适合的社会团体。

5. 中年期

承担起作为公民的社会责任；建立并维持一定的经济生活水平；帮助孩子成人；充实成人的业余生活；接受并适应中年期生理方面的变化；照顾年老的双亲。

6. 老年期

适应体力与健康的衰退；适应退休与收入的减少；适应配偶的死亡；与年龄相当的人建立快乐而亲密的关系；承担公民的社会义务；降低对于物质生活满足的要求。

人的一生即是完成发展课题的过程，课题完成得好坏与否，将直接影响心理健康。

二、群体心理卫生

群体是指具有相同的社会文化、心理因素的个体,以特定的方式组合在一起进行活动,并相互影响、相互制约的共同体,如家庭、学校、工作单位等。同一个体可同时担任不同群体的角色,个体与群体是相互影响的。对群体心理卫生进行研究,有助于促进个体和群体之间在心理上和谐平衡,也有利于个体和群体的健康发展。

(一) 家庭心理卫生

家庭是社会群体的基本单位，具有组织生活、生儿育女等重要职能。家庭中的夫妻关系、亲子关系等的好坏，直接影响着每个家庭成员的心身健康。

1. 夫妻关系

夫妻是家庭中最基本的成员，家庭心理卫生的首要条件是有心理健康的夫妻。夫妻双方应肩负起对配偶、子女、双方父母以及社会的法律责任和道德义务；要有尊重人、爱护人、照顾人、把自己的幸福与配偶、子女和家庭的幸福凝聚在一起的责任。

2. 亲子关系

亲子关系的好坏是影响家庭心理卫生的又一重要因素，尤其应注意父母对子女的教育。从心理卫生的角度来说，父母对子女的教育应注意以下几点：

（1）改变传统的家长式教育，采取民主平等的态度，做孩子的良师益友。

（2）理解子女的需要和追求，以示范、诱导、商量而不总是强行规定的方法，培养孩子正确的需要观。

（3）尊重孩子的独立意向与创造精神，使子女成为能独立适应社会的有用人才。

（4）培养孩子坚强乐观的性格，增强孩子面对困难和挫折的心理承受能力。

（二）职业心理卫生

除睡眠时间外，人一生中的大部分时间是在工作单位度过的。因而，人们一般把职业性质和职业环境看作是社会生活和社会环境中最主要的组成部分。对职业心理卫生进行研究，有利于维护和促进职工的心身健康，同时也有助于提高工作效率。

1. 职业性质与心理卫生

（1）职业满意度　职业心理卫生的一个重要原则是人尽其才。把工作分配给合适的人，可提高工作效率，同时也能使工作者心情舒畅。研究表明，职工从工作中获得愉快的重要条件，一是工作性质适合职工的个性和能力；二是劳动成果得到相应的尊重和报酬；三是对社会和他人有贡献，有助于自我发展。

（2）劳动性质　劳动强度的大小、劳动时间的长短以及是否规律、脑力劳动与体力劳动的比例等，都将影响到职工的心身健康。强度过大、时间过长的劳动，可使劳动者的体力消耗，引起疲劳，还可导致劳动者大脑皮层的兴奋性降低，注意力减退，易发生事故。简单重复的操作，常使劳动者的工作兴趣下降，易致注意力不集中，同样可引起抑制和疲劳。变动频繁、无章可循、劳动时间不断变化（如三班倒）的工作，容易引起睡眠障碍、食欲不振和精神紧张。从事紧张、危险工作的劳动者，可因注意力持续地高度集中和精神紧张而影响心身健康。在与外界隔离的环境中工作的劳动者，因缺少社会交流，可产生孤独感，并易于疲劳。

2. 工作环境与心理卫生

工作环境中存在着复杂的环境因素，包括物理因素、化学因素、生物学因素等。难以直接被人感知的有害环境因素，如辐射、有害化学物质、细菌等，可直接损害机体，且可构成潜在的心理威胁；易被人感知的环境因素，如温度、湿度、粉尘、照明、颜色、噪声、拥挤等，可直接影响个体的心身健康。

另外，职工在工作中所发生的人际关系，如上下级关系、同事关系等，也是影响职工心身健康的重要因素。协调好各种人际关系，能使职工在工作中保持心情愉快。这样不仅有利于充分发挥职工个人的工作积极性，还有利于发挥整个工作群体的作用。

来自不同文化背景的学者对精神卫生进行了不同的定义，但主要涉及主观健康、自主性、感应性、代间依赖性以及个人智力和感情潜能的自我实现等方面。而普遍认同的精神卫生的基本条件是指没有精神疾病。令人遗憾的是，在世界的大多数地方，精神健康和精神疾病并没有得到与躯体疾病同样的重视，甚至被轻视或忽视了，目前大约有0.5亿人患有精神或行为障碍，其中仅有很少数人得到基本的治疗。据估计，精神和行为障碍在全球疾病负担中占12%，而大部分国家的精神卫生预算在其整个卫生经费中所占比例不足1%。

40%以上的国家没有制定精神卫生政策，超过30%的国家没有制定精神卫生规划，而没有制定包括儿童和青少年在内的精神卫生政策的国家达90%。

第六节 心理咨询与心理治疗

一、概念

心理咨询（mental consulting）是指运用心理学方法，通过交谈达到心理沟通的一种心理帮助过程。心理治疗（psychotherapy）是指运用心理学方法，来缓解心理痛苦和重建健全人格系统的一类方法。

从定义可以看出，心理咨询和心理治疗并无本质的区别，实际上，它们来源于共同的理论基础，并且都以语言为主要工具。但心理咨询与心理治疗的侧重点有所不同，具体表现在以下几个方面：

1. 工作目标

心理咨询的目标主要在于促进人格成长，强调发展模式，为正常发展消除障碍，帮助来访者实现最好的潜力。因此，心理咨询侧重于预防，在“危机”出现前就进行干预。心理治疗的目标主要是缓解心理症状，弥补心理创伤，清除影响人格发展之障碍。因此，心理治疗侧重于治疗。

2. 对象和情境

心理咨询的对象侧重于正常人，称咨询对象为来访者，主要涉及日常生活问题，可在机关、学校、工厂等场景中开展工作。心理治疗的对象是有心理症状的病人，需在特殊的临床和医疗环境中开展工作，不是一般意义的心理保健。

3. 工作方式

心理咨询者的工作方式是不同于心理医生的。在心理咨询过程中，心理咨询者不仅要提出建议和劝告，更要与来访者平等地讨论与研讨问题，还要采用各种方式介入到来访者的生活环境之中，与来访者的家庭、亲友取得联系，应用更多的日常生活设施(如电话咨询)，设计和组织学习班和各种团体活动。心理治疗的方式则更多的是个别会谈，往往还会运用某些特殊的治疗仪器，如生物反馈治疗仪等。

4. 解决问题的性质

心理咨询具有现实指向的性质，主要涉及个体认识方面的问题，如职业选择、教育培养、生活和工作指导、学习辅导等。心理咨询多采取认知和论理的途径，把来访者引导到现实世界。心理治疗常涉及个体的精神、感情、人格、意志等方面的问题，与复杂的心理疾患打交道。

心理咨询与心理治疗虽有一定区别，但两者又很难截然分开。对来访者中的病人，心理咨询的过程中往往穿插心理治疗，或在心理治疗结束后继以心理咨询，二者是紧密联系的。

二、目标

不管每种心理咨询和心理治疗的理论来源有何不同，也不管咨询和治疗过程中采用了哪种方法和技巧，然而，咨询与治疗具有共同的最终目标。

1. 消除症状

心理咨询与心理治疗的首要目标，是消除造成来访者或病人心理痛苦的精神症状或躯体不适，帮助其解决引起心理冲突的问题。如采用行为疗法可帮助患者消除恐惧症状。

2. 提供支持

帮助来访者或病人提高对急性、慢性应激的耐受性，降低易感性，增加应对应激和适应环境的能力，如采用危机干预方法，可增加病人对应激的应对能力和对危机情况的适应能力。

3. 重建人格系统

帮助来访者或病人理解自己、分析情绪冲突，获得内省、理解意识和潜意识的内容，帮助来访者或病人重新找到人生的意义和价值。内省性心理治疗（如认知疗法、精神分析等）强调重建人格系统，认为只有重建人格系统，才能从根本上改变来访者的行为方式。

三、程序

1. 收集资料

详细了解来访者或病人的现在史、过去史、个人史、工作生活情况、家庭文化背景等，尤其是个性特征、出现问题的原因、来访者自己对问题的看法。

在此阶段，医生应以倾听为主。不仅要听取来访者言语的内容，还要善于从其言语的组织结构、声调、语气以及讲话时的表情和姿势中发现问题，并引导来访者尽可能地讲出所有的情况。此外，医生应给来访者反馈有关信息，如告知心理医生对病人或来访者的情况负有保密义务，并使其了解即将采取的咨询或治疗的性质、时间、费用等。

2. 分析诊断

在充分了解、收集各种资料后，与来访者共同找出关键的问题，或将众多的问题分门别类进行整理，找出主要的或共同的内容，按照问题的性质和来访者的特点向来访者加以解释，并予安慰，同时拟定咨询或治疗方案。

3. 咨询治疗

根据不同的问题或症状，参照来访者的年龄、职业、文化水平、价值观和个性特征，采用不同的治疗或干预措施。在整个过程中，应注意充分调动来访者自己的内在力量或主观能动性，使其配合医生、承担起治疗的任务。

4. 评估结束

结束前应注意逐步消除来访者对医生的情感依赖。结束时应正确评估咨询或治疗的效果，并将之反馈给来访者。同时告诉来访者保持疗效和预防复发的技巧。为了追踪观察和巩固疗效，可要求来访者在脱离咨询或治疗一定时间后，向医生汇报有关情况。

四、心理治疗的基本原则

1. 帮助病人自立原则

心理治疗医生要明确工作的目的是促进病人的心理成长，而不是使病人在生活中对医生产生心理依赖，要避免扮演病人的人生指导教师的角色。

2. 保密原则

心理治疗往往涉及病人的隐私，必须坚持保密原则。医生不得将病人的个人信息公布于众，因学术交流不得不详细介绍病人资料时，也应该隐去其真实姓名。

3. 客观中立原则

心理治疗医生在治疗过程中必须保持客观中立的态度，尽量不要将主观或人为的因素掺杂其中。

4. 诚信尊重原则

心理治疗医生应尊重每一位病人作为人的权利和尊严，以诚实和真诚的态度帮助病人。

5. 时间限定原则

在治疗过程中，心理治疗医生应注意遵守治疗时间的规定，通常个体治疗每次的会谈时间为 45 ~ 50 分钟。无特殊情况不宜随意延长和更改会谈时间和已约定的会谈时间。

6. 关系限定原则

心理治疗医生在进行心理治疗工作中，应按照专业的道德规范与病人建立良好的医患关系。不得利用病人对自己的信任或依赖谋取私利，不得与病人发展专业工作以外的社会关系。

五、常用心理疗法简介

1. 精神分析疗法

精神分析疗法（psychoanalytic therapy）基于弗洛伊德的心理动力学理论，认为心理疾病来源于幼年或人生早期的精神创伤。运用精神分析技术，如分析阻抗、移情、反移情、释梦等，理解和调整病人潜意识的心理冲突、不成熟防御方式，以缓解症状，促进病人人格成熟。精神分析疗法适合于某些神经症病人。

2. 行为疗法

行为疗法（ behavior therapy）基于实验心理学和有关学习的理论，认为心理疾病的症状是一种病态行为，而病态行为是学习得来的不良习惯或对普通情景的反常发应，同时也是一种不良的条件反射。因此，可通过使维持病态行为的条件反射消退，或建立新的条件反射，从而矫正病态行为，达到治疗目的。行为疗法适用于治疗焦虑性疾病和对不良行为的控制。

3. 认知疗法

认知疗法（cognitive therapy）强调认知过程对情绪、行为的影响，认为异常的思维方式是情绪障碍（抑郁症、焦虑症）和适应不良行为的原因。治疗的关键在于指导病人改变原来的认知结构，解除歪曲的想法而代之以更现实的思维方式，纠正不合理的信念而代之以合理的信念，从而改变其情绪和行为。

4. 生物反馈疗法

生物反馈疗法（biofeedback therapy）实质上是行为疗法的一

种。通过学习来改变自己的内脏机能，即利用灵敏的电子仪器，将生物体内的生理机能进行描记，并转换成声、光等反馈信号，使受试者根据反馈信号来学习调节自己体内不随意的内脏机能及其他躯体机能，如心率、血压、生物电活动等，从而达到治疗目的。

5. 人本主义疗法

人本主义疗法（humanistic therapy）来源于人本主义心理学，强调人的自我实现能力，认为人有能力自我意识到自己的问题。以表里如一的态度对待来访者，造成一个加速来访者自我认识的环境，改变其自我概念。当事人中心疗法为典型代表，治疗中以来访者为中心或占主要地位。

除上述五种最典型的心理治疗方法外，还有家庭治疗、催眠疗法、森田疗法、集体心理治疗等。

社会心理康复是为那些由于精神障碍而受到损害、丧失能力或造成残疾的个人提供机会，使其在社会中的独立功能状态达到最佳水平的一个过程。这个过程不仅涉及个人能力的改进，还涉及促进环境的改变。社会心理康复是一个综合性的过程，主要包括住房供给、职业康复、就业机会和社会支持网络等方面；主要目标是赋予个人权利、减少羞辱和歧视、改进个人的社会交往能力以及创建长期的社会支持系统。社会心理康复使许多人能够获得或恢复在社区中生活和社交所需要的实际技能，并教会他们如何适应他们的残疾。通过开展使个人体验到参与意识和个人价值的娱乐和休闲活动，帮助个人发展社交技能；而个人生活技能则包括饮食、个人卫生、烹调、购物、预算、持家及交通工具的使用等。

思 考 题

1. 健康心理具有哪些基本特征？

2. 精神卫生的三级预防和三级功能分别是什么？

3. 如何认识心理应激？

4. 应激源有哪些？应激反应有什么表现？

5. 应激的心理应对机制有哪些？

6. 如何认识心理社会因素在应激相关疾病发生、发展过程中的作用？

7. 个体心理卫生和群体心理卫生分别包括哪些内容？

第六章　心理障碍

第一节　概　述

一、心理障碍的定义

正常心理活动具有完整性和统一性，各个心理过程之间、各种心理要素之间相互作用、相互影响，形成相对稳定的人格特征，并与外界环境协调一致。

然而，在各种因素的影响和作用下，人的心理活动过程可能出现不同程度的紊乱，心理活动的完整性和与外界环境的协调性受到损害，导致心理活动偏离正常范围。这就是我们通常所说的心理障碍（psychological disorder），包括从轻度的心理创伤到严重的心理异常等各种情况。在日常生活中，人们往往将心理障碍与心理异常混淆起来，把不良刺激引起的心理轻度创伤和暂时的心理异常现象，不加区别地当作心理障碍。比如，一个体操运动员在比赛时不慎失手，不能继续参赛，可能出现暂时性的情绪障碍。由于这种情绪障碍具有情景性、偶发性，不是经常性的，因而这种心理异常就不是严格意义上的心理障碍，而是属于正常心理活动中的局部异常状态。当然，心理异常与心理障碍之间也没有泾渭分明的界限，如果这种情绪障碍反复出现、持续时间过长、强度过大，有可能转变成心理障碍。在我们的生活中就经常遇到这样的情况，比如“杯弓蛇影”，“一朝被蛇咬，十年怕井绳”。

二、心理障碍的原因

引起心理障碍的原因极其复杂，但基本上可归纳为生物、心理和社会三个方面的因素。

1. 生物因素

生物因素包括遗传、生化、躯体疾病等因素。个体的体质、气质、能力等，都与遗传因素有关，即遗传因素决定了个体的生理素质和心理素质，而某些精神疾病也具有遗传性。

机体内的生化改变可引起心理和行为的改变，比如，5-羟色胺等神经递质代谢异常，可产生情感障碍。反之，某些药物通过调节机体内生化代谢，可改善异常的心理和行为。

当有躯体疾病时，如感染、中毒、代谢障碍等，可导致脑功能紊乱，产生心理障碍。而当躯体疾病好转甚至痊愈时，心理障碍也随之好转或消失。

2. 心理因素

心理因素包括急性心理创伤（如亲人突然死亡、意外事故等）和持久心理创伤（如家庭中亲人间长期不和）两大类。心理因素的影响程度与其性质、强度及持续时间有关，同时也与个体心理特征和心理应对能力有关。

3. 社会因素

社会因素包括政治、经济、宗教、文化教育、伦理道德、风俗习惯、家庭关系、人际交往等。不同的文化背景与生活方式，常可形成特殊的心理问题。而社会的不断发展，人们的价值观念也随之变化。当社会发生一些重大变革时，常会使人迷惘，更易产生心理障碍。部分民族地区学生来到大城市上学，常有无所适从之感。

三、心理障碍的判断

不同地区、不同时代、不同社会文化背景有着不同的行为规范，就造成对心理障碍判断的标准不同。

1. 以个人经验为标准

包括病人自身的主观体验和检查者自身的主观体验两个方面，以这些经验作为衡量是否存在异常心理的标准。因个体差异较大，个人经验只能作为判断心理障碍的参考。

2. 社会群体标准

在社会群体的调查统计中，心理特征的测量结果是呈常态分布的，居中的大多数人是属于正常范围，处于两端的少数人则被认为属于异常状态。因此，判断一个人的心理是否正常，就以社会群体的大多数人的状态作为标准，偏离中间的平均数越大就越不正常。心理测试的结果判定就是应用这种原理。

3. 社会适应性标准

个体的行为准则、道德规范、价值观念，应符合社会要求，即适应社会环境。如不能适应社会环境，则为病态。但要根据不同的时间、地点、文化等具体情况进行判定。

4. 医学标准

将病态心理当作躯体疾病一样看待，这是由于人的心理活动总是有相应的物质基础的。比如，人脑的结构、功能、代谢发生异常到一定程度，必然会引起心理异常。

上述各种标准均有其应用价值,同时又都有局限性。因此,人的心理活动是否属于正常,很难找到一个完善的标准。通常同时采用几种标准,相互进行补充,并经临床实践深入观察,综合判断。

四、心理障碍的分类

各学科对心理障碍的分类不尽相同。变态心理学把心理障碍分为心理过程障碍和人格障碍。临床医学则主要分为神经症、人格障碍和精神病。医学心理学按心理障碍的严重程度分为轻度心理障碍、严重心理障碍和不同原因所致的心理障碍等。《中国精神障碍分类与诊断标准》(第三版,2001)将精神障碍分为十大类,可简单归纳为精神病性精神障碍和非精神病性精神障碍两个范畴。

1. 精神病性精神障碍

精神病性精神障碍是指有典型精神疾病的症状，如妄想、幻觉、抑郁、躁狂、意识障碍等，而本人对这些症状不认识，缺乏深入分析判断的自知能力。主要包括器质性精神障碍、精神分裂症、情感性精神障碍等。

2. 非精神病性精神障碍

非精神病性精神障碍是指不具有精神病的症状，可表现出焦虑、紧张、恐怖、疑病状态、强迫症状、人格改变等。起病与心理因素有关，病人对自己所患的疾病较为了解，求治心切，基本不与社会环境脱离，主要包括神经症、癔症等。

冲动控制障碍又称为意向控制障碍，是一组无明确的合理动机而反复出现的冲动行为，这些行为对他人和自己的利益都有损害。临床表现特点有：①行为的目的均为满足心理的需要，而非其他原因；②在实施行为前感到逐渐增加的紧张和兴奋，到行为时达顶峰；③实施行为过程中有愉快、满足和兴奋感；④患者能认识到行为的不正确，但不能自控其复发。主要包括偷窃癖、纵火癖、病理性赌博、拔毛癖等。

第二节 心理过程障碍

一、认知过程障碍

(一) 感觉障碍

感觉障碍（disorders of sensation）可由感觉神经细胞和传导神

经纤维束的结构受损所引起，也可因脑的功能障碍所致。前者属于神经病，感觉障碍的分布常与神经损害部位相吻合；后者多见于精神障碍，感觉障碍的分布常不能通过神经解剖定位加以确认。常见的感觉障碍有：

1. 感觉增强

感觉增强（hyperesthesia）是一种增敏状态，病人对一般强度的刺激感到非常剧烈，难以忍受。比如，轻轻触摸病人的皮肤，病人就感到难以忍受的疼痛。多见于神经衰弱、癔症等。

2. 感觉抑制

与感觉增强相反，感觉抑制（bradyesthesia）是指病人对强烈的刺激不能感知或感觉轻微。多见于癔症、抑郁状态和木僵病人。值得注意的是，在严重意识障碍时，由于感觉阈值普遍增高，较强烈的刺激也可不被感知。

3. 内感性不适

内感性不适（senestopathia）是指病人体内有某种不愉快的异常感觉，如牵扯、紧绕、扭转、流动、气往上冲、蚂蚁爬行感等。病人常不能指出不适感的明确部位。可发展成为疑病观念。多见于各种神经症，也可见于精神分裂症和脑外伤后精神障碍。

（二）知觉障碍

1. 错觉

错觉（illusion）是指对客观事物的错误感知，是一种被歪曲了的知觉。多见于症状性精神障碍。比如，因高热出现谵妄的病人，把天花板上的吊灯看成是巨蟒，并惊恐不已。正常人在感知条件不清晰时，如光线暗淡的情况下，或处于高度紧张状态时，也可出现错觉，但经验证后可以纠正。

2. 幻觉

幻觉（hallucination）是指缺乏客观刺激作用于感觉器官而出

现的一种虚幻的知觉体验。幻觉与错觉的主要区别在于，产生幻觉的当时没有客观刺激物存在，而产生错觉的当时存在有客观刺激物，并作用于病人的感觉器官。幻觉属于一种严重的知觉障碍。

根据涉及的感官不同，幻觉的命名不同。常见的幻觉形式如下：

（1）幻听（auditory hallucination） 病人可听到各种不同性质的声音，如说话声、喊叫声、广播声、音乐声等，但言语性幻听最常见。声音有的很清楚，有的模糊不清，说话的方式可以是一个人或一群人，内容可以是评论他（她）或命令他（她）做某事，前者称为评论性幻听，后者称为命令性幻听。幻听可影响病人的思维和情感，甚至支配其行为。了解幻听出现的频度、幻听的具体内容以及病人对幻听所持的态度，可掌握病人病情的变化，有助于防止由于幻听的影响而发生意外。幻听特别多见于精神分裂症。

（2）幻视（visual hallucination） 精神分裂症的幻视，多在意识清醒状态下出现。在有意识障碍时，幻视的内容常较生动和丰富。比如，在谵妄状态时，常出现恐怖性幻视。

（3）幻嗅（olfactory hallucination） 病人常闻到一些使人厌恶、难闻的气味，如腐肉味，病人常因此而掩鼻、拒食。常见于精神分裂症。

3. 感知综合障碍

感知综合障碍（psychosensory disturbance）是指病人对事物的本质能够正确认知，但对它们的部分属性，如大小、形状、比例等空间结构，或对时间关系，产生了歪曲的知觉。不同于错觉，后者是病人对事物的整体及其基本性质不能正确感知。感知综合障碍有以下几种较常见的表现形式：

（1）空间感知综合障碍 病人看到外界物体或人的形状发生

了改变，有时也感觉自身的形状发生了改变，这种现象称为视物变形症。可见于癫痫和精神分裂症。

(2) 时间感知综合障碍 病人对时间的感知发生偏差，感觉时间过得特别缓慢或特别快捷。有的病人在感受完全新的事物时，却有一种早已体验过了的熟悉感，称为似曾相识感；有的病人在感受早已熟知的事物时，有一种从未见过的陌生感，称为旧事如新症。常见于癫痫。

(3) 运动感知综合障碍 病人同时有空间和时间两种感知综合障碍，常常感觉运动的物体静止不动，或静止的物体在运动。

适应障碍是指一种主观痛苦或情绪紊乱的状态，通常妨碍社会功能和生活，症状出现于对明显的生活环境改变或应激事件的后果进行适应的期间。起病通常在应激事件或环境改变1个月内，症状一般不超过6个月。可发生于任何年龄，但青少年最常见，单身女性的患病危险最高。青少年患者中常见的应激事件是学校问题、被父母遗弃、父母离异、物质滥用等。成年患者常见的应激事件是婚姻问题、环境变化和经济危机等。临床症状表现各异，如抑郁、焦虑、不知所措，难以应付环境，出现适应不良的行为（退缩、不愿与人交往），影响日常生活的正常进行。青少年可伴随出现品行障碍，儿童可出现尿床、吸吮手指等退行现象。以心理治疗为主。

(三) 思维障碍

1. 联想障碍

(1) 思维奔逸 (flight of thought) 一种异常的联想加速，病人表现出语速增快、口若悬河、滔滔不绝，甚至难以打断。病人的思维进程虽然很快，但易受环境影响而离开原来的主题。有时病人的思维发展过快，概念一个接一个涌现，以致加速言语也赶不上。当病人语速过快时，可出现上下句之间同音、押韵的现象，称为音联；而意义相关或字义相通，则称为意联。常见于躁狂症。

（2）思维迟缓（inhibition of thought）　联想受到抑制，思维速度缓慢，对问题反应迟钝。回答问题时声音低微，语量减少。常见于抑郁症。

（3）思维贫乏（poverty of thought）　联想数量减少，思维内容空洞，概念贫乏。病人表现出词汇短缺、言语单调、沉默少语等。常见于精神分裂症。

（4）思维破裂（splitting of thought）　一种严重的联想障碍，指联想断裂，思维内容无内在联系。病人的谈话，单独就每一句听来，语法结构完整，可以被人理解，但就整段谈话而言，句与句之间却无任何联系。比如，一病人说："我是上帝的女儿，太阳照在房顶上，解放全人类……"常见于精神分裂症。

（5）思维散漫（looseness of thought）　指联想范围过于松散，谈话或书写的内容缺乏固定指向。思维内容虽多少有些关联，但逻辑联系不紧凑，显得整篇谈话结构不紧密，内容很散漫，中心思想不突出。常见于精神分裂症。

（6）思维中断（blocking of thought）　指联想中断，属于精神活动的短暂停顿。病人在谈话时，言语突然停止，经过片刻后虽又说下文，但往往不能继续原有的话题。言语中断时病人没有意识障碍。这是精神分裂症的重要症状。

（7）强迫观念（obessive idea）　指反复出现且难以摆脱的思维观念。强迫性思维可表现为某种想法、回忆某件事、反复计数、追究无意义的问题等，并可继发出现强迫动作。病人能清楚地认识到这些观念的重复出现是不必要的，甚至是毫无意义的，但无法摆脱，以致对此十分苦恼，常常主动求医。强迫性思维常见于强迫性神经症，也可见于抑郁症。偶见于精神分裂症，但精神分裂症病人常缺乏自知力，不会主动求医。

2. 逻辑障碍

逻辑障碍（dyslogia）是指从概念的形成到逻辑规律的运用过程中所发生的障碍。主要表现为正常逻辑推理过程的紊乱，思想脱离现实，十分荒谬、古怪。

（1）逻辑倒错性思维（paralogism thinking）　推理既无前提，又无根据，甚至因果倒置。比如，一病人说："因为在天上有鸟儿飞，所以我要吃饭了。"可见于精神分裂症等。

（2）象征性思维（symbolic thinking）　以无关的具体概念来代替某一抽象概念，不经病人解释，别人无法理解。病理象征性思维是一种对概念的歪曲理解。比如，病人反穿衣服，以表示自己表里如一、心地坦白。常见于精神分裂症。

（3）妄想（delusion）　这是一种很常见的精神障碍，属于一类病态的信念。病人对某种不真实的思想内容坚信不移。其内容是不符合客观实际的，不能通过摆事实讲道理来说服纠正。

根据产生机制的不同，妄想可分为原发性妄想和继发性妄想，前者起源于某种突然发生的病理性体验，与既往经历和当时现实处境缺乏联系；后者可继发于幻觉、荒谬的联想、逻辑障碍和病态的情绪。原发性妄想多为精神分裂症的基本症状，而继发性妄想可见于多种精神障碍。

临床上，常常根据妄想的内容进行命名：

①被害妄想（delusion of persecution）　被害妄想是最常见的一类妄想。病人坚信自己或亲人遭受到外来的迫害或攻击。比如，病人认为有人采取阴谋手段陷害他、诬蔑他，或诋毁他的名誉；他正受到监视，并将被捕或遭不测；有人在他吃的食物中投了毒；他目前的不利处境就是有人暗害的结果，等等。在妄想支

配下，病人可有拒食、攻击或自杀行为。多见于精神分裂症、感染中毒性精神障碍等。

②关系妄想（delusion of reference） 病人认为周围的各种情况和一些本来与他不相干的事物，都与他有关系。比如，别人的谈话、无线电广播、电视节目，或报纸上的文章和消息都是针对他的；别人的咳嗽、吐痰也是针对他来的；有人用特殊的眼光看他，等等。关系妄想常发生于被害妄想之前，或与其同时发生。多见于精神分裂症，也可见于抑郁症。

③疑病妄想（hypochondriacal delusion） 病人对自身健康状况存在不符实际的怀疑，坚信自己的身体器官患有严重疾病。病人常到处求医，虽经各科医生反复检查证明没有疾病，仍坚决不信。多见于抑郁症和精神分裂症。

④罪恶妄想（delusion of guilt） 病人坚信自己犯了严重错误，甚至犯了滔天罪行，应受人鄙视和唾骂，并应受到惩罚，常因此而绝食，或采取一些其他方式如不停地打扫公共卫生以赎罪。严重者认为自己不应该再活下去，并因此而发生自伤、自杀行为。多见于各种抑郁状态和精神分裂症。

⑤物理影响妄想（delusion of physical influence） 又称为被控制妄想。病人坚信有人用无线电、雷达、激光或某种特殊仪器，操纵着他的思维和行动，使他不能自主，甚至将一些不属于他的思想和意愿强加于他。多见于精神分裂症。

⑥夸大妄想（grandiose delusion） 病人不切实际地夸大自己的才能、财富等。坚信自己有很高的职位、惊人的才能、无上的权力、大量的财富，或有许多发明创造等等。常见于精神分裂症和躁狂症。

⑦钟情妄想（delusion of love） 病人坚信自己被某异性爱恋，并常向对方表示爱情，即使遭到对方的严词拒绝，仍毫不置疑。多见于精神分裂症。

⑧嫉妒妄想（delusion of jealousy） 病人坚信自己的配偶对他（她）不忠实，背着他（她）与其他异性约会，有不正当行为，反复跟踪或监视其配偶的活动。多见于精神分裂症。

（四）注意障碍

注意一般可分为被动注意和主动注意。被动注意又称为不随意注意，指没有任何目的的、不加任何努力的、不由自主的、自然的注意，其产生取决于外界刺激的强度，刺激强度越大，越易引起被动注意。主动注意又称为随意注意，是精神活动有预定目的的主动集中。主动注意与意志活动、与周围环境的主动适应活动密切相关，还与个人的思想、情感、兴趣和既往体验有关。

注意不是一种独立的心理过程，而是一切心理活动的共同特性。注意的障碍总是和某些心理过程的障碍有关。常见的注意障碍有以下类型：

1. 注意增强

注意增强（hyperprosexia）是指受病态心理的影响，病人特别注意某类活动或很容易被某些场合、某类事物所吸引。比如，具有被害妄想的病人，对其妄想对象的活动特别警惕，对其行为举止格外关注；而具有疑病倾向的病人对自己身体的某些变化特别敏感，时刻注意体内的细小变化。可见于神经症、妄想型精神分裂症。

2. 注意减弱

注意减弱（hypoprosexia）是指主动及被动注意的兴奋性减弱，或指注意的松懈。病人的注意难以较长时间地集中于某一事物，所能掌握的客体的范围明显缩小，注意的稳定性也显著下降。由于注意力不集中，影响到病人的记忆，出现记忆的减退。在疲劳状态、神经衰弱、大脑器质性精神病以及伴有意识障碍的疾病中较为常见。

3. 注意涣散

注意涣散（aprosexia）是指注意明显减弱，即注意力不集中。病人不能把注意集中于固定对象并保持一定时间，以致很容易注意分散。可见于神经衰弱、精神分裂症。

4. 注意转移

注意转移（transference of attention）主要是指被动注意的增强，但注意不持久，注意的对象不断转换。比如，处于兴奋状态的躁狂病人，注意力易受周围环境中别的现象所吸引而转移（随意转移），以致不断改变话题和活动内容，而这种注意力不能持久，外界的偶然变动又会将病人注意力吸引转移。

神经性厌食症是一种与心理因素相关的精神障碍。主要特征为患者多有怕体重增加而反复长期节食。患者常常因有体像障碍而顽固地认为自己体重过高，或显得胖，因而严重限制食物的纳入，导致体重明显下降；女性常伴有停经；常合并严重的躯体代谢方面的紊乱和多种营养物质缺乏，严重者可致死亡。对神经性厌食症的治疗原则包括：①尽快恢复患者的营养状况，纠正各种医学并发症；②纠正患者的病理心理和行为。

（五）记忆障碍

1. 记忆减退

记忆减退（hypomnesia）是指记忆力的全面减退，可表现为对既往经验或重大事件的回忆困难，也可表现为对一切新印象转瞬即忘。远期记忆和近期记忆可同时或分别减退，尤以近记忆减退为多见。多见于脑器质性精神病。

2. 遗忘

遗忘（amnesia）是指对某一时期的经验或重大事件不能回忆。意识有障碍的病人，由于不能识记，在意识清醒后，对病中的经历多不能回忆。遗忘可分为：

（1）逆行性遗忘（retrograde amnesia）　指不能回忆紧接疾病发生之前的一段时间的经历。比如，脑外伤病人不能回忆受伤前片刻的活动。

（2）顺行性遗忘（anterograde amnesia）　指病人不能回忆紧接疾病发生之后一段时间的经历。常见于有意识障碍的病人。

3. 记忆错误

记忆错误是指记忆的不正确或不真实。可表现为：

（1）错构（paramnesia）　对过去经历过的事件，在发生地点、发生时间、发生情节上出现错误的回忆，并信以为真。可见于脑动脉硬化性精神障碍、老年性精神障碍。

（2）虚构（confabulation）　病人以虚构的事实来填补他所遗忘的那段经历，但又瞬间即忘。可见于脑外伤性精神障碍、酒精中毒性精神障碍。

（六）智能障碍

1. 痴呆

痴呆(dementia)是指因大脑结构的弥漫性损害,而出现的持久、全面的智能减退。遗传、中毒、外伤、缺氧、内分泌异常等多种因素,都可损害大脑结构。由于痴呆的影响,病人的其他精神活动,如情感、意志等,往往出现不同程度的失调。常见于老年性痴呆、脑动脉硬化性精神病、麻痹性痴呆、脑炎后遗症等。

2. 全面性痴呆

全面性痴呆是指大脑病变呈现弥漫性器质性损害，智能活动全面出现障碍，且常常影响到病人的全部精神活动，引起人格改变。病人缺乏对其疾病的分析和判断能力，定向力也可发生障碍。常见于老年性痴呆、麻痹性痴呆等。

3. 部分性痴呆

部分性痴呆是指病变只侵犯了大脑某些限定的区域，智能产生部分的障碍。病人出现理解力减弱、分析综合困难等，人格的基本特征一般仍保持良好，具有一定的自知能力。常见于脑动脉硬化性精神障碍、外伤性痴呆等。当疾病进一步发展，则出现全面性痴呆。

4. 心因性假性痴呆

心因性假性痴呆（pseudodementia）是指病人对简单的问题给予近似而错误的回答。比如，病人说人有4个手指等。病人对较复杂的活动都能参加，如下象棋、打纸牌等，一般生活也能自理。多见于癔症、在强大精神压力或创伤作用下所产生的精神障碍。

5. 童样痴呆

童样痴呆（moria）是指病人的言语和行为表现回到童年时代，十分稚气。比如，病人常用幼童说话的声调，说自己才三岁，逢人就喊“伯伯”、“阿姨”。多见于癔症。

二、情绪和情感障碍

在精神疾病时，可同时出现情绪障碍和情感障碍。

1. 情感高涨

情感高涨（hyperthymia）是指情绪亢奋。病人自我感觉非常良好，心境特别愉快，异常乐观，表情兴奋，喜悦开朗，与人一见如故，语音高昂，常带有明显夸大色彩。也可表现为傲慢自负，盛气凌人，要充当指挥者的角色。常见于躁狂症。

2. 情感低落

情感低落（hypothymia）是指负性情感增强。病人自我感觉很糟，心境悲观抑郁，表情迟钝、呆板、缺乏活力，不愿与人交往，低头少语，终日愁眉不展，长吁短叹，常有度日如年之感。往往过低估计自己的能力，对完成工作任务缺乏信心，不愿参加各种活动，甚至对日常家务也感到力不从心。常自备自责，重者有严重罪恶感，常有严重自杀倾向。多见于抑郁症和各种抑郁状态。

3. 情感淡漠

情感淡漠（apathy）是指情感活动的减退。病人对外界事物和与自己密切相关的事件，既缺乏内心体验，又没有面部表情，长期处于无情感状态。病人遇意外不惊，受捉弄不怒，对人冷淡，临床上需注意与情绪低落鉴别。情绪低落病人不仅不缺乏内心体验，相反，情感体验非常强烈。多见于精神分裂症。

4. 情感倒错

情感倒错（parathymia）是指情感反应与外界刺激的性质不一致。在遇到悲哀的事情时，病人表现高兴愉快；在遇到高兴的事情时，病人反而痛哭流涕或显得若无其事。可见于精神分裂症。

5. 焦虑

焦虑（anxiety）是指无任何客观原因时出现的内心不安，常有大祸临头之感或即将遭遇不幸的心境。病人坐立不安，搓手顿足，惶惶不可终日，常反复找人诉说。伴有心悸、出汗、四肢发冷、胃肠功能紊乱等植物神经系统症状。多见于焦虑症、抑郁症。

神经性贪食症是以发作性的不可控制的、强迫性的在短时间内快速摄入大量食物为特征，常常以躯体不适、腹痛、恶心感而终止进食。随后出现自罪、抑郁和自我厌恶感。患者常有规律地使用泻药和利尿药，或通过其他人为方式诱发呕吐。贪食的发作常与神经介质系统的紊乱有关。神经性贪食症的治疗包括药物治疗和心理治疗。

三、意志和行为障碍

1. 意志增强

意志增强（hyperbulia）是指病态的、顽固的意志。比如，被害妄想病人可反复上诉，要求解除某人对他的迫害；疑病妄想病人四处求医，反复检查，要求解除病症，等等。这种病态意志的顽固性，常常表现为病人不顾行动中遇到多大阻碍，仍难以动摇，坚持不懈。常见于偏执性精神障碍。

2. 意志减弱或缺乏

意志减弱(hypobulia)表现为动机不足,对工作缺乏兴趣,除了生活基本需要之外,别无其他要求。意志缺乏(abulia)表现为动机缺乏,生活需要显著减少或消失,一切活动都很被动而需外力监督,常伴有情感淡漠和兴趣缺乏。见于慢性精神分裂症。

3. 精神运动性兴奋

精神运动性兴奋（psychomotor excitement）是指精神活动的普遍增强，表现为动作和言语显著增加。当仅表现为言语的增多，不伴动作增多，称为言语性兴奋；如仅有动作增多，而无言语增加则称为运动性兴奋。可分为：

（1）协调性精神运动性兴奋　病人的言语、动作普遍增多，并与其思想、情感一致，与环境协调。常见于轻型躁狂症。

（2）不协调性精神运动性兴奋　病人的言语和动作增多，但与其思想、情感不一致，与环境不协调。病人的言语和行为常常杂乱无章，缺乏目的和意义，令人难以理解，甚至令人生厌。可见于精神分裂症、躯体疾病所致的谵妄状态。

4. 精神运动性抑制

精神运动性抑制（psychomotor inhibition）是指动作和言语普遍减少，精神活动迟钝、贫乏。常见的临床表现有：

（1）木僵（stupor）　一种较严重的精神运动性抑制，病人经常保持一种固定姿势，很少活动甚至完全不动。严重者可以不吃不喝、口内含满唾液，膀胱充盈也不主动排尿。可伴有全身肌肉紧张，或相当长时间保持身体僵住不动，但病人意识清醒，这种情况称为紧张性木僵。常见于精神分裂症紧张型。

（2）缄默症（mutism）　病人沉默不语，也不用言语回答问题，但偶尔可用表情、手势、书写来表达自己的意见。多见于精神分裂症紧张型。

（3）违拗症（negativism）　病人对医生和其他人的指令和提示不仅没有反应，反而表现出抗拒。主动型违拗症病人的动作常与向他提出的要求相反，比如，让病人张口，他偏要闭口；要其握拳，他偏把手松开。被动型违拗病人对一切要求都加以拒绝或产生消极的反应。多见于精神分裂症紧张型。

（4）刻板动作、刻板言语　病人机械而持续地重复某种单调、无任何目的和意义的动作称为刻板动作。机械地重复说某一简单的语句或发出单调的语音，则称为刻板言语。二者均常见于精神分裂症紧张型。

（5）模仿动作、模仿言语　病人简单地重复别人的动作和言语。比如，别人写字，他也模仿别人的姿势写字，别人说什么，他也跟着说什么。多见于精神分裂症。

四、意识障碍

意识障碍的程度深浅不一，可表现为意识清晰度降低，意识范围缩小以及意识内容的变化，临床上较常见的病理意识状态有：

1. 意识模糊

意识模糊（obtundation）是指意识清晰度降低，以反应迟钝为主要特点。病人难以清晰感知外界刺激，对弱刺激可能无反应，痛觉反应存在，语言反应保持，但理解迟钝，注意涣散，记忆模糊，计数困难，时间、地点和人物定向不准，难以进行思维等复杂心理过程。

2. 意识混浊

意识混浊（confusion）时，意识清晰程度减低较意识模糊更为明显，精神活动极为缓慢。刺激阈普遍增高，医生再三提问，病人往往只能以“嗯”回答，甚至答不出来；对医生的指令多不能执行，比如，无法遵医嘱睁眼、伸舌等。病情进一步发展，可转入昏迷状态。

3. 昏迷

昏迷（coma）是一种最严重的意识障碍。病人意识完全丧失，不能被唤醒，不能感知外界任何刺激，随意运动消失，许多生理反射活动如吞咽、咳嗽、角膜反射、对光反射等，也减退或消失。这些生理反射的存在或消失常可作为临床判断昏迷程度的指标。如生理反射存在，为浅昏迷；如生理反射消失，则为深昏迷。可见于各种严重疾病，如中毒、脑创伤、各种躯体疾病的垂危期等。

4. 其他意识障碍

除了上述几种以意识清晰程度降低为主的意识障碍以外，临床上还有伴有意识范围缩小或意识内容改变的意识障碍形式。

(1) 谵妄状态（delirium） 除了意识清晰程度明显降低以外，还有意识内容的改变。病人定向不佳，注意迟钝，思维不连贯，常出现生动、形象的幻觉，尤以恐怖性内容如洪水、猛兽、毒蛇等较多见。可出现不协调性精神运动性兴奋，吵闹，喊叫，烦躁不安。常见于感染高热和中毒性精神障碍。震颤性谵妄则为酒精中毒的一种特殊表现。

(2) 朦胧状态（twilight state） 意识清晰程度降低的同时，意识范围缩小或狭窄。对缩小了的意识范围内的各种刺激，病人能够相对正确地感知，能进行简短的对话和日常生活中的一些动作。但对此范围以外的事物都不能正确感知和判断，常同时伴有定向障碍。一般突然发生，突然终止，持续数分钟至数小时不等，数天者少见。事后遗忘或部分遗忘。多见于癫痫、癔症。

（3）自我意识障碍 病人不能正确认识自身当前的主观状态，不能确认自己的人格特点。常见的表现有：

①双重人格 指两种不同的人格在同一个人身上先后或交替出现。

②人格解体 指对自我的不真实感。病人丧失了对自我行为的现实体验，感到自己正在改变，已非原来的自己，或自己已不复存在。

③自知力缺失 自知力（insight）又称为内省力或领悟力，是指病人对自身精神疾病的认识、判断能力。自知力缺失的病人不能正确认识自己的精神病理状态，甚至否认有病，拒绝服药治疗。自知力部分丧失的病人虽然承认自己有病，但不知道病态的具体表现。

神经症病人一般自知力完整。自知力障碍常见于各种精神病的进展期。重症精神病病人的自知力如能逐渐恢复，是疾病趋向治愈的重要指征之一。如自知力恢复不完全，多表明病人的精神病理状态缓解不彻底，很可能复发。

行为问题是指儿童在发育过程中出现的行为变异或偏差。大多围绕在建立可接受的行为的发育过程中，如在建立自我控制、饮食、睡眠、括约肌控制，以及在依赖和独立之间的发展平衡过程中出现的退缩行为，过度焦虑和恐惧、不服从、脾气爆发和不良习惯。在幼小儿童，这些行为多与家庭内的调节和适应困难、父母的教养方式有关；年长儿童则可能存在家庭外的因素。

第三节 人格障碍

人格障碍（personality disorders）是一组以人格结构和人格特征偏离正常为特征的心理障碍，病人多有环境适应不良，明显影响其社交和职业功能。人格障碍常在儿童期开始形成，至青春期开始定型，并一直持续到成年或终身。因此，18岁以前一般不诊断人格障碍，而是诊断儿童、青少年品行障碍，18岁以后方考虑诊断人格障碍。另外，成年期因为其他原因而引起人格明显改变者，通常不诊断人格障碍，仅作为一个症状，称为人格改变。比如，遭遇重大生活挫折或灾难性事件，或严重的精神疾病如精神分裂症、脑器质性精神病等，均可引起持久的人格改变。

人格障碍有不同类型，但具有以下共同特点：

1. 病人常有特殊行为模式，且通常表现在情感、警觉性、感知和思维方式等多个方面，有明显与众不同的态度和行为。

2. 病人的特殊行为模式长期持续存在，不仅仅局限于精神疾病的发作期。

3. 病人的特殊行为模式具有普遍性，使其社交适应或职业功能明显受损。

4. 病人的特殊行为模式开始于儿童、青少年或成年早期。

5. 病人智能正常，主观上感到痛苦，但不能吸取教训。

具有上述人格障碍共同特点，并排除躯体和精神疾病或精神刺激因素引起的人格改变，即可作出人格障碍诊断。大部分人格障碍病人都不会主动就诊，部分病人可能到心理咨询门诊或因为其他疾病就诊时被发现。

人格障碍的处理比较困难，一方面病人很少主动求医，另一方面缺乏有效的治疗措施，再者“江山易改，本性难移”。一般处理原则有：

1. 仔细评估

分析比较病人现在和过去的资料，并做系统的人格测评，如明尼苏达人格测验（MMPI）。

2. 心理治疗

由于人格一旦形成很难改变，故心理治疗的目标要恰当。应根据人格的不同类型选择不同的心理疗法，当然，一般性的解释指导对病人也有帮助。

3. 药物治疗

对冲动型人格障碍可使用碳酸锂、卡马西平、丙戊酸钠等，从小剂量开始，缓慢加量，可改善其情感控制能力；对伴有焦虑抑郁者，可用抗焦虑药或抗抑郁药对症处理。

4. 强制性改造或教养

对社会及他人危害较大的部分反社会型人格障碍，应予强制性改造或教养。

一、反社会人格障碍

反社会人格障碍（antisocial personality）是一种以行为不符合社会规范为主要特征的人格障碍。主要表现有：

1. 18岁前有品行障碍的记录，如经常逃学、被学校开除、因行为不轨多次被公安机关拘留、反复说谎且不是为了躲避体罚、习惯性吸烟酗酒、反复偷窃、多次参与破坏公共财物、多次挑起或参与斗殴、反复违反家规或校规、过早有性行为、虐待动物或弱小同伴等。

2. 不能维持持久的工作或学习，多次变换工作。

3. 易激惹，并有攻击行为，比如，经常参与斗殴、攻击他人。

4. 有不符合社会规范的行为。

5. 经常不承担经济义务，比如，拖欠债务、不抚养小孩、不赡养父母等。

6. 行为无计划或具有冲动性，比如，进行事先无计划的、无目的的旅游。

7. 不尊重事实，经常撒谎，使用化名，欺骗他人以获得个人的利益或快乐。

8. 对自己或他人的安全漠不关心，缺乏同情心。

9. 不能维持长久的夫妻关系。

10. 危害他人时无内疚感。

只要具备上述中的几个主要特点，即可诊断为反社会人格障碍。这种人长期社会适应不良，常责怪或委过于他人，易于将自己的欲望冲动或内心冲突暴露出来，造成主要是他人而不是自己的痛苦，既损人又不利己，社会危害性极大。

二、偏执型人格障碍

偏执型人格障碍（paranoid personality disorder）是一种以猜疑和偏执为主要特征的人格障碍。主要表现有：

1. 广泛猜疑，常将他人无意的、非恶意的甚至是友好的行为误解为敌意或歧视，或无足够根据怀疑会被他人利用或伤害，并因此而过分警惕与防卫。

2. 将周围事物解释为不符合实际情况的“阴谋”。

3. 易产生病态嫉妒。

4. 过分自负，总认为自己正确，对他人过错不能宽容，如遇挫折或失败则归咎于他人。

5. 脱离实际，好狡辩与敌对，固执地追求个人不够合理的“权利”或利益。

6. 忽视或不相信与自己想法不相符合的客观证据，很难被说理或客观事实来说服或改变。

7. 自知力常常丧失，缺乏自知之明，成为单位感到最头痛而难以安排的人。

三、分裂型人格障碍

分裂型人格障碍（schizoid personality disorder）是一种以观念、外貌和行为奇特，人际关系明显缺陷及情感淡漠为主要特征的人格障碍。主要表现有：

1. 有特殊的信念，或有与文化背景不相称的行为。

2. 奇怪的、反常的行为或外貌。

3. 言语怪异，并非由文化程度或智能障碍所引起。

4. 异常的知觉体验，如暂时性错觉、幻觉等。

5. 对人冷淡，表情淡漠，甚至对亲人也缺少温暖体贴，缺乏深刻、主动的情感体验。

6. 性格明显内向或孤独，多单独活动，社交被动或回避，缺乏知心朋友。

一般来说，分裂型人格障碍病人常被人们视为“怪人”，但仍可维持一定的工作能力（效率可能较低），并且生活能够自理。

四、癔症型人格障碍

癔症型人格障碍（hysterical personality disorder）是一种以过分感情用事、往往以夸张言行来吸引他人注意为主要特征的人格障碍。主要表现有：

1. 情感较丰富，情感反应强烈易变，常感情用事，按个人的情感来判断他人或事物的好坏。

2. 脾气急躁，胸襟较狭隘，经常渴望得到他人的表扬或同情，受不起批评；爱表现自己，表情夸张做作似演戏，喜欢参加文艺表演，经常需要他人注意，甚至为了吸引他人注意不惜哗众取宠、危言耸听，或者在外貌和行为方面表现得特别刻意。

3. 为人处世比较任性或“孩子气”，爱对其亲属或对其有好感者“撒娇”。

4. 以自我为中心，主观性强，强求他人符合其需要或意愿，不如意时则强烈不满甚至立即使对方难堪。

5. 暗示性强，意志较薄弱，理智较欠缺，很容易受他人的影响或诱惑而犯错误。

6. 爱幻想，往往夸大其词，并掺杂幻想情节，缺乏具体真实细节，难以令人相信。

7. 喜欢寻求刺激，过多参加各种社交活动。

五、冲动型人格障碍

冲动型人格障碍（impulsive personality）是一种以情感和行为具有明显冲动性为主要特征的人格障碍，又称为爆发型人格障碍或攻击型人格障碍。主要表现有：

1. 有不可预测、不考虑后果的行为倾向。

2. 行为爆发难以自控，常因较小的精神刺激而爆发强烈的愤怒与攻击行为。事后对自己的行为虽懊悔，但“屡教不改”。

3. 在激烈的情绪发作时，除了可导致对他人的冲动攻击外，还可有自伤行为，甚至自杀。

4. 做事情无计划，缺乏预见性和坚持性。

5. 与他人的人际关系强烈而不稳定，时而极好，时而极坏，几乎没有持久的好友。

六、强迫型人格障碍

强迫型人格障碍（obsessive - compulsive personality disorder）是一种以要求过于严格和完美无缺为主要特征的人格障碍。主要表现有：

1. 对任何事情都要求过严过高，求全责备，循规蹈矩，按部就班，有条不紊，否则就感到焦虑不安。

2. 拘泥细节，甚至对生活小节也要“程序化”，不按其心中的要求做即感到不安，甚至重做。

3. 主观，固执，比较专制，要求别人也要照其方式办事，否则感到不快，往往对他人做事不放心。

4. 常有不安全感，对计划实施反复检查、核对，唯恐有疏忽或差错。

5. 遇事常犹豫不决，推辞或避免作出决定。

6. 往往过分节俭，甚至吝啬。

7. 过分拘泥于职责义务和道德规范，业余爱好较少，且缺少友好往来。

临床上，除上述六种较为常见的类型外，还有其他类型的人格障碍，如依赖型人格障碍、被动攻击型人格障碍、自恋型人格障碍、焦虑型人格障碍、抑郁型人格障碍等。

品行障碍是指儿童期出现的反社会性行为（如逃学、离家出走、说谎、偷窃等）以及攻击行为（如争吵、斗殴、破坏物品、放火、抢劫、性攻击、损害他人等行为）。这些行为反复持续出现，不仅偏离正常儿童行为常轨，在严重程度和持续时间上超过同龄儿童所允许的范围，具有社会环境适应困难的特征，并非由于躯体疾病或精神障碍所致。

第四节　性心理障碍

性行为是人类和动物的本能之一，以保持物种的繁衍。人类正常的性行为是通过男女两性的爱慕、挑逗和性器官的接触，男性把精子射到女性阴道内完成的。性行为过程的任何环节出现偶然的或持续的障碍都属于性心理障碍（psychosexual disorder），可由脊髓疾病、生殖器官疾病或其他原因引起。因人类长期受社会文化因素的影响，其性行为在很大程度上受到心理社会因素的制约，大部分性心理障碍是由心理因素引起的。一般来说，性心理障碍分为两大类：一类为性功能障碍，如性欲减退、阳痿、早泄、性淡漠等；另一类为性变态，包括性指向障碍、性偏好障碍、性识别障碍等。

一、性功能障碍

性功能障碍(sexual dysfunction)是指性的生理功能和心理功能的障碍,常与心理社会因素密切相关,在《中国精神疾病诊断分类》中归于“与心理因素有关的心理障碍”。男性病人大多在泌尿外科、男性科、神经科、精神科和中医科就诊,女性病人一般在妇产科、中医科、神经科、精神科就诊,而且因传统文化的影响,许多女性不敢承认有性需要,更不敢因性功能障碍而求医。

（一）男性性功能障碍

1. 阳痿

阳痿（impotence）是指阴茎不能勃起或勃起不充分，以致不能完成满意的性交。这类病人阴茎勃起时间常常短于 1 分钟，或勃起时阴茎角度小于 60°，且硬度不够。据统计，全国男性性功能障碍患者约在 5000 万以上，其中绝大多数为阳痿。

勃起的实质是反射性血管扩张，受内分泌和精神活动影响。根据产生的主要原因，阳痿可分为：

（1）心理性阳痿　紧张、激动、焦虑、抑郁、自卑、疲乏等，都可使心情不放松、交感神经兴奋，从而使阴茎动脉不能有效扩张，静脉不能有效关闭，海绵体收缩无力，会阴部肌肉收缩张力不够而产生阳痿。儿时因父母不和或丧失双亲抚爱导致的心理压抑、紧张，成年后可受此影响而发生阳痿。另外，夫妻感情不融洽、女方不配合等也可引起阳痿。

(2) 血管性阳痿 阴茎动脉可因硬化、炎症等而不能有效扩张，产生动脉供血不足性阳痿；阴茎静脉可因炎症、漏、短路而不能有效关闭，产生静脉漏性阳痿。据统计，血管性阳痿约占10%~15%。

(3) 神经性阳痿 勃起中枢病变、脊髓病变、阴部神经或骨盆神经周围病变、腰骶丛病变等，只要波及到勃起反射弧的任一部位时，均可产生阳痿。

(4) 内分泌性阳痿 先天性无睾丸、隐睾症、睾丸发育不良、睾丸外伤或炎症、垂体前叶功能障碍、下丘脑病变、泌乳素分泌过多等，都可使血中睾丸酮水平降低，影响阴茎的发育和功能，产生内分泌性阳痿。长期服用抗精神病药物，如氯丙嗪、氯氮平、舒必利等，或垂体肿瘤、下丘脑病变等，都可使泌乳素分泌增多，泌乳素升高可促使睾丸酮转变为雌激素，从而降低睾丸酮水平。甲状腺疾病、肾上腺皮质病变也可引起阳痿。

此外，服用某些药物，如巴比妥类、阿托品类、苯丙胺以及饮酒等都可产生阳痿；严重的长期慢性内科疾病如肝病、肾病、糖尿病、动脉硬化等，都可因体力衰弱而产生暂时性阳痿。

阳痿的治疗：关键在于明确诊断，针对病因进行治疗。心理治疗方面，应先向病人介绍性行为的正常生理过程和心理过程，帮助病人分析产生阳痿的可能原因，并排除血管性、神经性、内分泌性阳痿后才能进行心理治疗。

2. 早泄

早泄（anticipation）是指阴茎在插入阴道之前或插入阴道后不到1分钟即出现射精，致使性交不满意。性交1分钟以后射精一般认为是正常的，而且男性应能自控射精。诊断早泄的关键在于男性不能随意控制射精。心理紧张和情绪紧张时没有注意到射精前的精细感觉，不能控制射精，可发生早泄；而性欲过强，对性刺激过于敏感也可发生早泄。青春期男性对性生活具有罪恶感，或怕被人发现，害怕使性伴侣怀孕，或担心感染性病，以及对性表现的焦虑等，均可加重症状。成年男性如有类似的担忧，则常导致症状持续存在。

对早泄的心理治疗，原则上是指导男性降低对性刺激的敏感性，提高阴茎刺激阈值，并在射精感觉出现时加以抑制。感觉集中训练法对早泄治疗效果较好。

3. 不射精症

不射精症是指性交时阴茎勃起良好，但达不到性高潮或不能射出精液。多属于器质性病变，部分为心理性。心理性不射精症多为不了解性知识，性交姿势错误。而性交环境不安定、男方心事重重、双方不配合、自慰过度、性交过度等，也可引起不射精。针对具体病因，具体指导，便可消除。

性反应周期包括4个阶段：性欲望、性兴奋、性高潮、射精。性功能障碍也可定义为在这4个阶段中任一阶段产生困扰或性活动过程中伴随疼痛。大多数人偶尔可表现出对性活动缺乏兴趣，性唤起困难，或存在与性高潮相关的困难。而性功能障碍者的性功能困难持续存在，甚至成为病人自己或夫妻严重的问题。

（二）女性性功能障碍

1. 性欲抑制

性欲抑制（sexual inhibition）是指女性对性交缺乏欲望，接受能力降低。产生原因多为心理性，如对配偶厌倦，长期受抑制性性教育，对性交充满不高尚感、不道德感等，长期贞女观、厌恶性的亲昵关系，对性要求感到内疚，或儿童期父母不和所留下的创伤阴影。由于性欲抑制产生的心理原因日久天长，常常甚难治疗。用感觉集中训练法可有一定疗效。

2. 性厌恶

性厌恶（sexual aversion disorders）是指对性行为极端畏惧或回避。性厌恶有时只针对特定对象，也可能是一时性的。当男方接吻、拥抱时可触发性厌恶的产生，这时女方可产生恐怖、心悸、呼吸困难、全身出汗、恶心、呕吐、腹泻等焦虑、紧张性心身症状。性厌恶产生的原因一般为心理性的，如患者大多有失恋或精神创伤性经历，用感觉集中训练法或脱敏疗法可以治疗。

3. 性唤起障碍

性唤起障碍（sexual arousal disorders）是指女性对性刺激心理反应和生理反应低下。比如，病人在性交活动中心理需要不迫切、不主动、无性乐，在生理反应上阴道不分泌、不润滑。多为心理压抑引起，可用感觉集中训练法治疗。

4. 性高潮障碍

性高潮障碍（orgasmic disorders）是指女性有性欲和性反应，但不能达到性高潮。多为心理性原因，如家庭不和、经济困难、害怕怀孕、害怕性交、认为性交可耻等，可用促进阴道分泌的方法进行治疗。

5. 阴道痉挛

阴道痉挛（colpospasm）可分为四度：Ⅰ度痉挛，仅阴茎或手指插入阴道，即引发会阴部肌肉和提肛肌群痉挛收缩；Ⅱ度痉挛，痉挛肌肉波及整个骨盆的肌群；Ⅲ度痉挛，痉挛肌肉波及臀部肌群；Ⅳ度痉挛，除会阴部、整个骨盆和臀部肌群痉挛以外，痉挛肌肉还波及双大腿内收肌群、全身肌肉，甚至大喊大叫。阴道痉挛大多为心理因素所致，如对性交的害怕、厌恶、紧张、不自愿等。少部分病人可有盆腔及生殖器官的器质性病变。对心理因素引起阴道痉挛者，应先教会其全身放松消除恐惧，然后采用感觉集中训练法治疗。

6. 性交疼痛

性交疼痛（coital pain）是指在阴道、子宫或附件无器质性病变的情况下，当阴茎插入阴道而引起阴道局部或下腹部疼痛，称为性交疼痛。多由心理因素导致，如在女方紧张、焦虑、无性欲情况下进行性交，致阴道不润滑而产生疼痛。如有器质性病变，则治疗原发疾病。应加强性交前心理准备工作，使阴道润滑，也可使用阴道润滑剂。

近年来有关性学研究的两项重大进展为：一是性功能障碍已成为主要健康问题之一，越来越受到重视；二是“伟哥”（Viagra）的发现，引发了性功能障碍治疗的一场革命，成功地恢复了无数男性的勃起功能，对女性性功能障碍的治疗也在研究中。但“伟哥”也有其局限性，不仅价贵，同时还可产生如头痛、脸红、消化不良等副作用，而且“伟哥”并没有显著提高16%～44%的男性和多达82%的绝经后女性的性功能。

二、性变态

性变态（paraphilia）是指有异常性行为的性心理障碍。有多种表现形式，比如，对常人不引起性兴奋的某些物体或情境有强烈的性兴奋作用；采用不同于常人的异常性行为方式满足性欲；或有变换自身性别的强烈欲望。值得注意的是，不以对方生殖器而以口腔、肛门及其他躯体部位作为满足性欲的方式，不属于性行为障碍，其性行为方式仍属于正常范围，但易造成感染及括约肌功能障碍，不予提倡。性变态主要有以下三种类型：（1）性指向障碍，如同性恋、恋童癖、恋尸癖、恋兽癖、自恋癖、恋物癖、异装癖等；（2）性偏好障碍，如露阴癖、窥阴癖、色情狂、施虐狂、受虐狂、摩擦癖等；(3) 性别认同障碍，如易性癖等。

1. 同性恋

同性恋（homosexuality）是指以同性为满足性欲的对象。同性恋是最常见的一种性变态，可发生于各年龄组，以未婚青少年多见，男性多于女性。Kinsey 1953 年提出了同性恋、异性恋间的7级标准及其发生比率为：(1) 单一的异性恋；(2) 异性恋占主导，偶尔同性恋；(3) 异性恋占主导，有多次同性恋经验；(4) 异性恋与同性恋几乎相等；(5) 同性恋占主导，有多次异性恋的经验；(6) 同性恋占主导，偶尔异性恋；(7) 单一的同性恋。

在正常生活情况下，同性恋对同性持续表现性爱倾向，对异性缺乏或减弱性爱倾向，但也可有正常的性行为。同性恋的性爱方式有口淫、肛交、手淫、性摩擦等。在性活动中扮演男性角色者称为主动型，扮演女性角色者称为被动型。根据对异性的态度，同性恋分为绝对型和相对型：绝对型同性恋者只对同性有性要求而厌恶异性；相对型同性恋者对同性和异性都有性要求，当与异性结婚后同性恋行为可得到纠正。

对同性恋是否属于病态，目前世界各国学者的观点尚未统一，美国等西方学者认为是正常现象，即同性恋与异性恋没有什么区别。但从医学观点来看，应明确：(1) 同性恋是一种变态的性心理，应予以纠正；(2) 部分同性恋者，特别是单一的同性恋，女性主动型者多有染色体异常或内分泌异常或脑的发育障碍，应予以治疗；(3) 男性同性恋者进行肛交时，可引起肛门直肠疾患、梨形鞭毛虫病，阿米巴病、肝炎、艾滋病等。

因治疗较困难，对同性恋应防重于治。儿童期同性恋较易治疗，青春期后则较困难，对大多数同性恋者应尽量劝其结婚。可采用精神分析疗法、认知行为疗法等。

2. 露阴癖

露阴癖(exhibitionsm)是仅次于同性恋的常见性变态。多见于男性，国外报道偶有女性露阴癖。具体表现为：反复出现在陌生异性面前暴露其生殖器，以达到满足性兴奋的强烈欲望，可同时伴有手淫，但对此陌生异性并无进一步的性要求。如果对方惊叫逃跑，病人会有性快感体验；如果对方赶来追捕，则自己立即逃跑。发生场合大多在马路阴暗处和容易逃跑之处，发生时间大多在清晨或晚间行人稀少之时。如有一群女子走过，则一般不敢露阴。

露阴癖这种性变态行为尽管不是精神病，却是有悖于社会秩序的行为。因此，一旦发生，应具有相应的责任能力，同时也应对病人进行心理治疗，如行为纠正、认知转变、厌恶条件反射等。

3. 恋物癖

恋物癖（fetishism）是指以非生物性物体作为激发性欲的惯用和偏爱方式。所恋物体多为女性头发、内裤、乳罩、鞋子等贴身用品。初发于性成熟期，几乎仅见于男性，且多为非同性恋者，偶见于同性恋者。恋物癖者大多窃取、收集所恋物品，常常达到迫不及待、千方百计、不择手段的程度。

部分少年恋物癖者到成年结婚具有正常两性关系之后，症状自行消失。而单身者、正常性生活受到阻碍的残疾人、痴呆者，预后不佳。

异性装扮癖通过穿着异性服装引起性快感，属于恋物癖的一种类型。颇多异性装扮癖者，在幼年时父母有意无意给予异性装扮，到发育时使其心理发展受阻，可进行心理治疗。

4. 窥阴癖

窥阴癖（voyeurism）是指寻找各种机会偷看异性下身、裸体状态或偷看他人性活动过程，作为满足性欲的偏爱方式。只见于成年男性。至于未成年人出于好奇心，偶尔偷看异性生殖器，不应作此诊断，一旦成年结婚后，不会再出现此种行为。

许多成年人如果看见他人性交，也会引起性兴奋。与此不同的是，窥阴癖者周期性出现对窥阴的强烈欲望，勉强抑制时则明显焦虑不安,而窥视之后即获得性满足。窥阴癖者大多性格内向、害羞,缺乏接近女性的交际手段,正常性生活可能有障碍而有窥阴的强烈欲望,往往冒险潜入女厕所、女浴室、女卧室,被窥视的对象可能始终不觉。有的病人在窥视的当时手淫,有的通过回忆与手淫,得到性满足,可用行为疗法或其他心理疗法治疗。

5. 性施虐癖、性受虐癖

性施虐癖(sadism)是指在性生活的同时,向性对象施加肉体上或精神上的痛苦,以达到性快感的惯用或偏爱的方式。性受虐癖(masochism)是指在性生活的同时,要求对方给自己施加肉体上或精神上的痛苦,作为获得性快感的惯用或偏爱方式。在一对配偶中,大多一方有此怪癖,另一方心理健康,被迫配合。

应当鉴别的是,在性生活中,对配偶偶尔施加轻度的口咬、拧掐等,造成对方疼痛以增加性快感,这种现象在动物与人类均不少见,不属于变态行为。

性施虐癖者采取鞭打、绞勒、撕割对方躯体,造成对方明显痛苦,致伤致残甚至致死。有的掐住对方的脖子,窒息后性交,有的奸尸、碎尸,手段极为残忍。这种病人往往自幼即有虐待动物与兽奸行为,成年后虐待性配偶或妓女的行为逐步升级,可成为色情杀人狂,是性犯罪中最危险的一种。必须及时发现,依法制裁。性受虐癖是以被鞭打、践踏、捆绑、绞勒或精神上受罪,作为获得性快感所偏爱的方式。多见于女性异性恋者,偶见于男性和同性恋者。

6. 易性癖

易性癖(transsexualism)是指心理上对自身性别的认定与生理上的性别特征恰好相反,持续存在改变自身性别的解剖生理特征以达到转换性别的强烈欲望,其性爱倾向为单一同性恋。男女均有,幼年时常以异性打扮,声音、行为、爱好都效仿异性。为改变自己性别,强烈要求改变自己的外生殖器,并注射异性性激素。无生殖器官解剖生理畸形和内分泌异常现象。

7. 摩擦癖

摩擦癖（frotteurism）是指在拥挤场合或乘人不备时，以身体某一部位（常为阴茎）摩擦或接触异性身体的某一部位，以达到性兴奋。仅见于男性。

此外，还有以禽类或兽类动物作为满足性欲的对象的恋兽癖；有以死尸为满足性欲对象的恋尸癖；有以儿童为满足性欲对象的恋童癖；有以吸吮异性血液或食取异性大小便来获得性快感的嗜血癖、嗜粪（尿）癖；还有窒息自淫癖，如用塑料袋套住头部，造成缺氧状态，同时手淫获得性快感。这些异常性行为都属于性行为障碍。

目前，对性变态尚缺乏有效的预防和治疗措施。一般来说，对性变态主要选择心理治疗，对恋物癖和异装癖采用厌恶疗法有效，对易性癖选择手术治疗应谨慎，因为手术后随访表明与非手术治疗的预后相似。

对性变态者，有一些错误认识必须澄清：①他们大多数性欲低下甚至不能进行正常的性生活，并非性欲亢进的淫乱之徒；②他们不都是道德败坏、流氓成性的人，大多数病人一般社会生活适应良好，工作尽责，性格内向、害羞、文雅，具有正常的伦理观念，即使性行为障碍触犯社会规范，事后也多有悔咎之心；③他们没有突出的人格障碍，除单一的性行为障碍所表现的变态行为屡教不改外，一般都没有其他反社会行为。如同性恋者，其他各方面表现与常人无异，并不符合人格障碍的诊断标准；④他们寻求性欲满足的异常行为方式，自己有充分的辨认能力和控制能力（控制能力可有减弱），因此法律上评定有完全行为能力与责任能力。

思 考 题

1. 什么是心理障碍？如何对心理障碍进行判断？
2. 常见的心理过程障碍有哪些？各有哪些特点？
3. 人格障碍有哪些类型？各有何特征？
4. 如何认识性功能障碍和性变态？

第七章　常见精神疾病

精神疾病通常分为“器质性”精神障碍和“功能性”精神障碍两大类。器质性精神障碍是指由于脑部疾病或躯体疾病引起的精神障碍。但器质性与功能性的区分只是相对的、有条件的。然而，随着科技的发展和研究的深入，发现许多“功能性”精神障碍也有神经系统的病理变化。

第一节　脑器质性精神障碍

脑器质性精神障碍是指由脑部疾病导致的精神障碍，包括脑变性疾病、脑血管病、颅内感染、脑外伤、脑肿瘤、癫痫等所致精神障碍。

一、阿尔茨海默病

阿尔茨海默病（Alzheimer's disease，AD）是一组病因未明的原发性退行性脑变性疾病。多起病于老年期，潜隐起病，病程缓慢且不可逆，临床上以智能损害为主。病理改变主要为大脑皮质弥漫性萎缩，沟回增宽，脑室扩大，神经元大量减少等。多有同病家族史，病情发展较快，常有失语和失用。

（一）流行病学

阿尔茨海默病的发病率与年龄呈正相关，女性多于男性。20世纪80年代以来，世界各国65岁以上的老年人中痴呆的患病率约为5%。患病率随着年龄增加而升高，80岁以上的患病率可达

20%以上。阿尔茨海默病的发病危险因素包括：年老、痴呆家族史、脑外伤史、抑郁症史、低教育水平等。

(二) 临床表现

阿尔茨海默病通常起病隐匿，为持续性、进行性病程，无缓解，由发病至死亡平均病程约8~10年。根据疾病的发展和认知功能缺损的严重程度，阿尔茨海默病可分为轻度、中度、重度。

1. 轻度

近记忆障碍常为首发及最明显症状，如经常丢失物品，忘记重要的约会及已许诺的事；学习新事物困难，看书读报后不能回忆其中的内容；计算能力减退，很难完成简单的计算；思维迟缓，思考问题困难，特别是对新的事物表现出茫然难解。早期对自己记忆问题尚有一定的自知力，经常作记录，力求弥补和掩饰。随着记忆力和判断力减退，对较复杂之工作不能胜任，但尚能完成已熟悉的日常事务，个人生活基本能自理。

病人往往在患病早期就出现人格改变，变得缺乏主动性，活动减少，孤独，自私，对周围环境兴趣减少，对周围人较为冷淡，情绪不稳，对新的环境难以适应。

2. 中度

记忆障碍日益严重，对刚发生的事情也遗忘，丢三落四；忘记自己的家庭住址及亲友的姓名，但尚能记住自己的名字；不能回忆自己的工作经历，甚至不知道自己的出生年月；容易迷路走失，不能分辨地点；言语功能障碍明显，讲话无序，内容空洞，不能列出同类物品的名称，继之对常见物品的命名亦困难。常出现失认和失用症状。失认以面容认识不能最常见，不认识自己的亲人和朋友，甚至不认识镜子中自己的影像；失用表现为不能正确地以手势表达，无法做出连续的动作，如刷牙、穿衣。病人已难以完成家务劳动，甚至生活都不能自理。

病人情绪波动不稳，因找不到自己放置的物品，而怀疑被他人偷窃，或因强烈的嫉妒心而怀疑配偶不贞，可伴有片段的幻觉和睡眠障碍，白天思睡、夜间不宁。还可出现行为紊乱，如常拾捡破烂、藏污纳垢，乱拿他人之物，有时出现攻击行为。

3. 重度

记忆、思维及其他认知功能皆严重受损。忘记自己的姓名和年龄，不认识亲人。语言表达能力退化，自发言语，单调反复，内容不可理解，最终丧失语言功能。活动逐渐减少，并逐渐丧失行走能力，最终只能终日卧床，大、小便失禁。晚期可出现肌张力增高，肢体屈曲。

病程呈进行性，（一般经历 8～10 年），最后发展为严重痴呆，常因褥疮、骨折、肺炎、营养不良等继发躯体疾病或衰竭而死亡。自发缓解或自愈罕见。

（三）辅助检查

脑电图变化无特异性。CT 检查显示皮质性脑萎缩和脑室扩大，伴脑沟裂增宽。由于很多正常老人及其他疾病同样可出现脑萎缩现象，且部分阿尔茨海默病病人并没有明显的脑萎缩，所以不可只凭脑萎缩诊断阿尔茨海默病。

（四）诊断与治疗

先根据临床表现做出痴呆的诊断，然后结合病史、病程特点、体格检查及神经系统检查、心理测试与辅助检查进行综合分析，排除其他原因引起的痴呆，才能诊断为阿尔茨海默病。阿尔茨海默病评定量表是国际通用的测试工具。

阿尔茨海默病的治疗包括药物治疗与非药物治疗。但药物治疗的疗效尚不确切。胆碱酯酶抑制剂有一定改善记忆障碍的作用，如多那培佐（商品名为安理申）对约 1/3 的病人有效，可使认知功能改善，但不能痊愈。

阿尔茨海默病是大脑的一种原发性退行性变性病。其特征是认知功能（包括记忆、思维、综合、计算、语言、学习和判断能力）的进行性减弱；其发病是以不知不觉加剧的方式，且是一个缓慢恶化的过程。本病应和与年龄相关的认知功能的正常减弱相区别。目前对阿尔茨海默病还不可能实行一级预防。对阿尔茨海默病治疗研究的中心目标包括：确定延缓发病的因素；降低病程的进展速度；改善疾病的症状。

二、血管性痴呆

血管性痴呆（vascular dementia，VD）是指由于脑血管病变导致的痴呆，过去称为多发性梗死型痴呆（multi－infarct dementia），近年经病理形态学研究发现，除了多发性脑梗死性病变外，还有其他脑血管病变，故现改称为血管性痴呆。

（一）临床表现

发病率与年龄有关，男性多于女性。导致血管性痴呆的危险因素尚不清楚，通常认为与高血压、冠状动脉疾病、房颤、糖尿病、高血脂、吸烟、高龄等有关。

起病相对较急，多出现夜间精神紊乱，人格改变较少见。早期自知力尚存，可伴有抑郁、情绪不稳、情感失控等。有短暂性脑缺血发作的病史或有脑血管障碍危险因素病史者，可发现局灶性神经系统症状和体征。

（二）预防与治疗

首先要控制引起血管性痴呆的危险因素，如高血压、高血脂、糖尿病、吸烟、酗酒和肥胖等。同时要注意其他危险因素，如房颤、颈动脉狭窄等。

目前尚无特效药。血管舒张剂、脑代谢药、神经保护剂等在临床上的疗效都不甚肯定。对伴发精神症状和行为障碍者应给予相应的治疗。

三、癫痫性精神障碍

癫痫（epilepsy）是一种常见的神经系统疾病。

（一）临床表现

1. 发作前精神障碍（先兆或前驱症状）

前驱症状发生在癫痫发作前数小时至数天，通常仅持续数秒，很少超过1分钟。不同病人表现不同，但同一病人每次发作前的先兆往往相同。表现为易激惹、紧张、失眠、坐立不安，甚至极度抑郁，症状通常随癫痫发作而终止。

2. 发作时精神障碍

（1）自动症（epileptic automatism）　指发作时或发作刚结束时出现的意识混浊状态，病人在无意识中可完成简单或复杂的动作和行为。绝大多数（80%）持续时间少于5分钟，少数可长达1小时。

自动症发作前常有先兆，如头晕、流涎、咀嚼动作、躯体感觉异常、陌生感等。发作时突然目瞪口呆、意识模糊、无意识地重复如咀嚼、咂嘴等动作。事后病人对这段时间发生的事情完全遗忘。

（2）神游症（fugue）　少见，历时可达数小时、数天甚至数周。意识障碍程度较轻，行为异常，对周围环境有一定感知能力，病人表现为无目的外出漫游，可出远门，还能从事协调的活动，如购物、简单交谈。发作后遗忘或回忆困难。

（3）朦胧状态（twilight state）　表现为意识障碍，伴有情感和感知觉障碍，如恐怖、愤怒等，也可出现情感淡漠、思维及动作迟缓等。发作突然，常持续一至数小时，有时可长达一周以上。

3. 发作后精神障碍

发作后病人可出现自动症、朦胧状态，或产生短暂的偏执、幻觉等症状，通常持续数分钟至数小时不等。

4. 发作间精神障碍

人格改变较为常见，与脑器质性损害、社会心理因素、癫痫发作类型、长期使用抗癫痫药及病人原有人格特征等因素有关。表现为人际关系紧张、敏感多疑、思维粘滞等。

长期、严重的癫痫病人会出现记忆衰退、注意困难、判断能力下降和行为障碍。癫痫病人的自杀率是常人的4~5倍，因此，应注意预防自杀。

(二) 诊断和治疗

除详细收集病史外，躯体和神经系统与脑电图检查十分重要，必要时可做脑部CT、核磁共振等检查。

癫痫的一般治疗原则：依据癫痫的类型来选择药物，同时应考虑到药物的副作用。尽可能单一用药，定期进行血药浓度监测。

癫痫性精神障碍的治疗，应在治疗癫痫的基础上，根据精神症状选用药物，注意选择致癫痫作用较弱的药物。

癫痫是普通人群中最常见的脑部障碍。癫痫的病因包括遗传因素、脑损伤、感染和寄生虫病、中毒等。囊虫病、血吸虫病、弓形虫病、疟疾和结核性及病毒性脑炎是发展中国家癫痫常见的感染性原因。大多数癫痫患者脑部除脑电图的变化外无明显异常，少数可能伴有脑损伤，并同时有躯体功能障碍。全球大约有3700万原发性癫痫患者，加上其他疾病或损伤引起的癫痫，共有约5000万癫痫患者。除了躯体和精神上的残疾外，癫痫常给个人和家庭带来严重的社会心理后果，如影响患者本人参与许多正常的活动，包括教育、婚姻、工作和运动。

四、颅内感染所致精神障碍

颅内感染可分别位于蛛网膜下腔（脑膜炎）、脑实质（脑炎），或局限于脑、脑膜并形成包围区域（脑脓肿）。

（一）病毒性脑炎

病毒性脑炎是由病毒直接感染所致，如流行性乙型脑炎、腮腺炎病毒性脑炎。多为急性或亚急性起病，部分有上呼吸道或肠道感染史。急性起病者常有头痛、疲惫、可伴脑膜刺激征，部分病例可有轻、中度发热。多数病人在早期有意识障碍。精神症状可以是首发症状，也是主要临床表现，可表现为精神运动性抑郁或精神运动性兴奋，而精神运动性抑郁症状较多见。还可有视听幻觉、各种妄想等，同时伴有记忆、计算、理解能力减退。癫痫发作相当常见。有的可出现肢体瘫痪、舞蹈样动作、扭转性斜颈、震颤等各种不随意运动。脑神经损害并不少见，如眼球运动障碍、面肌瘫痪、吞咽困难、舌下神经麻痹等。自主神经症状以多汗为常见，伴有面部潮红、呼吸增快等。其他如瞳孔异常、视盘水肿、眼球震颤、共济失调和感觉障碍都可见到。

实验室检查可见血白细胞总数增高。脑脊液检查压力增高，白细胞和（或）蛋白质轻度增高。脑电图检查大多呈弥漫性改变或在弥漫性改变的基础上出现局灶性改变，且随临床症状好转而恢复正常，对诊断本病有重要价值。CT 检查可排除脑脓肿和颅内肿瘤，但核磁共振检查却能更准确找出发病初期的变化从而对症下药。本组疾病一般预后较好。重型病例的死亡率为 22.4% ~60%。一部分存活者遗留轻重不等的神经损害体征或高级神经活动障碍。复发率约为 10%。

在患病初期进行抗病毒治疗，能有效降低脑炎病人的死亡率。另外，对症治疗（如降温、脱水）、合并激素治疗、支持疗法（如补充液体、加强护理等）也十分重要。

（二）脑膜炎

1. 化脓性脑膜炎

常见病原菌有脑膜炎双球菌、链球菌、葡萄球菌、流感杆菌、大肠杆菌等。起病急，可表现为头痛、发热、呕吐、怕光、易激惹、癫痫发作等。病人可有意识障碍，如嗜睡、昏睡甚至昏迷，可伴有幻觉、精神运动性兴奋等。颈部强直及克氏征阳性是诊断的重要依据。治疗以抗生素为主，配合对症治疗和支持疗法。

2. 结核性脑膜炎

由结核杆菌侵入脑膜引起。早期以情感症状为主，如情绪不稳、易激惹等。随后可有发热、头痛、呕吐、意识障碍、脑膜刺激征和脑神经损害等症状。常由于起病隐匿，发热轻微及颈部强直不明显，较易误诊。大多数病人可在接受治疗后复原，可残留认知障碍、人格改变等，以抗结核药物治疗为主。

3. 脑脓肿

主要由葡萄球菌、链球菌、肺炎链球菌、大肠杆菌等病原体，经血液或由头部感染灶直接蔓延入脑而引起。典型症状包括头痛、呕吐和谵妄。部分脓肿可潜伏多月才出现病征，此期间病人常感到头痛、疲倦、食欲差、体重下降、便秘、偶有发冷、抑郁和易激惹。不同部位的脓肿会有不同的症状，比如，额叶脓肿可表现为记忆障碍和人格改变，颞叶脓肿可造成言语障碍，等等。脑脊液检查对诊断有帮助，但脓肿较大者可有颅内高压，腰穿有一定风险，最好进行 CT 或核磁共振检查。

治疗以抗生素控制感染、消除颅内高压、治疗原发病灶为主，有时需考虑穿刺抽脓和脓肿切除术。70%的病人康复后可出现癫痫发作，所以病愈后应继续服用抗癫痫药至少 5 年。

颅内感染性疾病以病因治疗为主，对症处理为辅。抗病毒治疗可选用阿昔洛韦；抗炎抗水肿治疗，可选用激素和脱水剂，同时辅以ATP、辅酶A等促进能量代谢药；精神症状的处理应慎重，以小剂量缓慢加药为主，兴奋躁动者可选用氟哌啶醇、奋乃静等；对有慢性认知功能障碍者，可选用促智药、神经营养药等。

五、颅脑外伤所致的精神障碍

颅脑外伤甚为常见，且颅脑外伤后精神障碍十分普遍。

（一）临床表现

1. 急性精神障碍

（1）意识障碍　头部外伤轻微者意识障碍持续数秒至数十分钟不等。严重受创者若丧失意识时间超过数小时，完全康复的可能性降低。

（2）脑外伤后急性精神障碍　昏迷病人会经过一段意识模糊和智能下降的阶段，才能完全恢复正常，这类情况称为外伤后精神混乱状态。除智能障碍外，还可表现易疲劳、精神萎靡、行为冲动或出现谵妄状态。

（3）记忆障碍　脑外伤后遗忘分为顺行性遗忘和逆行性遗忘。顺行性遗忘常持续数分钟至数周不等；逆行性遗忘常只有数秒至数分钟，但伤势严重者可达数天至数周或更长。

临床上，脑外伤后遗忘的长度可作为评估脑外伤严重程度的一个指标，即脑外伤后遗忘愈长，脑损伤便愈严重。

2. 慢性精神障碍

（1）智能障碍　严重的脑外伤可引起遗忘综合征甚至痴呆。对于闭合性脑外伤者，如果脑外伤后遗忘长度在24小时以内，智力多能完全恢复；若脑外伤后遗忘长度超过24小时，情况便不容乐观。年长者和优势半球受伤者发生智能障碍的机会较大。

(2) 人格改变　一般表现为情绪不稳、焦虑、抑郁、易激惹，也可变得孤僻、冷漠、自我中心、丧失进取心等。

(3) 脑外伤后精神病性症状　部分病人经过一段时间后会出现精神病性症状，如精神分裂症样症状与情感症状等。脑外伤可直接导致精神症状，也可对有精神病素质者起诱因作用，但有些病人的精神病和脑外伤并无直接关系。一般而言，脑外伤和精神症状出现相隔愈久，两者直接因果关系的几率便愈低。

(4) 脑震荡后综合征　这是各种脑外伤后最普遍的慢性后遗症。主要表现为头痛、眩晕、注意力不集中、记忆减退、对声光敏感、疲乏、情绪不稳及失眠等。目前认为器质性与非器质性因素都可导致此综合征。

(二) 治疗

颅脑外伤急性阶段的治疗主要由神经外科处理。危险期过后，对有精神症状的病人，应积极给予抗精神病药物（如抗抑郁药、抗焦虑药）治疗。智能障碍者应首先进行神经心理测试，再订出康复训练计划。对人格改变者进行行为治疗，可有一定作用。

脑震荡综合征是指头部受暴力打击后，即刻发生的脑一时性功能障碍，病理检查和神经系统无明确的器质性改变。临床表现：①短暂的意识丧失，昏迷时间不超过半小时；②事后遗忘，对受伤前和受伤情景不能回忆；③可出现头昏、头痛、失眠、易激惹、情绪不稳等。脑震荡后综合征是颅脑损伤后的常见并发症，多在颅脑损伤的恢复期出现，其发生可能与病前状况、患者的神经症素质倾向、心理社会因素等有关。

第二节 躯体疾病所致精神障碍

一、概述

躯体疾病所致精神障碍是由脑以外的躯体疾病，如躯体感染、内脏器官疾病、内分泌障碍、营养代谢障碍性疾病等，引起脑功能紊乱而产生的精神障碍。躯体疾病所致精神障碍的主要发病机制常为毒素作用、能量供应不足、神经递质改变、缺氧、酸碱平衡紊乱等。

（一）临床特征

1. 精神障碍与原发躯体疾病的病情在程度上有平行关系，在时间上常有先后关系。

2. 躯体疾病常引起意识障碍，慢性躯体疾病常引起智能障碍和人格改变。在急性期、慢性期、迁延期均可叠加精神病性症状、情感症状、神经症症状等。

3. 精神障碍缺少独特症状，同一疾病可表现出不同的精神症状，不同疾病又可表现出类似的精神症状。

4. 治疗原发疾病及处理精神障碍，可使精神症状好转。

（二）诊断依据

1. 有躯体疾病的依据，并且已有文献报道这种躯体疾病可引起精神障碍。

2. 有证据显示精神障碍系该躯体疾病导致，比如，躯体疾病与精神障碍在发生、发展、转归等方面，有时间上和程度上的密切关系。

3. 精神障碍的表现不典型，难于构成典型的功能性精神障碍的诊断。比如，病人在老年时才出现精神分裂症症状，或抑郁伴不常见的症状，如幻嗅、幻触等。

（三）治疗原则

1. 病因治疗

首先必须治疗原发的躯体疾病，停用可能引起精神障碍的药物等。

2. 支持治疗

纠正酸碱平衡失调及水、电解质紊乱；补充营养、维生素和水分。

3. 控制精神症状

因年龄、躯体疾病、药物间的相互作用等原因，对于躯体疾病所致精神障碍的病人，使用精神药物要慎重，起始剂量应更低，剂量应逐渐增加，而当症状稳定时，应考虑逐渐减量。对存在攻击行为或行为紊乱的病人，可考虑短期使用抗精神病药物。抑郁者可用抗抑郁药，但需注意药物的副作用。严重失眠和焦虑的病人，可以短期、小量使用抗焦虑药。

4. 护理

宁静而安全的环境，防止意外发生，注意预防褥疮和其他并发症等。

二、躯体感染性疾病所致精神障碍

躯体感染所致精神障碍指由病毒、细菌、螺旋体、真菌、原虫或其他病原体引起的躯体感染所致的精神障碍，而病原体没有直接感染颅内，如肺炎、细菌性心内膜炎等。

多数躯体感染者出现的精神障碍症状较轻微且短暂，如难于集中注意力、轻度意识障碍、焦虑、抑郁、失眠、嗜睡、精神疲乏等，仅少数病人出现较严重的精神障碍。

三、内分泌障碍所致精神障碍

1. 皮质醇增多症

皮质醇增多症（hypercortisolism）系双侧肾上腺皮质增生和肾上腺皮质瘤导致糖皮质激素分泌过多，并伴有盐皮质激素与雄性激素分泌过多。半数以上的皮质醇增多症病人存在精神症状，以抑郁最常见。部分病人可出现幻觉、妄想和人格改变。

2. 甲状腺功能亢进症

甲状腺功能亢进症（hyperthyroidism）是由甲状腺激素分泌过多所致。女性比男性多见，好发于20～30岁的女性。精神症状主要表现为精神运动性兴奋，包括失眠、话多、易激惹、烦躁等，严重者可出现幻视、幻听和被害妄想等。当病人经过治疗甲状腺功能正常时，抑郁和焦虑症状常不需要治疗即可消失。精神症状持续者应给予精神药物治疗。

3. 甲状腺功能减退症

甲状腺功能减退症（hypothyroidism）病人的甲状腺激素浓度低于正常。病人常有抑郁表现：言语缓慢、反应迟钝、记忆力减退和注意力不集中，严重者出现淡漠、退缩和痴呆，“黏液水肿性精神失常”综合征可伴有幻觉和妄想。经甲状腺素替代治疗后，躯体和精神症状均可以缓解。严重抑郁者需抗抑郁治疗。

四、结缔组织疾病所致精神障碍

1. 类风湿性关节炎

类风湿性关节炎（rheumatoid arthritis）导致的关节功能障碍，常使病人的工作、家庭生活和性生活等方面受限，由此可引起情绪障碍，如焦虑、抑郁和对治疗的不合作等。治疗类风湿性关节炎的药物也可导致精神症状，如糖皮质激素可引起情绪不稳、睡眠障碍、谵妄和精神病性症状，且症状与药物的剂量相关。

2. 系统性红斑狼疮

系统性红斑狼疮（systemic lupus erythematosus，SLE）是一种病因不明、反复发作的疾病，常有多器官受累。当本病累及中枢神经系统时，可产生神经精神症状，表现为意识混浊、谵妄，伴有偏执性妄想、幻觉、情感紊乱、运动障碍等，甚至发展为痴呆。

五、内脏器官疾病所致精神障碍

1. 肝性脑病

肝性脑病（hepatic encephalopathy）是指因严重肝病导致的神经精神障碍。成因包括暴发性肝炎、慢性肝炎、肝硬化和肝癌后期。初期可有欣快、情感淡漠两种主症，伴有乏力、迟钝等，并有嗜睡。继而可表现为意识障碍、认知功能减退、记忆障碍，可出现谵妄和幻觉。后期以昏睡、神经系统体征及精神症状为主。若病情不能控制，可出现昏迷。

本病尚无特殊疗法，治疗时应采用综合措施。由于肝功能损害，对药物的代谢功能减弱，原则上不使用抗精神病药物，需要使用时也当慎重。

2. 尿毒症

尿毒症（uremia）是由急性或慢性肾功能衰竭导致的以多种代谢紊乱为特征的一种疾病，体内含氮代谢产物等有毒物质聚集。精神症状可表现为意识障碍、类躁狂、类抑郁、类神经症症状，慢性尿毒症者可出现逐渐加重的智能障碍。

治疗时，以治疗原发疾病为根本，精神药物应选择对肾脏毒性小的药物。

滥用致依赖性药物可引起多种精神障碍。按药理学特性可将致依赖性药物分为四类：①中枢神经抑制剂　包括阿片类（如海洛因、吗啡、度冷丁等）、酒类、巴比妥类、苯二氮卓类；②中枢神经兴奋剂　包括苯丙胺类（如冰毒、摇头丸）、可卡因、烟草、含咖啡饮料；③致幻剂　包括大麻、麦角二乙胺、苯环己哌啶等；④挥发性溶剂　包括丙酮、四氯化碳、某些溶媒等。值得注意的是，一些非依赖性物质如某些药物（肾上腺皮质激素、异烟肼等）、有机化合物（如苯、汽油、甲醇、有机磷农药等）、一氧化碳、重金属（如铅、汞、锰等）及有毒食物（主要指有毒蘑菇）等，进入体内后直接作用于中枢神经系统，可引起认知障碍、情感障碍、精神病症状、神经症症状、人格改变和社会功能受损。

第三节　精神分裂症

精神分裂症（schizophrenia）是一组病因未明的、以精神活动和环境不协调为特征的、具有思维、情感、行为等多方面障碍的精神疾病。多起病于青壮年，常起病缓慢，病程迁延。

20世纪，深受弗洛伊德学说影响的瑞士医生 E Bleuler 从心理学角度分析了精神分裂症的病理现象，他认为这一疾患的本质是由于病态思维过程所导致的人格分裂，首次将“精神分裂症”这一术语引入精神病学。

随着生物学技术的进步，脑科学研究方兴未艾，近年来精神分裂症已成为分子遗传学、神经病理学、神经生化、神经免疫学的研究焦点。

一、流行病学

精神分裂症可见于各种社会文化和各个社会阶层中，在成年人口中的终生患病率在1%左右。但在世界不同地区患病率的差异可以很大，总的来看，发展中国家的平均患病率要低于发达国家。这种差异除了地域、种族、文化等因素之外，诊断标准的采用与掌握上的不一致也是相当重要的原因。1993年全国流行病学调查资料显示我国精神分裂症的终生患病率为6.55‰。大部分调查资料提示在我国女性患病率高于男性，城市患病率高于农村。同时发现，无论城乡，精神分裂症的患病率均与家庭经济水平呈负相关。我国目前有近700万人罹患精神分裂症。

精神分裂症的发病高峰集中在成年早期这一年龄段，男性为15~25岁，女性稍晚。精神分裂症的慢性病程导致病人逐步脱离正常生活的轨道，个人生活陷入痛苦和混乱。有50%的病人曾试图自杀，10%的病人最终死于自杀。

二、病因及发病机制

精神分裂症的发病与以下因素有关：

1. 遗传因素

国内外有关精神分裂症的家系调查，发现本病患者近亲中的患病率要比一般人群高数倍，且血缘关系越近，发病率越高。双生子研究发现同卵双生的同病率是异卵双生的4~6倍。寄养子研究发现精神分裂症母亲所生子女从小寄养出去，生活于正常家庭环境中，成年后仍有较高的患病率，提示遗传因素在本病发病中的主要作用。

2. 大脑结构的异常

选取典型病例进行尸解研究，发现患者大脑中前颞叶、额叶存在脑组织萎缩。CT发现精神分裂症患者脑室扩大和大脑沟回增宽。用正电子发射成像术在活体身上研究大脑功能活动，发现患者存在额叶功能低下。

3. 神经生化方面的异常

(1) 多巴胺假说　20世纪60年代提出了精神分裂症的多巴胺假说，即认为精神分裂症患者中枢多巴胺功能亢进。经典抗精神病药物均是通过阻断多巴胺受体发挥治疗作用的。研究还进一步证实传统抗精神病药物的效价与多巴胺受体的亲和力有关。

(2) 氨基酸类神经递质假说　谷氨酸是皮层神经元重要的兴奋性递质，中枢谷氨酸功能不足可能是精神分裂症的病因之一。谷氨酸受体拮抗剂可在受试者身上引起幻觉、妄想，也会导致情感淡漠等症状。抗精神病药物的作用机制之一就是增加中枢谷氨酸功能。

(3) 5－羟色胺假说　早在1954年Wolley等就提出精神分裂症可能与5－羟色胺代谢障碍有关的假说。5－羟色胺受体可能与情感、行为控制及多巴胺调节释放有关。非典型抗精神病药物氯氮平、利培酮、奥氮平等除了对中枢多巴胺受体有拮抗作用外，还对5－羟色胺受体有很强的拮抗作用。

4. 子宫内感染与产伤

母孕期曾患病毒感染者及产科并发症高的新生儿，成年后发生精神分裂症的比例高于对照组。

5. 神经发育异常

英国的一项研究发现精神分裂症患者在童年期学会行走、说话的时间均晚于正常儿童，言语能力和运动协调能力较差。与同伴相比，智商较低，在游戏活动中更愿独处，回避与其他儿童的交往。据此，他们提出了精神分裂症的神经发育假说：由于遗传的因素和母孕期或围生期损伤，在胚胎期大脑发育过程就出现了某种神经病理改变，导致心理整合功能异常。其即刻效应并不显著，但随着进入青春期或成年早期，在外界环境因素的不良刺激下，会不可避免地出现精神分裂症的症状。

6. 社会心理因素

精神分裂症除与社会阶层、经济状况有关外，大多数精神分裂症患者的病前性格多表现为内向、孤僻、敏感多疑。国内调查发现，精神分裂症发病有精神因素者占40%～80%。目前没有证据表明精神因素就是病因，但精神因素对精神分裂症的发生可能起到了诱发作用。

精神分裂症是个非常复杂的疾病，涉及的范围非常广，上述学说仍在假说阶段，仍无最后定论。

三、临床表现与分型

（一）临床表现

1. 感知觉障碍

精神分裂症最突出的感知觉障碍是幻觉，以幻听最为常见。幻听内容多半是争论性的或评论性的。幻觉体验可以非常具体、生动，也可以是朦胧模糊，病人会在幻觉的支配下做出违背本性、不合常理的举动。

2. 思维联想障碍

思维散漫、破裂、贫乏、不合逻辑，或出现病理象征性思维，或思考一些无意义的问题。多有妄想，且妄想荒谬离奇，脱离现实，不系统，也不固定。

3. 情感障碍

情感淡漠、迟钝，对外界缺乏反应，常独居一处，不主动与环境接触。可傻笑或哭笑无常，情感与环境不协调，甚至可情感倒错。

4. 意志与行为障碍

意志减退或缺乏，活动言语减少，精神萎靡。可表现为紧张、木僵、违拗、冲动、刻板或模仿动作。生活懒散，学习工作能力下降或不要求学习、工作，有的病人整天呆坐或卧床，懒于梳洗，有时可出现精神运动性兴奋，乱跑、狂叫等。

（二）临床分型

1. 偏执型

其临床表现以相对稳定的妄想为主，往往伴有幻觉（特别是幻听)。情感、意志、言语、行为障碍不突出，起病多在30岁以后。

2. 紧张型

以明显的精神运动紊乱为其主要的表现，可交替出现紧张性木僵、紧张性兴奋或违拗。

3. 青春型

多于青春期发病，起病较急，病情进展快，多在2周之内达到高峰。以情感改变为突出表现，情感肤浅、不协调，有时面带微笑，却给人傻气的感觉；有时又态度高傲；或喜怒无常、扮鬼脸、恶作剧，不分场合与对象，开一些幼稚的玩笑。思维破裂，言语内容松散、不连贯，令人费解，有时会伴有片断的幻觉、妄想。行为不可预测，缺乏目的，病情进展迅速，预后欠佳。

4. 单纯型

起病缓慢，持续发展。早期多表现类似“神经衰弱”的症状，如主观的疲劳感、失眠、工作效率下降等，逐渐出现日益加重的孤僻退缩、情感淡漠、懒散、社交活动贫乏、生活毫无目的。疾病初期常不引起重视，往往在病程多年后才就诊，治疗效果较差。

四、诊断与治疗

（一）诊断标准

1. 症状标准

至少有下列2项者方可考虑精神分裂症的诊断：

(1) 反复出现的言语性幻听。

(2) 明显的思维松弛、思维破裂、言语不连贯，或思维贫乏或思维内容贫乏。

(3) 思想被插入、被撤走、被播散、思维中断，或强制性思维。

（4）被动、被控制，或被洞悉体验。

（5）原发性妄想（包括妄想知觉，妄想心境）或其他荒谬的妄想。

（6）思维逻辑倒错、病理性象征性思维，或语词新作。

（7）情感倒错，或明显的情感淡漠。

（8）紧张综合征、怪异行为，或愚蠢行为。

（9）明显的意志减退或缺乏。

2. 严重标准

自知力障碍，并有社会功能严重受损或无法进行有效交谈。

3. 病程标准

（1）符合症状标准和严重标准至少已持续1个月。

（2）若同时符合精神分裂症和情感性精神病的症状标准，当情感症状减轻到不能满足情感性精神病症状标准时，分裂症状需继续满足精神分裂症的症状标准至少2周以上，方可诊断为精神分裂症。

4. 排除标准

排除器质性精神障碍及精神活性物质（如咖啡因、大麻、致幻剂等）和非成瘾物质所致精神障碍。

（二）治疗

1. 药物治疗

抗精神病药物按作用机制可分为经典药物与非经典药物两类。

经典药物以氯丙嗪和氟哌啶醇为代表。前者镇静作用强，对心血管和肝功能影响较大，锥体外系副作用较小，治疗剂量比较大；后者抗幻觉妄想作用突出，镇静作用很弱，心血管及肝脏毒性小，但锥体外系副作用较大。

非经典抗精神病药物有利培酮、奥氮平、奎硫平、氯氮平等。它们不但对幻觉妄想等症状有效，对情感淡漠、意志减退等症状也有一定疗效。

精神分裂症药物治疗应系统而规范，强调早期、足量、足疗程的“全病程治疗”。治疗应从低剂量开始，逐渐加量，高剂量时密切注意不良反应，一般情况下不能突然停药。一般急性期治疗为期2个月。第一次发作维持治疗1～2年，第二次或多次复发者维持治疗时间应更长一些，甚至是终生服药。

2. 心理治疗

心理治疗不但可以改善病人的精神症状、提高自知力、增强治疗的依从性，也可改善家庭成员间的关系，促进病人与社会的接触。行为治疗有助于纠正病人的某些功能缺陷，提高人际交往技巧。对临床痊愈的病人，应当鼓励其参加社会活动和从事力所能及的工作。

应当向社会公众普及精神卫生知识，使社会对精神病患者多一些宽容和关怀，少一些歧视和孤立。

（三）预后

在第一次发作的精神分裂症病人中，有75%可以治愈，约20%可保持终生健康。由于现代治疗学的不断进步，大约60%的病人可以达到社会性缓解，即具备一定的社会功能。

一些病人可呈发作性病程，其发作期与间歇期长短不一，复发与社会心理因素有关。病人在反复发作后可出现人格改变、社会功能下降，临床上呈现为不同程度的残疾状态。另有一小部分病人病程为渐进性发展，或每次发作都造成人格的进一步衰退和瓦解。病情的不断加重最终导致病人长期住院或反复入院治疗。

精神分裂症可引起高程度的残疾。新近研究发现，活动性精神分裂症在普通人群中被列为居于截瘫和失明之后的第三位致残率最高的疾患。本病即使在症状比较明显的消失后仍可留下某些后遗症，包括对日常活动和工作缺乏兴趣和主动，没有社交能力，对娱乐活动淡漠。这些后遗症能造成持续的劳动力丧失（致残）和生活质量低下，给家庭带来沉重的负担。此外，约50%的精神分裂症患者在其一生中至少有一次企图自杀。大约10%的精神分裂症患者死于自杀。从全球来看，精神分裂症使患病者的寿命平均缩短了10年。

第四节　情感性精神病

情感性精神病（affective psychosis）又称为心境障碍（mood disorders），是以显著而持久的情感或心境改变为主要特征的一组疾病。主要表现为躁狂或抑郁反复发作，或躁狂、抑郁交替发作，分别称为躁狂发作、抑郁发作、双相障碍。

根据1992年国内在七个地区开展的精神疾病的流行病学调查，情感性精神病终生患病率为0.083%，而且农村高于城市。西方国家情感性精神病的终生患病率一般为3%～25%之间，远远高于我国报道的数字。

一、病因和发病机制

本病的病因尚不清楚，研究资料提示以下因素对本病的发生有明显影响。

1. 遗传因素

情感性精神病病人中，有家族史者为30%～41.8%。情感性精神病先证者亲属患本病的概率为一般人群的10～30倍，血缘关系越近，患病概率也越高，并且发病年龄逐代提早，疾病严重性逐代增加。

国外研究发现单卵双生子的同病率为56.7%，而双卵双生子为12.9%，由此可说明遗传因素占有重要地位。患有情感性精神病的寄养子，其亲生父母患病率为31%，而其养父母中只有12%，说明遗传因素的影响远甚于环境因素。

2. 神经生化改变

（1）5-羟色胺假说　5-羟色胺功能活动降低与抑郁症病人的抑郁心境密切相关。5-羟色胺耗竭剂利血平可导致抑郁，5-羟色胺的前体色氨酸可以治疗抑郁症。

（2）去甲肾上腺素假说　临床研究发现双相抑郁症病人尿中去甲肾上腺素代谢产物明显降低，转为躁狂症时去甲肾上腺素代谢产物含量升高。利血平可以耗竭去甲肾上腺素而导致抑郁；三环类抗抑郁药抑制去甲肾上腺素的回收，可以治疗抑郁症。

（3）多巴胺假说　研究发现抑郁症脑内多巴胺功能降低，躁狂症多巴胺功能增高。多巴胺激动剂溴隐亭等有抗抑郁作用，可使部分双相抑郁转为躁狂。

（4）γ-氨基丁酸假说　γ-氨基丁酸是中枢神经系统主要的抑制性神经递质。抗癫痫药如卡西平、丙戊酸钠可调控脑内γ-氨基丁酸的含量，具有抗躁狂和抗抑郁作用。

3. 神经内分泌功能异常

研究发现情感性精神病病人神经内分泌功能异常。比如，抑郁症病人血浆皮质醇分泌过多，重症抑郁症病人脑脊液中促皮质激素释放激素含量增加。

4. 脑电生理变化

抑郁症病人总睡眠时间减少，觉醒次数增多。30%左右的情感性精神病病人有脑电图异常，躁狂发作时多出现高幅慢波。

5. 神经影像变化

CT研究发现，情感性精神病病人脑室较正常对照组为大。脑室扩大的发生率为12.5%～42%。功能性影像学研究有人发现抑郁症病人左额叶局部脑血流量降低，降低程度与抑郁的严重程度呈正相关。

6. 心理社会因素

抑郁症发病前92%有突发的生活事件，而精神分裂症仅为53%，提示生活事件在抑郁症发生中起促发作用。负性生活事件如丧偶、离婚、婚姻不和谐、失业、严重躯体疾病、家庭成员患重病或突然病故，均可导致抑郁症的发生。经济状况差、社会阶层低下者也易患本病。女性比男性更易患本病。

一般来说，女性抑郁症发病率为男性的2倍。男性一生中抑郁症或轻度抑郁状态的发病率为10%，女性为20%。为什么女性易患抑郁症？女性特有的生物学的、心理的、社会的因素相互作用，使抑郁症发病的危险性增大。作为生物学因素，有遗传因素、雌激素的作用；作为社会和文化因素，女性要承担社会和家庭的责任；作为心理因素，女性处理感情的方法、对付应激的方式等与男性不同。男性多喜欢用积极的态度和方式处理问题，女性则多深思熟虑，顾虑重重。

二、临床表现

(一) 躁狂发作

仅有躁狂发作时又称为躁狂症（mania），大多数为急性或亚急性起病，好发季节为春末夏初。躁狂症的发病年龄多在30岁左右，90%以上的病例起病于50岁以前。躁狂发作典型临床症状是情感高涨、思维奔逸和活动增多。

1. 情感高涨

病人自我感觉良好，主观体验特别愉快，整天笑逐颜开。但有的病人情绪不稳，时而欢乐愉悦，时而激动暴怒。部分病人以愤怒、易激惹、敌意为特征，甚至可出现破坏及攻击行为，但常常很快转怒为喜或赔礼道歉。

2. 思维奔逸

病人自觉思维非常敏捷，思维内容丰富多变，常表现为言语增多、滔滔不绝，讲话的内容常从一个主题很快转到另一个主题，即表现为意念飘忽。讲话的内容较肤浅，且凌乱不切实际。

3. 活动增多

病人精力旺盛，兴趣范围广，动作敏捷，活动增多，忙忙碌碌，不知疲倦，但做任何事常常是虎头蛇尾。爱管闲事，对自己的行为缺乏正确判断，随心所欲，不计后果。注重打扮，但不得体。在工作上，自认为才智过人，乱指挥别人，训斥同事、社交活动多，行为轻浮。病情严重时，自我控制能力下降，举止粗鲁，甚至有冲动毁物行为。

4. 其他症状

躁狂发作时病人的注意力可增强，但不能持久。在发作极为严重时，可有短暂的幻觉、思维不连贯等症状。多数病人在疾病的早期即丧失自知力。

此外，病人可表现出面色红润、两眼有神、心率加快等躯体症状。因病人极度兴奋，体力过度消耗，体重减轻，食欲增加，性欲亢进，睡眠减少。

躁狂发作临床表现较轻者称为轻躁狂。部分病人有时达不到影响社会功能的程度，一般人常不易觉察。老年躁狂发作的病人临床上表现为心境高涨的较少，主要表现易激惹，狂妄自大，言语增多，可有攻击行为。

(二) 抑郁发作

仅有抑郁发作时又称为抑郁症(depression)。大多数急性或亚急性起病,好发季节为秋冬季。每次发作持续时间比躁狂症长,短的只有几天,长者可以超过10年,平均病程约为6~8月。一般认为发作次数越多,病情越严重;年龄越大,病程持续时间越长。临床上,抑郁发作以情感低落、思维迟缓、意志活动减退为主要特征。

1. 情感低落

显著而持久的情感低落、抑郁悲观是抑郁发作的主要特征。病人终日忧心忡忡、愁眉苦脸、凡事缺乏兴趣，有度日如年、生不如死之感。典型的抑郁心境具有晨重夜轻节律的特点。更年期和老年抑郁症病人可伴有明显焦虑症状。

病人自我评价低，自感一切都不如人。在悲观失望的基础上，产生孤立无援的感觉，伴有自责自罪；还可能出现有关系妄想、被害妄想等。部分病人也可出现幻觉。

2. 思维迟缓

病人反应迟钝，思路闭塞，临床表现为主动言语减少，语速明显减慢。病人感到脑子不能用了，思考问题困难，工作和学习能力下降。

3. 意志活动减退

病人行为缓慢，懒散，不想做事，常闭门独居、疏远亲友、回避社交。严重时不语、不动、不食，称为“抑郁性木僵”，但仔细精神检查，病人仍流露痛苦抑郁情绪。伴有焦虑的病人，可有坐立不安、手指抓握、搓手顿足或踱来踱去等症状。

严重抑郁发作的病人常伴有消极自杀的观念或行为。这是抑郁症最危险的症状，应提高警惕。长期追踪发现，约15%的抑郁症病人最终死于自杀。

4. 躯体症状

主要有睡眠障碍、食欲减退、体重下降、便秘、乏力等。睡眠障碍主要表现为早醒，醒后不能再入睡，这对抑郁发作诊断具有特征性意义。少数病人表现为睡眠过多。

老年抑郁症病人除有抑郁心境外，多数有突出的焦虑烦躁情绪，有时也可表现为易激惹和敌意。因思维联想、明显迟缓以及记忆力减退，可出现较明显的类似痴呆表现，国内外学者将此种表现称之为抑郁性假性痴呆。

一些躯体疾病，如甲亢、甲低、糖尿病等内分泌代谢障碍性疾病；流感、病毒性肝炎等感染性疾病；帕金森氏综合征、脑动脉硬化症、老年性痴呆等中枢神经疾患；风湿性关节炎、癌症、手术后、人工血液透析等均易引起抑郁症，称为躯体源性抑郁症。在治疗躯体疾患时需长期服用某些药物，如利血平、抗精神病药、抗帕金森氏综合征药、口服避孕药、肾上腺皮质激素、抗溃疡药、抗结核药、抗恶性肿瘤药、镇痛药等，可引起抑郁状态，称为药物源性抑郁症。

（三）双相障碍

双相障碍的临床特点是反复（至少两次）出现心境和活动水平明显紊乱的发作，有时表现为心境高涨、精力充沛和活动增加(躁狂或轻躁狂)，有时表现为心境低落、精力减退和活动减少(抑郁)。发作间期通常以完全缓解为特征。

双相障碍的躁狂发作通常起病突然，持续时间为2周至4~5个月不等；抑郁发作持续时间较长，约6个月，除在老年期外，很少超过1年。首次发病可见于任何年龄，但大多数发病于50岁之前，中年之后，抑郁变得更为常见，持续时间也更长。

（四）环性心境障碍

环性心境障碍（cyclothymia）是指情感高涨与情感低落反复交替出现，但程度较轻，且均不符合躁狂或抑郁发作时的诊断标准。一般心境相对正常的间歇期可长达数月，其主要特征是持续性心境不稳定。这种心境的波动与生活应激无明显关系，与病人的人格特征有密切关系。

（五）恶劣心境

恶劣心境（dysthymic disorder）是指一种以持久的心境低落状态为主的轻度抑郁，从不出现躁狂。病人在大多数时间里，感到心情沉重、沮丧，对工作无兴趣，缺乏信心，对未来悲观失望，常感到精神不振、疲乏、能力降低等。抑郁程度加重时也会有轻生的念头。尽管如此，病人的工作、学习和社会功能无明显受损，生活不受严重影响，常有自知力，自己知道心情不好，主动要求治疗。此类抑郁也称为“神经症性抑郁”。焦虑情绪是常伴随的症状。常见的躯体症状为睡眠障碍，以入睡困难、噩梦、睡眠较浅为特点，常伴有头痛、背痛、四肢痛等慢性疼痛症状，以及胃部不适、腹泻或便秘等。抑郁常持续 2 年以上，期间无长时间的完全缓解，如有缓解，一般不超过 2 个月。

三、诊断与治疗

（一）诊断

主要应根据病史、临床症状、病程及体格检查和实验室检查进行诊断。

1. 临床诊断特征

（1）躁狂症和抑郁症分别是以显著而持久的心境高涨或低落为主要表现。大多数病人的思维和行为异常与高涨或低落的心境相协调。

（2）可伴有躯体不适症状。躁狂发作时常伴有食欲增加、睡眠需要减少；抑郁发作时可出现早醒、食欲减退、体重下降及昼重夜轻的节律改变。

2. 病程特点

大多数都具有发作性病程，而在发作间歇期精神状态可恢复到病前水平。

3. 家族史

一级亲属有较高的同类疾病的阳性家族史，躯体和神经系统检查以及实验室检查一般无阳性发现，脑影像学检查和精神生化检查结果可供参考。

（二）治疗

1. 抑郁症的治疗

（1）抗抑郁药　抗抑郁药是当前治疗各种抑郁障碍的主要药物，能有效解除抑郁心境及伴随的焦虑、紧张和躯体症状，有效率约60%～80%。

常用的抗抑郁药有：选择性5－羟色胺再摄取抑制剂氟西汀、帕罗西汀、舍曲林、氟伏沙明、西酞普兰；去甲肾上腺素和5－羟色胺双重摄取抑制剂文拉法辛；去甲肾上腺素和特异性5－羟色胺能抗抑郁药米氮平；三环类及四环类抗抑郁药米帕明、氯米帕明、阿米替林、多塞平、马普替林；单胺氧化酶抑制剂吗氯贝胺。

虽然抗抑郁药的维持用药在一定程度上可预防抑郁症的复发，但不能防止转向躁狂发作，甚至可能促发躁狂的发作，当使用抗抑郁药物发生转躁时，即应按双相障碍治疗。

（2）电抽搐治疗和改良电抽搐治疗　对于有严重消极自杀言行或抑郁性木僵的患者、患有躯体疾病又不适于抗抑郁药的病人、使用抗抑郁药治疗无效的病人也可采用电抽搐治疗和改良电抽搐治疗（无抽搐电休克治疗）。电抽搐治疗见效快，疗效好，6～10次为一疗程。电抽搐治疗后仍需用药物维持治疗。

（3）心理治疗　对有明显心理社会因素作用的抑郁症者，在药物治疗的同时常需合并心理治疗。通过倾听、解释、指导、鼓励和安慰等帮助病人正确认识和对待自身疾病，主动配合治疗。认知治疗、行为治疗、人际心理治疗、婚姻及家庭治疗等一系列的治疗技术，能帮助患者识别和改变认知歪曲，矫正患者适应不良性行为，纠正其不良人格，促进康复，预防复发。

2. 双相障碍的治疗

由于双相障碍几乎终生以循环方式反复发作，双相障碍应遵循长期治疗的原则。

（1）心境稳定剂　对双相障碍的抑郁发作的治疗，目前仍有争议。有的主张单独使用心境稳定剂治疗，也有的主张在使用心境稳定剂的基础上联用抗抑郁药物治疗，一旦抑郁症状缓解，可继续给予心境稳定剂维持治疗，同时逐渐减少、停止抗抑郁药物，避免转为躁狂。

心境稳定剂是指对躁狂或抑郁发作具有治疗和预防复发的作用，且不会引起躁狂与抑郁转相，或导致发作变频繁的药物。目前，比较公认的心境稳定剂包括碳酸锂及抗癫痫药丙戊酸盐、卡马西平。其他一些抗癫痫药，如拉莫三嗪、托吡酯、加巴喷丁，以及第二代抗精神病药物，如氯氮平、奥氮平、利培酮与喹硫平等，可能也具有一定的心境稳定剂作用。

(2) 电抽搐治疗和改良电抽搐治疗　对急性重症躁狂发作极度兴奋躁动、对锂盐治疗无效或不能耐受的患者，电抽搐治疗和改良电抽搐治疗有一定治疗效果。起效迅速，可单独应用或合并药物治疗，一般隔日一次，4～10 次为一疗程。合并药物治疗的病人应适当减少药物剂量。

3. 预防复发

躁狂发作的自然病程，一般持续数周到 6 个月，平均为 3 个月左右，个别病例可达 10 年以上。反复发作的躁狂症，多次发作后可成慢性。现代治疗最终能使 50%的病人完全恢复。

研究发现，大多数经治疗恢复的抑郁症病人，仍有 30%一年内复发；有过 1 次抑郁发作的病人，其中 50%会再发；有过 2 次抑郁发作者，今后再次发作的可能性为 70%；有 3 次抑郁发作者，几乎 100%会复发。有关影响复发的因素主要有：①维持治疗的抗抑郁药剂量及时间不足；②常常有应激性生活事件的增加；③社会适应不良；④慢性躯体疾病；⑤缺乏社会和家庭的支持；⑥有阳性心境障碍家族史；⑦经治疗未获痊愈的易导致复发。

若第一次抑郁发作且经药物治疗临床缓解的病人，药物的维持治疗时间多数学者认为需6个月~1年；若为第二次发作，主张维持治疗3~5年；若为第三次发作，应长期维持治疗。

双相障碍的复发率明显高于单相抑郁障碍，若在过去的两年中，双相障碍者每年均有一次以上的发作者，主张应长期服用锂盐预防性治疗。服用锂盐预防性治疗，可有效防止躁狂或抑郁的复发，且预防躁狂发作更有效，有效率达80%以上。

心理治疗和社会支持系统对预防心境障碍的复发也有非常重要的作用，应尽可能解除或减轻病人过重的心理负担和压力，帮助解决生活和工作中的实际困难及问题，提高应对能力，并积极为其创造良好的环境，以防复发。

抑郁症的药物疗法和心理疗法都无效时，应选择其他疗法。较为常用的有：①高照度光疗法用非常亮的荧光灯，每天照1小时，主要用于治疗季节性抑郁症；②电休克疗法 目前主要采取无抽搐电休克疗法，用的是脉冲波、低电压短时间通电，不引起痉挛，主要治疗抗抑郁药无效的重症抑郁症、有自杀企图的患者、不能耐受抗抑郁药的患者等。此外，还有颅骨磁刺激疗法、迷走神经刺激法、断眠疗法、运动疗法、饮食疗法等。一些新型抗抑郁药尚处于研究过程中，如P物质阻断剂、5-羟色氨酸、S-腺苷蛋氨酸、ω-3脂肪酸、弟切草制剂、褪黑素等。

第五节　神经症及癔症

神经症（neuroses）以前称为神经官能症，是一组主要表现为焦虑、抑郁、恐惧、强迫、疑病症状或神经衰弱症状的精神障碍。

神经症有不少共同之处而使其有别于其他类别的精神障碍：(1) 起病常与心理社会因素有关，主要以人际关系、婚姻、经济、家庭、工作等方面的问题多见；(2) 病前常有一定的易患素质和人格基础；(3) 症状没有相应的器质性病变为基础；(4) 社会功能相对完好，多数病人即使在疾病发作期也能自理生活，能勉强坚持工作、学习，但他们的工作、学习效率和适应能力均有不同程度的减退；(5) 一般没有明显或持续的精神病性症状，如幻觉、妄想、思维联想障碍和逻辑障碍，也罕见行为紊乱、怪异行为；(6) 一般自知力完整，有求治要求。

一、恐惧症

恐惧症（phobia）是一种以过分的、不合理的惧怕外界某种客观事物或情境为主要表现的神经症。病人明知这种恐惧反应是过分的或不合理的，但在相同场合下仍反复出现，难以控制。恐惧症多数病程迁延，有慢性化发展的趋势，病程越长预后越差。

(一) 病因与发病机制

1. 遗传因素

某些特定的恐惧症具有明显的遗传倾向，比如，血液和注射恐惧先证者中约 2/3 的生物源亲属患有相同疾病。

2. 生化因素

研究发现，社交恐惧症病人出现恐惧症状时血浆肾上腺素水平升高，提示可能有去甲肾上腺素功能失调。

3. 心理社会因素

美国心理学家用条件反射理论来解释恐惧症的发生机制，认为恐惧症状的扩展和持续，是由于症状的反复出现使焦虑情绪条件化。

(二) 临床表现

恐惧症病人所恐惧的对象达数百种之多，通常将其归纳为三大类。

1. 广场恐惧症

广场恐惧症（agoraphobia）又称场所恐惧症或旷野恐惧症。主要表现为对某些特定环境的恐惧，如高处、广场、密闭的环境、拥挤的公共场所等。

2. 社交恐惧症

社交恐惧症（social phobia）的主要特点为害怕被人注视，一旦发现别人注意自己就不自然，脸红、不敢抬头、不敢与人对视，甚至觉得无地自容，因而回避社交，不敢在公共场合演讲，集会时不敢坐在前面。

3. 单一恐惧症

单一恐惧症是指病人对某一具体的物件、动物等有一种不合理的恐惧。最常见的为对某种动物或昆虫的恐惧，如蛇、狗、猫、鼠、鸟、蜘蛛、青蛙、毛毛虫等。此外，有些病人害怕鲜血或尖锐锋利的物品，还有些对自然现象产生恐惧，如黑暗、风、雷电等。

（三）诊断与治疗

1. 恐惧症的诊断标准

（1）符合神经症的诊断标准。

（2）以恐惧症状为主要临床表现，并符合以下各条件：①对某些客体或处境有强烈恐惧，恐惧的程度与实际危险不相称；②发作时有焦虑和植物神经症状；③有反复或持续的回避行为；④知道恐惧过分或不必要，但无法控制。

（3）对恐惧情境和事物的回避必须是或曾经是突出的症状。

（4）排除焦虑症、疑病症和精神分裂症。

2. 治疗

（1）行为疗法　如系统脱敏疗法、暴露冲击疗法等。治疗的基本原则：一是消除恐惧对象与焦虑恐惧反应的条件性联系；二是对抗回避反应。

(2) 药物治疗　抗抑郁剂米帕明和氯米帕明对恐惧症有一定的疗效 。单胺氧化酶抑制剂类如吗氯贝胺等对社交恐惧有一定效果。

谁都体验过与他人接触时紧张不安的焦虑情绪。但社交恐惧表现的焦虑非常严重，以至于限制自己的行动，提前避免与人直接见面。对人产生的恐惧症的基本特征有：①具有坚信自己有重大缺点的妄想；②从周围人的举止行动，患者直观地感觉到自己有不如人的地方；③确信自己的一些缺陷会使他人不快；④除对人恐惧外，无其他精神症状。

二、焦虑症

焦虑症（anxiety）是一种以焦虑情绪为主的神经症，以广泛和持续性焦虑或反复发作的惊恐不安为主要特征。临床分为广泛性焦虑障碍与惊恐障碍两种主要形式。

（一）病因与发病机制

1. 遗传因素

在焦虑障碍先证者的一级亲属中本病的患病率为 19.5%，远高于一般人群的患病率。单卵双生子的同病率为 41%，远高于双卵双生子的同病率（4%）。

2. 生化因素

患者焦虑状态时，脑脊液中去甲肾上腺素的代谢产物增加。许多主要影响中枢 5－羟色胺的药物对焦虑症状有效，表明 5－羟色胺参与了焦虑的发生。

3. 心理因素

行为主义理论认为，焦虑是对某些环境刺激的恐惧而形成的一种条件反射。心理动力学理论认为，焦虑源于内在的心理冲突，是童年或少年期被压抑在潜意识中的冲突在成年后被激活，从而形成焦虑。

(二) 临床表现

1. 广泛性焦虑症

广泛性焦虑症又称慢性焦虑症，是焦虑症最常见的表现形式。常缓慢起病，以经常或持续存在的焦虑为主要临床表现。

(1) 精神焦虑　表现为对未来可能发生的、难以预料的某种危险或不幸事件的经常担心。病人常有恐慌的预感，终日心烦意乱、忧心忡忡、坐卧不宁，似有大祸临头之感。

(2) 躯体焦虑　表现为搓手顿足，不能静坐，无目的的小动作增多；胸部压缩感，常伴有气短。肌肉紧张酸痛，常有紧张性头痛；心动过速、皮肤潮红或苍白、口干、出汗、尿意频繁等症状。

(3) 觉醒度提高　过分的警觉，对外界刺激敏感，易于出现惊跳反应，注意力难于集中，难以入睡，睡中易惊醒。

(4) 其他症状　常合并疲劳、抑郁、强迫、恐惧、惊恐发作等症状。

2. 惊恐障碍

惊恐障碍又称急性焦虑障碍。其特点是发作的不可预测性和突然性，反应程度强烈，病人常体会到濒临灾难性结局的害怕和恐惧，而终止亦迅速。

病人好像觉得死亡将至、奔走惊叫，伴胸闷、心动过速、呼吸困难、眩晕、四肢麻木。一般历时 5~20 分钟，很少超过 1 小时，但不久又可突然再发。

(三) 诊断与治疗

1. 广泛性焦虑诊断标准

(1) 符合神经症的诊断标准。

(2) 经常或持续的无明确对象和固定内容的恐惧或提心吊

胆，伴有自主神经症状和运动性不安。

(3) 社会功能受损，病人因难以忍受却又无法解脱而感到痛苦。

(4) 符合症状标准至少6个月。

(5) 排除其他类型精神疾病和躯体疾病。

2. 惊恐障碍诊断标准

(1) 符合神经症的诊断标准。

(2) 惊恐发作需符合以下四项：①发作无明显诱因、无相关的特定情境，发作不可预测；②在发作间歇期，除害怕再发作外，无明显症状；③发作时表现强烈的恐惧、焦虑及明显的自主神经症状；④发作突然，迅速达到高峰，发作时意识清晰，事后能回忆。

(3) 病人因难以忍受却又无法解脱，因而感到痛苦。

(4) 一个月内至少有3次惊恐发作，或首次发作后继发害怕再发的焦虑持续1个月。

(5) 排除其他精神障碍继发的惊恐发作和躯体疾病。

3. 治疗

(1) 心理治疗

①健康教育　内容应包括对疾病性质的讲解，为何会产生焦虑等。让病人明白疾病的性质，消除某些顾虑。

② 认知治疗　帮助病人改变不良认知或进行认知重建。

③行为治疗　运用呼吸训练、放松训练、分散注意技术等行为治疗方法缓解患者因焦虑引起的肌肉紧张。对于因焦虑或惊恐发作而回避社交的患者，可以应用系统脱敏（暴露）治疗。

(2) 药物治疗　长程作用抗焦虑药有地西泮、硝西泮、氯硝西泮等；中程作用抗焦虑药有阿普唑仑、氯羟西泮等；短程作用抗焦虑药有三唑仑等。抗抑郁剂如米帕明、阿米替林等对广泛性焦虑有较好疗效。普萘洛尔常用于减轻焦虑症病人的自主神经功能亢进所致的躯体症状，如心悸、心动过速、震颤、多汗、气促等。

正常的焦虑有别于神经症焦虑，在日常生活中，健康人也体验着各种各样的焦虑。如多数人对身体的疾病、家人的疾病、亲人的死亡、考试等具体的事情，会产生焦虑。正常的焦虑原因非常明确，本人能够用语言讲述，别人能予以理解，持续时间短，多不需要治疗。一旦消失，一般不再发生同样的焦虑。而病态的焦虑没有明确的理由，本人不能用语言讲清楚，别人也不能理解，长时间处于难以忍受的焦虑状态，且总担心会再次出现同样的焦虑。

三、强迫症

强迫症（obsessive - compulsive disorder）的特点是有意识的自我强迫和反强迫并存，两者强烈冲突使病人感到焦虑和痛苦。病人也意识到强迫症状的异常性，但无法摆脱。

（一）病因与发病机制

1. 遗传因素

2. 生化因素　有不少证据支持强迫症患者有5 - 羟色胺功能异常。多巴胺和胆碱能系统可能也参与了部分强迫症病人的发病。

3. 脑病理变化　现代脑影像学研究发现，强迫症患者可能存在涉及额叶和基底节的神经回路的异常。

4. 心理学理论　行为主义理论认为强迫症是一种对特定情境的习惯性反应。

（二）临床表现

多在无明显诱因下缓慢起病。其基本症状为强迫观念、强迫意向、强迫行为。

1. 强迫观念

(1) 强迫思想　病人脑中常反复地想一些词或短句。

(2) 强迫性穷思竭虑　病人对一些常见的事情、概念或现象反复思考，刨根究底，自知毫无现实意义，但不能自控。

(3) 强迫怀疑　病人对自己所做过的事的可靠性表示怀疑，需要反复检查、核对。

(4) 强迫联想　病人脑子里出现一个观念或看到一句话，便不由自主地联想起另一个观念或词句，而大多是对立性质的，此时叫强迫性对立思维。

(5) 强迫回忆　病人意识中不由自主的反复呈现出经历过的事情，无法摆脱。

(6) 强迫意向　病人体会到一种强烈的内在冲动要去做某种违背自己意愿的事情，但一般不会转变为行动，因患者知道这种冲动是非理性的、荒谬的，故努力克制，但内心冲动无法摆脱。

2. 强迫动作和行为

(1) 强迫检查　对一件事反复检查、核对。

(2) 强迫洗涤　多源于怕受污染这一强迫观念而表现反复洗手、洗衣物、消毒家具等。

(3) 强迫性仪式动作　通常是为了对抗某种强迫观念，病人发展了一套复杂的仪式化动作程序。

(4) 强迫询问　病人常常不相信自己，为了消除疑虑或穷思竭虑给自己带来的焦虑，常反复询问他人以获得解释与保证。

(5) 强迫缓慢　缓慢的动机是努力使自己所做的一切都非常完美。

(三) 诊断与治疗

1. 诊断

(1) 症状标准

①符合神经症的诊断标准，并以强迫症状为主；②病人称强

迫症状起源于自己内心，不是被别人或外界影响强加的；③强迫症状反复出现，病人痛苦，试图抵抗，但不能奏效。

(2) 社会功能受损。

(3) 符合症状标准至少已 3 个月。

(4) 排除其他精神障碍继发的强迫症状和脑器质性疾病。

2. 治疗

(1) 心理治疗　行为治疗、认知治疗、精神分析治疗均可用于强迫症。

(2) 氯米帕明为最常用的治疗药物。氟西汀等也可用于治疗强迫症。对难治性强迫症，可合用卡马西平或丙戊酸钠等心境稳定剂或小剂量抗精神病药物。

患神经症的病人应及早去精神科就诊，防止不当治疗延误病情。医生了解患者的个人生活史和得到家人的帮助与理解，对神经症的治疗尤为重要。以精神疗法为主，辅以药物治疗。医生从患者的心理入手，倾听患者的诉说，安慰、鼓励患者，或给予暗示（如催眠疗法），采取森田疗法（通过安静疗法和工作疗法，尽可能让患者放松躯体，解除心理的约束）、精神分析法等等。可单独对一位患者进行治疗，也可同时对数位患者进行治疗。

四、神经衰弱

神经衰弱（neurasthenia）是一种以脑和躯体功能衰弱为主的神经症。以精神易兴奋却又易疲劳为特征，常伴有紧张、烦恼、易激惹等情绪症状及肌肉紧张性疼痛、睡眠障碍等生理功能紊乱症状。常缓慢起病，病程迁延波动。

神经衰弱的病因与发病机制至今尚无定论。多数学者认为，素质、躯体、心理、社会和环境等诸多因素的综合作用是引起这一疾病的原因。大量的研究表明，以脑力劳动者患病率最高。

（一）临床表现

1. 脑功能衰弱症状

脑功能衰弱症状包括精神易兴奋与易疲劳。易兴奋主要体现在联想与回忆增多，思维内容杂乱无意义，注意力不集中，易受无关刺激的干扰，情绪易激惹。易疲劳的主要特征是以精神疲劳为主，常伴有情绪症状，可伴有或不伴有躯体疲劳。

2. 情绪症状

神经衰弱的情绪症状主要为烦恼，易激惹与紧张。这些情绪在健康人中也可见到，一般认为这些情绪症状必须具备以下特点才算病态：①病人感到痛苦或影响社会功能而求助；②病人感到难以自控；③情绪的强度及持续时间与生活事件或处境不相称。

3. 心理生理症状

最常见的有入睡困难、易惊醒和紧张性头痛。

（二）诊断

1. 症状标准

（1）符合神经症的诊断标准。

（2）以持续和令人苦恼的脑力和体力易疲劳，经休息和娱乐不能恢复为特征，至少有以下 2 项表现：①情感症状，如烦恼、紧张、易激惹等；②精神易兴奋症状，如回忆联想增多，注意力不集中等；③肌肉紧张性疼痛；④睡眠障碍；⑤其他心理生理症状，如头昏眼花、耳鸣、心慌、胸闷、腹胀、多汗等。

2. 病人感到痛苦或影响社会功能而主动求医。

3. 符合症状标准至少 3 个月。

4. 排除其他类型神经症、抑郁症及精神分裂症。

（三）治疗

1. 心理治疗

包括认知疗法、放松疗法等。

2. 药物治疗

目前市场上治疗神经衰弱的药物有数十种之多，但至今为止尚未发现哪一种药物有独特的疗效。药物治疗一般根据病人症状的特点选择，以抗焦虑剂为主；如果疲劳症状明显，则以振奋剂和促脑代谢剂为主。但抗焦虑剂只有短期使用才有较好的效果，长期服用不仅疗效不显，还易产生药物依赖。

失眠指因不能入睡而痛苦，特别是长期处于这种症状的习惯性患者。失眠的类型有：①难以入睡；②入睡可以，但不能熟睡，多梦；③早晨醒来过早。多种疾病可引起失眠，如脑炎、脊髓炎、脑外伤、严重传染病、躁郁症、精神分裂症、酒精中毒所致的精神病、动脉硬化、高血压等。经治疗原发病，失眠多可消除。此外，失眠也是神经症的常见症状，神经症的失眠表现为越想睡越难以入睡，或失眠感增强，自己说不能入睡，而实际上睡得较好，睡眠时间也很多。可采用精神疗法治疗，告诉患者睡不着不要紧，不会影响生命，也可辅以催眠药，患者服用药物后因心理放松而入睡。

五、癔症

癔症（hysteria）是由明显的心理因素作用于易感个体引起的一组病症。临床主要表现为癔症性精神障碍和癔症性躯体障碍两大类症状，而这些症状没有可以证实的器质性病变为基础。

（一）病因

1. 遗传因素

2. 心理社会因素

急性的、能导致强烈的精神紧张、恐惧或尴尬难堪的应激事件是引起本病的重要因素。具有情感反应强烈、易于接受暗示、表情夸张做作、喜欢寻求别人注意和自我中心等表演性人格特征的人，在受到挫折、出现心理冲突或接受暗示后容易产生癔症。

（二）临床表现

1. 癔症性精神障碍

癔症性精神障碍又称分离性障碍，是指对过去经历与当今环境和自我身份的认知部分或完全不相符合。主要表现以下几种情况：

（1）意识障碍　包括周围环境意识和自我意识障碍。对周围环境的意识障碍又称为意识改变状态，主要指意识范围的狭窄，以朦胧状态或昏睡较多见，严重者可出现癔症性木僵，也有的表现为癔症性神游。自我意识障碍又称为癔症性身份障碍，包括交替人格、双重人格、多重人格等。

（2）情感爆发　病人在精神刺激之后突然发作，时哭时笑、捶胸顿足、吵闹不安，有的自伤、伤人毁物。

（3）癔症性痴呆。

（4）癔症性遗忘　又称阶段性遗忘或选择性遗忘，其遗忘往往能达到回避的目的。

（5）癔症性精神病　癔症性精神病是癔症性精神障碍最严重的表现形式。通常在有意识蒙胧的背景下出现行为紊乱、思维联想障碍或片断的幻觉、妄想症状。

2. 癔症性躯体障碍

癔症性躯体障碍又称为转换性障碍，是指由精神刺激引起的情绪反应以躯体症状的形式表现出来。其特点是多种检查均不能发现神经系统和内脏器官有相应的器质性损害。

（1）运动障碍　以痉挛发作、局部肌肉抽动、肢体瘫痪、行走不能等较常见。癔症性肢体瘫痪可表现为单瘫、截瘫或偏瘫，伴有肌张力增强或弛缓，无神经系统损害的体征，但病程持久者可有废用性肌萎缩。部分患者可出现言语运动障碍，表现为失音、缄默等。

(2) 感觉障碍　包括感觉过敏、感觉缺失、感觉异常、癔症性失明、癔症性失聪等。

(三) 诊断与治疗

1. 癔症的诊断标准

(1) 症状标准

①有心理社会因素作为诱因，至少有下列一项综合征：癔症性遗忘；癔症性漫游；癔症性双重或多重人格；癔症性精神病；癔症性运动和感觉障碍等。

②没有可以解释上述症状的躯体疾病。

(2) 社会功能受损。

(3) 起病与应激事件之间有明确关系，病程多反复迁延。

(4) 排除标准　有充分根据排除器质性病变和其他精神病、诈病。

2. 治疗

早期充分治疗对防止症状反复发作和疾病的慢性化十分重要。对初次发病者合理解释疾病的性质，说明症状与心因和个性特征的关系，配合适当的心理与药物治疗，常可取得良好效果。

癔症的症状是功能性的，因此心理治疗占有重要地位。药物治疗主要是适当服用抗焦虑药、抗抑郁药。

> 我们通常说某人“歇斯底里”，是指其好发怒、易兴奋，和医学上的“癔症”有本质的差别。癔症患者无意识地将心中因人际纠葛产生的苦闷以疾病的方式表现出来；无意识中有一种想通过这些症状达到使自己处于有利地位的心理状态。值得注意的是，患者不是有意装病，而是确信自己有病。

思　考　题

1. 可引起精神障碍的脑器质性疾病主要有哪些？各有何特点？

2. 躯体性疾病所致精神障碍有什么临床特征？

3. 简述精神分裂症的临床表现、分型、诊断和治疗原则。

4. 情感性精神病有哪些类型？如何认识抑郁症的危害性？

5. 神经症有哪些共同特点？

6. 常见的神经症有哪些？分别具有什么特点？

第八章　生活嗜好品

烟、酒、茶和咖啡作为生活嗜好品已有上千历史。这些生活嗜好品具有消除疲劳、兴奋或抑制等中枢神经效应，使用者常可获得满足感，且能形成一定程度的精神依赖性和躯体依赖性。烟、酒、茶和咖啡中含有的药理活性成分，对人体健康既有有利的作用，也有不良的作用，而长期大量应用时往往可损害健康。由于这些物品在社会上的流通极为广泛，已成为商品经济中一个主要成分，因此正确认识生活嗜好品的药理作用，引导合理利用，有积极的社会意义。

第一节　吸烟与尼古丁

烟草是原产于南美洲的一年生植物，烟草的烟雾中有许多化学成分，其中公认的活性成分是尼古丁（nicotine）。吸烟对健康和环境的不良影响早已形成共识，但尼古丁对中枢神经某些疾病有改善的作用，改进给予方式可减少对环境和呼吸道的影响，加强对尼古丁药理作用的研究有助于充分利用其防治疾病的一面。

一、吸烟的危害

烟草（tobacco）已被认为是威胁人类健康的“第一杀手”，而吸烟已成为世界各国严重的公害之一。烟草是一个独立的公共卫生问题，一方面杀死吸烟者，另一方面伤害无辜的不吸烟者。由吸烟所引起的死亡数要比艾滋病、肺结核、车祸、自杀、他杀等引起的死亡总数还多。

（一）烟草的有害成分

烟草燃烧释放的烟雾是一种混合气体，含有约4000多种已知的化学成分，其中绝大部分对人体有害，主要包括烟碱（尼古丁）、一氧化碳（CO）、烟焦油、苯丙芘、有害金属、刺激性化合物、挥发性亚硝胺、酚类、醛类等。这些物质不仅对吸烟者的健康造成危害，污染环境，且使许多被动吸烟者的健康受损。

尼古丁毒性作用广泛，且与成瘾性的产生有关。血液中尼古丁的半衰期为30分钟。当尼古丁血浓度降低到稳定水平以下时，吸烟者会感到烦躁不安、恶心、头痛，渴望吸烟以补充尼古丁。CO进入体内后，与血红蛋白结合形成碳氧血红蛋白，失去携氧能力，导致机体缺氧。烟焦油中含有酚、酯族烃、多环芳烃、吲哚等挥发性物质，其中多数具有致癌性。苯丙芘和挥发性亚硝胺如二甲基亚硝胺、甲基乙基亚硝胺等均为致癌物质，与多种癌症有关。烟草烟雾中含有氰化氢、甲醛、丙烯醛等多种刺激性化合物；还含有砷、汞、镉、镍等有害金属及某些放射性物质。

尼古丁的毒性较大。一支香烟中的尼古丁含量可毒死一只小鼠，25支香烟中的尼古丁可毒死一头牛，成人急性致死量为60mg。一支香烟约含1.5~3mg尼古丁。吸烟时约25%的尼古丁被燃烧破坏，5%残留在烟头内，50%扩散在空气中，被吸烟者吸收进入体内的尼古丁约占10%~20%。虽然有的人每天吸一盒甚至两盒香烟也未见中毒，但尼古丁对全身多器官的损害却日积月累。

（二）对吸烟者的危害

1. 吸烟与癌症

WHO公布，烟草烟气中的“肯定致癌物质”不少于44种，促癌物质10余种。主要是多环芳烃、亚硝胺类、砷、镍、甲醛等，存在于烟雾的主流（mainstream）和侧流（sidestream）及未燃烧的烟草中。经大量临床流行病学调查表明，人类1/3的肿瘤由吸烟行为所致或与之相关。吸烟与肺癌有密切关系，长期吸烟者死于肺癌的危险性比不吸烟者大20倍，且与吸烟的数量和吸烟的时间有关。吸烟还可增加唇、口腔、咽部癌症和膀胱癌、胃癌、子宫癌、肾癌、脾癌等的危险性。

2. 吸烟与肺部慢性阻塞性疾病

吸烟是慢性支气管炎和肺气肿最重要的病因。吸烟使肺泡缺氧，肺血管反应性增强，导致肺动脉高压；吸烟还减少肺表面活性物质的生成，降低肺泡稳定性，促进肺部疾病发展。

3. 吸烟与心脑血管疾病

吸烟者动脉粥样硬化病变远比不吸烟者广泛而严重。吸烟可引发各种心脑血管疾病，还可引起血栓闭塞性脉管炎。

4. 其他

吸烟可降低免疫功能，增加白内障、骨质疏松、胃溃疡、糖尿病、精神疾病等的危险性；可使皮肤过早出现皱纹；可导致失眠；引起阳痿；还可影响生育，孕妇吸烟可导致早产儿和低体重儿。

（三）对被动吸烟者的危害

被动吸烟者在吸烟环境中不由自主地吸入侧流烟气和吸烟者吐出的烟气，大多是妇女、儿童，尤其是孕妇，可影响胎儿的发育。不吸烟者暴露在烟草烟雾环境中而被动吸烟，最常见的症状有刺激症、头痛、鼻刺激、咳嗽等，对患心、肺疾病者危害更大。据调查，家庭成员中有一个人吸烟，全家成员的患癌症危险性增加1.4倍；如果有2人吸烟，全家的患癌症危险性上升到2.3倍；如果有3人吸烟，患癌症的危险性增加2.5倍，患白血病的机会比一般人高6.8倍。被动吸烟已成为仅次于主动吸烟和酗酒的三大可预防性致死原因之一，成为人们普遍关心的公共卫生问题。

吸烟等于慢性自杀。吸烟者死亡率比不吸烟者高70%。据WHO和英国帝国癌症研究基金会共同发表的最新报告称：目前全世界每年因吸烟而死亡的人数为400万，约占死亡总人数的6%。每分钟有7.5人因吸烟致死，其中包括美国1人，欧洲1人，原苏联1人，中国2人，其他国家1.5人。预测到2020年每分钟将有20位吸烟者死亡，到2030年烟草致死、致残发生率将排在首位。中国目前男性每年吸烟死亡人数近100万，到2025年将达到200万。

二、尼古丁的药理作用

尼古丁是烟碱型胆碱受体（N受体）的高亲和力激动剂，对N受体有激动和脱敏双重作用，作用广泛。

（一）中枢神经系统

尼古丁与中枢神经元N受体结合后，可影响神经元放电的频率和方式以及神经递质的分泌。小剂量尼古丁促进神经元乙酰胆碱（ACh）释放，提高大脑皮质的觉醒程度，加大剂量则抑制ACh释放；尼古丁还增加中枢多巴胺（DA）释放；还增加中枢去甲肾上腺素（NE）释放，但如长期皮下给予尼古丁或长期吸烟，血液中长期含有尼古丁，反而使中枢NE释放降低；另外，还可以选择性减少海马释放5-羟色胺（5-HT）。

尼古丁具有兴奋中枢的作用，可引起震颤，加大剂量可导致惊厥。呼吸兴奋是尼古丁最显著的作用，小剂量的尼古丁通过颈动脉体和主动脉体化学感受器产生呼吸兴奋；大剂量直接作用于延髓的相应受体引起呼吸兴奋。中枢神经系统过度兴奋后可转入抑制，过量的尼古丁可因中枢麻痹或外周呼吸肌阻滞而死于呼吸衰竭。尼古丁另一中枢作用是致吐。

在吸烟者及尼古丁治疗的动物中，发现尼古丁可引起N受体的数量增加，N受体数量的增加是通过环磷酸腺苷－蛋白激酶A系统调节的，并非是N受体表达的增加，而是其降解减少，N受体数量的增加是尼古丁耐受的主要原因。另外尼古丁可激活脑内奖赏（reward）系统，形成精神依赖性，这是吸烟者戒烟困难的原因之一。

（二）外周神经系统

尼古丁兴奋植物神经节N受体。小剂量尼古丁可直接刺激神经节细胞，抑制神经冲动的传导，抑制内脏神经对刺激的反应。尼古丁对肾上腺髓质和神经肌肉接头也呈双向作用。尼古丁能刺激一些感觉神经受体，如皮肤、肠系膜、舌、肺、胃等对牵张及压力刺激起反应的机械感受器、颈动脉体化学感受器、皮肤和舌的热感受器及痛觉感受器。预先注射N受体阻断药六烃季胺可阻断这些反应。

（三）其他系统

1. 心血管系统

静脉注射尼古丁可引起心率加快及血压升高，其中血压升高反应较为持久。

2. 胃肠道

尼古丁刺激副交感神经及交感神经节、胆碱能神经末梢，引起胃肠道平滑肌张力增高，蠕动加强，导致恶心、呕吐，甚至腹泻。

3. 外分泌腺

可增加唾液及支气管黏液的分泌，随后可转入抑制。

三、尼古丁制剂

吸烟时通过呼吸道吸收烟草的多种化学成分，且可污染环境；药用的尼古丁制剂除了成分单一之外，吸收稳定可靠，对环境无污染。尼古丁很容易通过皮肤、黏膜及肺吸收进入血液，根据尼古丁的这种吸收特性，目前有以下几种常用制剂：

1. 尼古丁口香糖

尼古丁口香糖（nicotine gum）可分为2mg和4mg两种剂型，生物利用度（F）分别为43%及30%，血浆峰浓度（Cmax）分别为4~5ng/ml及6~7ng/ml，达峰时间（Tmax）约为30分钟。常用剂量为5~10片/天，在此用量下血浆峰浓度不超过10ng/ml和15ng/ml，比吸烟所能达到的尼古丁血浆峰浓度低。

本品给药方式灵活，使用者可根据自身需要随时调整剂量，但对咽喉、胃有局部刺激作用，产生恶心、呕吐、消化不良、呃逆等不良反应，不断的咀嚼尚可引起咽喉部肌肉酸痛、咀嚼肌肥大，这些均轻微且持续时间短，一般都能耐受。

2. 尼古丁贴剂

尼古丁贴剂（nicotine patch）可分白天给药型（15mg）和昼夜给药型（21mg或22mg），所有贴剂平均每小时释放0.9mg，Cmax为13~23 ng/ml，Tmax为4~9小时。由于吸收不稳定，血药浓度波动较大，昼夜血浆浓度高低可相差2~6倍。在正常情况下，上午的血药浓度较低。

尼古丁贴剂使用方便，但剂量固定，病人不能根据自身需要调整剂量。主要副作用是局部皮肤反应，在使用昼夜型尼古丁贴剂的人群中偶有睡眠障碍，如噩梦、失眠等，持续时间不长。

3. 尼古丁喷鼻剂

尼古丁喷鼻剂（nicotine nasal spray，NNS）单个剂量可提供1mg尼古丁，F约为60%，Cmax为3~5ng/ml，Tmax为5~10分钟，如每小时使用1、2或3次，12小时后血药浓度可分别达到6、13或18ng/ml。本制剂使用方便，吸收快，作用迅速，但吸烟时，吸入10秒钟后尼古丁就能到达脑，故本制剂仍不及吸烟迅速。

使用尼古丁喷鼻剂初期，副作用较多，常见鼻咽部刺激症状，如流涕、流泪、咳嗽、喷嚏，10%～15%的使用者可出现恶心、头痛、嗜睡、心悸、出汗等全身症状，这些症状均可在短期内自行消失。

4. 尼古丁烟嘴

尼古丁烟嘴（nicotine mouthpiece）内有一个含10mg尼古丁及10%薄荷醇（用以掩盖尼古丁气味及减少刺激）的多孔塞，使用者通过吸入多孔塞中的尼古丁而达到目的，一根烟嘴吸用20分钟，大约可吸收尼古丁4～5mg。在室温下通过多孔塞吸入尼古丁的浓度为2μmol/L，这样吸入50ml的气体可提供尼古丁0.1μmol，同样情况之下吸雪茄烟可提供1μmol尼古丁。研究显示，每15秒深吸一次烟嘴（持续5秒）连续20分钟，尼古丁血药浓度可达8.1ng/ml，连续8小时可达8.4ng/ml（雪茄是22.9ng/ml）。

尼古丁烟嘴是一种相对较弱的制剂，获得尼古丁量的多少完全取决于使用者的努力程度。有研究显示，吸用烟嘴后，只有极少量尼古丁进入肺部，大部分沉积于颊黏膜及上呼吸道，引起咳嗽等咽喉部刺激症状，少数病人出现恶心、头痛、心悸等全身症状。不过，目前尼古丁烟嘴的副作用在所有尼古丁制剂中是最轻的。

四、尼古丁的应用

（一）戒烟

戒烟有行为学依赖和尼古丁依赖双重问题。应用尼古丁制剂可以预防或减轻戒烟时的戒断症状，然后逐渐减量，最后完全戒除。尼古丁用于辅助戒烟不仅可以帮助机体建立胆碱受体的再适应过程，同时可以减少烟草中其他有害成分（如焦油、CO等）

对呼吸道、心血管等的损害，并消除对环境的污染。

应用尼古丁制剂戒烟时，首先让吸烟者彻底戒烟，同时应用尼古丁制剂来对抗戒烟后产生的各种不适症状；在应用尼古丁4~6周后再逐渐减量，根据吸烟者的反应，确定使用尼古丁的时间长短。由于不同尼古丁剂型在药动学及使用方面各有特点，因此，不同剂型联合应用，可取长补短，是最佳选择。目前对重度吸烟者来说，尼古丁贴剂和口香糖或喷鼻剂合用已被推荐为尼古丁戒烟替代疗法的一线药物，临床上已有上述联合用药的许多研究，研究均显示联合用药的戒烟成功率比单一用药的成功率约高17%~24%，差异显著。

在戒烟治疗中联合应用N受体拮抗剂美加明、抗抑郁药多塞平、颠茄类生物碱山莨菪碱或戒烟新药Zyban等可显著增加疗效。

（二）变性性神经病

变性性神经病是由于中枢神经系统的神经元、神经组织退行性变导致的有一系列精神-神经症状的疾病，最常见的是阿尔茨海默病（AD）和帕金森病（Parkinson disease，PD），随着人口老龄化，发病率有不断上升趋势，但至今尚无有效的方法来控制这类疾病的发展。

1. 阿尔茨海默病（AD）

许多研究提示AD的发病不仅与中枢胆碱能系统的活性降低有密切关系，AD还与中枢谷氨酸能系统、NE、5-HT功能减弱及神经肽合成异常有关。尼古丁可以增加胆碱受体的数量及其受体与激动剂（尼古丁和ACh）的亲和力，刺激脑内胆碱能神经元分泌ACh。另外，尼古丁尚能刺激脑内DA、NE、5-HT的释放，诱导神经生长因子mRNA的表达，增加大脑对葡萄糖的利用。动物认知行为研究发现，尼古丁能够改善动物的学习和记忆能力，在一些药物（如美加明）诱导或中枢损毁的痴呆动物模型上尤其明显；在大鼠整体及离体实验研究发现长期慢性的接触尼古丁具有神经元保护作用。

流行病学研究显示，AD 的发病率与吸烟呈负相关，并随着吸烟量的增加发病率进一步减少，而且吸烟能推迟 AD 的发病年龄，Katayama 对 22 例痴呆病人连续 2~4 周使用尼古丁后进行智力测验，发现其注意力、反应性和认知能力等都有不同程度的提高。也有人认为吸烟者易患老年性痴呆，且尼古丁对学习记忆有损害作用，因此尼古丁在 AD 病人中的应用还有待于进一步研究。

2. 帕金森病（PD）

PD 又称震颤麻痹，主要病变在黑质和纹状体，表现为 DA 能神经元减少；黑质、蓝斑和迷走神经背核等部位的神经元减少，黑质有程度不等的胶质增生；纹状体中 DA 及其代谢产物高香草醛酸明显减少，5-HT、NE 也有降低。

经研究发现，吸烟与 PD 的发病有负相关性，吸烟对 PD 有保护作用，吸烟及咀嚼尼古丁口香糖能暂时改善 PD 病人震颤、僵直及运动迟缓的症状。尼古丁治疗 PD 尚需解决最佳给药方式、剂量和与其他 PD 治疗药物的相互作用，这些问题需用双盲随机对照的前瞻性研究加以解决。

3. 其他

目前发现尼古丁制剂在其他一些疾病中可能也具有治疗价值，如溃疡性结肠炎，口疮溃疡（用尼古丁口香糖局部治疗）及图雷特综合征（Turette syndrome）等。另外，对注意力缺失、抑郁、焦虑障碍、精神病等也有一定作用。

（三）不良反应

1. 尼古丁依赖

尼古丁依赖取决于尼古丁的剂量、获得的途径及速率，吸烟最容易成瘾，其次是尼古丁口香糖、喷鼻剂，尼古丁贴剂由于吸收缓慢，基本无依赖性。尼古丁制剂能引起精神依赖性，停用后可出现一些戒断症状，使用时应加节制。

2. 其他

尼古丁本身不会像吸烟那样导致众多的癌症，但可能增加口腔及咽喉的癌症发生率；与慢性阻塞性肺部疾病无直接相关性；通过刺激交感神经影响心血管系统。尼古丁对胎儿有害，因此，怀孕期间应禁用尼古丁制剂。用药过量可发生急性中毒，出现恶心、呕吐、腹泻、腹痛、头痛、头晕、听视力障碍、精神混乱及全身无力等，严重的尼古丁中毒可很快导致血压下降、呼吸困难、周围循环衰弱，如不及时抢救，病人可在数分钟之内死于呼吸衰竭。

为什么许多人明知吸烟有害却不想戒烟呢？这主要是因为烟害具有隐蔽性、诱惑性、依赖性、选择性和累积性。隐蔽性是指吸烟对人体的危害往往要经过很长时间才能显现出来；除了社会、行为方面，烟草所含的尼古丁能使人解乏消愁而具有诱惑性；依赖性是指人体对尼古丁的依赖，难以戒断；选择性是指并非吸烟的人都成瘾或患病，只有那些对烟雾中的有害物质易感的人容易患病；累积性则指吸烟的危害性累积到一定程度才表现出来，且是不可逆转的。

第二节　饮酒与乙醇

酒是含乙醇的饮料。根据酒的酿造方法，将酒分为蒸馏酒、发酵酒和配制酒。属于蒸馏酒的白酒为我国所特有，是粮食酿成后经蒸馏而成，酒精浓度高。发酵酒包括黄酒、啤酒、葡萄酒、果酒等。配置酒是以发酵酒、蒸馏酒或食用酒精为酒基，加入可食用的花、果、动植物或中草药，采用浸泡、煮沸、复蒸等不同工艺加工而成的改变了原酒基风格的酒。在我国酒类产量和消费量中，啤酒和白酒分别位居第一和第二。

酒的化学成分复杂，主要有醇类和醛类。乙醇是酒的主要化学成分，具有广泛的毒性；甲醇是剧毒物质，主要损害视神经和视网膜；脂肪醇毒性也较大。醛类是在白酒的发酵过程中产生的，毒性大于醇类，尤其是甲醛毒性最大，而乙醛是酒中的主要致癌物质。此外，酒还含有酯类、杂醇油、氰化物、黄曲霉菌、农药、铅等有害物质。

饮酒是一种极为普遍的社会公众行为，由饮酒而带来的医学问题和社会问题日益突出，如酒依赖发生率及酒相关的精神障碍和躯体疾病发生率呈上升趋势。目前公众对酒滥用和酒依赖的知识了解甚少，对酒依赖的危害认识不足，广泛深入的宣传和教育迫在眉睫。

一、体内过程

（一）吸收

乙醇是一种脂溶性小分子，可迅速透过生物膜完全地被胃肠道吸收。空腹饮酒后 15 分钟吸收 50%，30 分钟吸收 60% ~ 90%，2 ~ 3 小时全部吸收。20% ~ 25% 的乙醇立即在胃内吸收，其余全部在小肠内吸收。如胃肠道内存在食物，特别是脂类食物和牛奶，则可显著减慢乙醇的吸收速率，使完全吸收时间延缓至 2 ~ 6 小时以上。如口服大量或高浓度的乙醇，由于引起幽门痉挛反而延缓吸收。饮酒后血乙醇浓度可在 30 分钟至 1 小时达到高峰。

（二）分布

乙醇以简单扩散的方式分布于全身各种组织和体液，在血液中的比例较高，且血流供应丰富的组织乙醇含量也高，如脑、肝、肾。人在休息时，骨骼肌血液供应较少，骨骼肌内的乙醇浓度在1小时后才与血液达到平衡。这种缓慢的肌肉分布方式，使得血液和脑内乙醇浓度开始较高，1小时后急剧下降。乙醇也能通过胎盘屏障进入胎儿血液循环，已经证实孕妇嗜酒可对胎儿产生影响。女性体重低于男性，而脂肪比例较高，体液比例较男性低。当女性与男性饮同等量的酒时，血液中乙醇浓度相对高些，可见，酒对女性健康影响可能更大。

（三）代谢

进入体内的乙醇约90%～98%在肝脏内被氧化代谢成二氧化碳和水，同时可释放出大量热能，100g乙醇氧化时可产生750kCal热能，但不能贮存于体内，且乙醇缺乏其他营养价值。人对乙醇的消除属零级代谢动力学，平均每小时消除速率是100mg/kg，即成人每小时可恒定消除乙醇约7g（9ml）。乙醇在肝内的代谢可分为三个步骤：①乙醇经乙醇脱氢酶作用氧化为乙醛，二磷酸吡啶核苷酸（辅酶Ⅰ）起中间体作用接受氢原子，这一阶段速率恒定，是决定乙醇在体内消除速率的主要步骤；②乙醛经乙醛脱氢酶（ALDH）氧化为乙酸；③由乙酸氧化形成二氧化碳和水。

不同种族、不同性别及不同个体，代谢乙醇的酶尤其是ALDH的含量和活性不同，并由此决定个人的酒量。研究表明，西方人种的ALDH活性强于东方人种，女性的平均含量比男性高。ALDH含量低甚至缺乏的患者，乙醛的代谢慢，体内乙醛蓄积较多，易引起头痛、头晕、脸红、心跳等，从而限制饮酒。ALDH活性强的人，乙醛代谢快，饮酒量大，更易产生酒滥用和酒依赖。

（四）排泄

约2%～10%的乙醇以原型由肾脏或肺排出，也有少量乙醇从汗液、唾液及泪液中排出，但不经粪便排泄。通过检测人尿液或呼出气乙醇，可判断被测者是否饮酒。呼出气中乙醇浓度为血浓度的1/2300，检测呼出气的乙醇浓度比测尿中浓度能更准确反映血中乙醇浓度。

酒饮前或饮酒的同时适量进食蛋白质和脂肪，不仅可减少酒的吸收，还可保护胃黏膜。同样是酒消费大国，法国和意大利因为有不同的饮酒习惯，两国的酒依赖发病率不同。意大利人饮酒时习惯吃一些肉食，而法国人在饮酒时不习惯吃东西，这可能是意大利酒依赖发病率低而法国酒依赖发病率较高的原因之一。

二、药理作用

（一）中枢神经系统

乙醇是非特异性的中枢神经系统抑制剂。主要效应是分级抑制突触传递，首先是大脑皮层，其次为脊髓，最后为延脑。随着乙醇血浓度的增加，可相继出现：①兴奋期（欣快期） 所有反应的速度和精确度均下降，约束能力差，情绪不稳定，易激动、健谈。乙醇所引起的兴奋作用，实质上是一种脑抑制性神经机制受抑制后产生的脱抑制现象；②运动失调期 口齿不清，步态不稳，动作不准确，自控能力下降；③昏睡麻醉期 为典型的“酒醉”期，乙醇血浓度可达300 mg%，抑制生命中枢，400 mg%以上时可因呼吸衰竭致死。此外，乙醇还可引起严重视力下降、欣快、镇痛等。

（二）心脑血管系统

乙醇能扩张皮肤血管，引起温暖、潮红，同时降低体温。对心血管系统的影响与乙醇剂量相关，小剂量（50mg%以下）可兴奋心肌，使心率加快、心输出量增加、收缩压及脉压升高；亚中毒剂量（50mg%～100mg%）乙醇可使血管扩张、血流量增加、皮肤温暖发红；急性中毒剂量（200mg%以上）可抑制心血管，心肌收缩力减弱、心排血量降低、血管扩张及血压下降；严重酒精中毒剂量（300mg%）时，脑血管阻力下降，脑平均血流量增加，但大脑的氧摄取量大大降低。

（三）消化系统

适量饮酒对胃肠运动与分泌无显著影响。低浓度乙醇可刺激胃泌素和组胺释放，使胃酸分泌增加；高浓度对胃黏膜有强刺激作用，甚至使胃黏膜出血，呈急性胃炎状态，严重者可致胃出血。乙醇对肝脏的影响特别值得引起注意，可增加肝脏脂肪的合成率，使嗜酒者的肝脏出现脂肪蓄积，造成脂肪肝。乙醇中毒与肝硬变有密切关系，连续大量饮酒有害于肝功能。

（四）其他

服用大量乙醇后可抑制中枢抗利尿激素释放，引起尿量增加。男性长期饮酒可影响雄激素的生成。乙醇对胚胎有毒理作用，使胎儿死亡率增加。乙醇可用于物理降温，还可用于皮肤杀菌。乙醇能增加白内障的发生率，抑制细胞免疫功能，降低机体免疫力。

三、乙醇与其他药物的相互作用

酒是日常生活中经常饮用的饮料，很可能与其他药物共用，因此，乙醇与其他药物的相互作用具有重要意义。乙醇与巴比妥类催眠药合用表现出显著的协同作用，在人体血乙醇浓度为100mg%时，如血中苯巴比妥浓度达到0.5mg%即可导致死亡，而乙醇和苯巴比妥单独应用时的致死浓度分别为500mg%～800mg%和10mg%～29mg%。三环类抗抑郁药对饮酒者也是禁忌的，两者协同可产生明显的中枢抑制和低体温性昏迷。乙醇对其他许多中枢抑制药也有协调作用，这些药物包括溴化物、水合氯醛、苯二氮䓬类等。中枢兴奋药也可能加重乙醇戒断症状的精神运动性兴奋。乙醇的扩血管作用可增强其他血管扩张药的效应。

胰岛素依赖型的糖尿病患者，大量饮酒后可出现低血糖，有死于昏迷的报道；饮酒的同时应用口服降血糖药物可引起严重低血糖症。乙醇还能增强利尿剂的利尿作用；增强阿司匹林对胃的刺激作用，可引起严重的出血倾向。长期饮酒亦增强四氯化碳等肝脏毒性物质的毒性；增加工业毒物如汞蒸气和铅的吸收；加重呋喃类抗菌药对中枢神经系统的毒性等。抗厌氧菌和抗滴虫药甲硝唑与乙醇合用，可干扰乙醇代谢造成乙醛浓度增高而导致乙醛中毒。总之，乙醇与其他药物的相互作用十分广泛，需引起注意。

四、乙醇的急性毒性

短时间内大量饮酒，血乙醇浓度可达400mg%以上，引起急性中毒。主要表现为深度昏迷、皮肤苍白冰冷、体温降低、呼吸浅慢、脉搏细速、瞳孔正常或扩大，常因呼吸衰竭致死。一般急性乙醇中毒无需特殊处理，加强监护，防止意外，使其安睡，注意保暖。抢救严重急性乙醇中毒病人时，用人工呼吸机维持呼吸功能；肌内注射苯甲酸钠咖啡因0.5g，或浓茶直肠灌洗，有助于昏迷病人意识恢复；静脉注射纳洛酮有助于逆转乙醇中毒性昏迷症状。另外，口服100g果糖能使乙醇消除速率增加30%～60%，服用这种剂量的果糖，可产生恶心及上腹部疼痛等不良反应，因此，虽有肯定的临床价值，但不能被广泛接受。

五、乙醇的慢性毒性

长期大量饮酒可导致慢性乙醇中毒，对机体产生许多严重而广泛的损害。

（一）神经系统毒性

脑组织血流丰富，饮酒后脑内乙醇分布最多，而中枢神经系统是对乙醇最敏感的器官。因此，饮酒后神经、精神症状最明显。长期大量饮酒所致的饮酒性脑损害可能与多种因素有关：①

乙醇对人类大脑有直接神经毒性作用，长期大量饮酒使脑细胞脱水、变性、坏死，使神经元胞体萎缩、轴突减少，形成弥漫性脑萎缩；②乙醇及其代谢产物可抑制蛋白质合成，干扰细胞膜的功能，抑制 Na^+、Ca^{2+} 转运，降低神经突触的传递功能，抑制神经元的兴奋性；③进食减少引起的营养不良，引起维生素（主要是维生素 B_1、维生素 B_6，烟酸等）缺乏，可导致脑代谢障碍，对基底节、间脑、脑干上端和乳头体等部位损害较重，特别是乳头体明显萎缩；④与酗酒相关的代谢性改变，如乳酸产生增加等；⑤酒依赖对其他器官的损害如肝病，间接影响中枢神经系统。

约 15%慢性乙醇中毒者可发展成为各种精神病，且某些乙醇中毒性精神病难以与其他一些退化性器质性脑综合征相区别。乙醇中毒性精神病的主要临床表现有：记忆障碍、兴奋多动、幻听、毁物伤人、自言自语、幻视、被害妄想、淡漠呆滞、哭笑无常、紧张恐惧、关系妄想、情绪不稳、定向障碍、语无伦次等。主要精神－神经改变有如下表现：

1. 震颤性谵妄（alcohol withdrawal delirium）

通常发生于过度饮酒 2～6 周并已戒断乙醇的嗜酒者，在手术、创伤或重病之后发生，发作时体内已无乙醇。发作初期表现为不安、失眠、震颤、恐惧、出汗及头痛；随后出现幻觉和谵妄，幻觉主要表现在视觉和听觉，也可有触觉，还包括严重恐怖感，有时还发生惊厥。谵妄持续三四天，在深度睡眠后消失。

2. 顺行性遗忘（anterograde amnesia）

酒后忘事是常见现象。部分酒依赖者在饮用一定量酒后，虽然意识清楚，言谈举止基本正常，可事后对饮酒期间及酒后一段时间内发生的事却丧失记忆。这种近期记忆损害表现为顺行性遗忘。遗忘的时间从数分钟到一两天不等。初期饮酒者也可出现近期记忆损害，反复出现近期记忆损害则是酒依赖的特征性标志之一。

3. 乙醇相关性痴呆

约 8%的酒依赖者出现痴呆，且与其他原因所致的痴呆难以区别。主要表现为认知能力进行性衰退，学习、利用新知识及解决问题的能力明显下降，远期记忆受损，易激惹，情绪不稳定。晚期患者常不注意仪表及社会行为规范。头颅 CT 常显示出脑萎缩，病检发现弥散于大脑皮质的点片状或斑块状脑组织变性、坏死。乙醇相关性痴呆发病早期很隐蔽，往往被家人甚至专业人员忽视。

4. 小脑变性

小脑主管平衡、肌肉间的共济协调运动。乙醇损害小脑后，常表现为步态不稳、行动笨拙、口齿不清等。共济失调的发生与饮酒量无直接关系，可能与个体素质、营养状况等有关。乙醇相关性小脑变性的病变区域较局限，但持久。

5. 多发性神经病变

大部分酒依赖者都会出现多发性神经病变。患者的感觉神经、运动神经及植物神经系统均受损，神经髓鞘发生变性。病变呈对称性，两侧肢体的损害程度相同，且从远端（手、足）向近端发展呈向心性。多发性神经病变进展缓慢，早期常先有轻度感觉异常，逐渐加重，表现出麻木感、灼热感、蚁行感，感觉异常部位呈手套、袜子样分布，有戴着手套、穿着袜子之感。严重者感觉消失，运动觉、位置觉等丧失。主要与维生素 B_1 缺乏、压迫性神经病变等因素有关。

6. 其他

长期过度饮酒可引起“慢性醇性腐化”精神病，主要症状为脸部毛细血管扩张、“自负”面容、肌肉软弱、轻微震颤和意志薄弱等。酗酒可诱发癫痫发作，尤其是反复饮酒－戒酒－复发，可增加癫痫发作的危险性。威尼克病、柯萨科夫综合征等是酒依赖者特有的脑病。

（二）心血管系统毒性

长期大量饮酒可对心脏产生各种毒性反应，包括乙醇性心肌病、冠状动脉疾病、心绞痛和心脏电活动异常等。

1. 乙醇性心肌病

多发于有10年以上大量饮酒史的30～50岁男性。起病多隐匿，也可突然发病。主要表现为心悸、气短、充血性心衰、心律失常等。X线检查心脏呈普遍性扩大，心电图检查可发现心律不齐、Q－T间期延长、S－T异常等。治疗的关键是戒酒。

2. 高血压

中重度饮酒者血压高于不饮酒者。酒滥用是高血压的危险因素，高血压与饮酒有直接关系。一般情况下，在停酒的前2～3周，血压可持续处于高压状态，此后逐渐恢复正常。

3. 冠心病

流行病学调查显示轻到中度的饮酒可减少急性心肌梗死发病率和冠心病的死亡率。表8－1是对冠心病相对危险性的回顾性

表8－1 饮酒对冠心病的相对危险性（relative risk，RR）

饮酒程度	住院RR（n＝756）	死亡RR（n＝600）
不饮酒者		
终生未饮酒者（对照）	1.0	1.0
戒酒者	1.0（0.7～1.4）	1.0（0.8～1.4）
饮酒者		
＜1次/月	0.9（0.7～1.2）	0.9（0.8～1.2）
＜1次/天，＞2次/月	0.7（0.5～0.8）***	0.8（0.6～1.0）
1～2次/天	0.6（0.4～0.8）***	0.7（0.6～0.9）***
3～5次/天	0.6（0.4～0.8）***	0.6（0.6～0.9）**
＞6次/天	0.6（0.2～1.1）	0.8（0.5～1.4）

注：与终生未饮酒者比较，** $P<0.01$，*** $P<0.001$；括号内为95%可信限；饮酒次数参照饮用标准酒饮料（红酒、白酒或啤酒）的次数，＞3～5次/天为重度饮酒者。

分析，表明适量饮酒可以减少冠心病病人住院和死亡的危险性；重度饮酒发病的危险性较高。可能与乙醇增加高密度脂蛋白（HDL）的水平、降低低密度脂蛋白浓度、降低血小板的粘附性、扩张冠状动脉增加冠脉流量等有关。

（三）消化系统毒性

长期酗酒对消化系统各部位均可引起损害。消化道黏膜在乙醇的长期刺激下，可产生溃疡甚至癌变。对胰腺的损害主要是引起急性胰腺炎。对肝脏损伤最严重。

1. 乙醇性肝炎和肝硬变

肝脏损害可有几个阶段：最初出现急、慢性乙醇性肝炎，进而形成乙醇性脂肪肝；继而发生肝脏纤维化；再进一步的损害就是肝硬化。乙醇性肝炎的临床特征相似于其他类型中毒性肝炎或肝硬变。包括发热、黄疸、右上腹痛、腹部肿胀等症状。

2. 慢性胃炎

饮用含醇量40%以上的烈性酒，对胃黏膜有强烈的刺激性，长期饮用后70%嗜酒者患慢性胃炎，50%患消化不良症。

3. 营养不良和代谢失调

嗜酒者对其他食物需要大大减少，造成蛋白质、维生素和矿物质的供应不足，同时乙醇还直接影响营养物质的吸收。乙醇中毒可降低肝糖原水平，甚至当饥饿引起肝糖原显著下降时乙醇还可进一步使之减少；还明显抑制糖原异生作用，即由乳酸、丙酮酸等形成葡萄糖和糖原的过程。长期酗酒能引起低血糖昏迷。乙醇能抑制白蛋白和其他特殊蛋白质的合成，而使酗酒者对感染的抵抗能力减弱。乙醇促使丙酮酸转化为乳酸，导致尿酸排泄减少，引起继发性高尿酸血症而致痛风。

（四）乙醇中毒性肌病

乙醇中毒性肌病是一种罕见而又有潜在危险的并发症，患者均有数十年以上的嗜酒史，具有以下临床表现。

1. 急性型

长期嗜酒者于一次大量饮酒后发生，主要表现为肌肉软弱、疼痛、肿胀或无血色，臀部和肩较明显，肌肉软弱有时可持续几周或几个月。严重者可出现痛性痉挛、发热、酱油色尿和急性肾功能衰竭。

2. 慢性型

早期多为弥漫性肌无力，病情呈进行性发展，并有特征性近端无力，患者行走困难，严重者不能站立及坐下，甚至完全瘫痪。肌萎缩、肌触痛及腱反射减弱或消失等也较常见。本病患者肌电图检查均显示肌病的改变，肌肉活检也显示节段性纤维坏死与空泡变性，严重者细胞肿胀、线粒体和肌丝破坏。大量横纹肌分解产生肌红蛋白可导致急性肾功能衰竭。

（五）其他

酗酒可造成中老年人骨质疏松；影响青少年生长发育和代谢；诱发慢性阻塞性肺病急性发作和呼吸衰竭；可导致男女性腺萎缩，性腺内分泌功能下降和性功能低下；乙醇可损伤精子，可引起流产、畸形儿、低能儿等。有证据表明乙醇具有致癌作用，大量饮酒可增加舌癌、口腔癌、咽癌、食管癌、喉癌和肝癌发生的危险性，饮酒与吸烟也具有协同作用，可进一步增加癌症的危险性。

> 全国肿瘤防治研究办公室公布：我国恶性肿瘤死亡率已上升到108.39/10万，占人口总死亡率的17.94%。造成人口死亡的主要恶性肿瘤依次是胃癌、肝癌、肺癌、食管癌、直肠癌、结肠癌等。这些癌症均与烟酒有关。酗酒者发生肝癌、肺癌、食管癌、咽喉癌等比不饮酒者高10倍以上。

六、乙醇依赖性

（一）乙醇依赖性的特征

乙醇依赖是由于饮酒所致的对酒渴求的一种心理状态，可连续或周期性出现，以体验饮酒的心理效应，有时也为了避免断酒所致的不适感，这种渴望往往很强烈。乙醇依赖性具有下列基本特征：

1. 精神依赖性

精神依赖性俗称"心瘾"、"酒瘾"，指酒依赖者对酒存在的渴求心理，有强烈的心理体验。正常人对酒也有一定渴求心理，但不一定成"瘾"。当出现难以自制地渴求饮酒时，就表明精神依赖性已形成，此时依赖者把饮酒视为生活中的要事。

2. 耐受性

反复饮酒一定时期后，需要不断增加酒量，才能达到原来的效果，这种现象称为耐受性。耐受性的形成是由于大脑对长期、重复饮酒已适应。耐受性形成快慢与个体素质、饮酒方式、酒的类型等因素有关。大多数人耐受性产生较快，但酒依赖进展到后期，耐受性反而降低，饮酒量减少。这可能是由于大脑适应能力降低、肝脏功能受损引起乙醇代谢能力下降等所致。

3. 对饮酒行为失去控制

对饮酒行为失去控制是酒依赖者的突出特征之一，对酒依赖的诊断有重要价值。

4. 躯体依赖性

当停止饮酒或酒量骤减时，身体出现一系列的戒断症状，表现为焦虑、烦躁、抑郁、睡眠障碍（失眠、易惊、无法入睡等）、恶心、呕吐、厌食、发冷、出汗、心慌等，严重者可出现震颤、幻觉、意识障碍、癫痫发作等。为避免出现断酒后的痛苦体验，依赖者可不顾及时间、地点、场合而饮酒。躯体依赖性是诊断酒依赖的充分条件，只要有躯体依赖性，即可确立酒依赖的诊断。

4. 出现各种并发症

当酒依赖进展到一定阶段，全身各器官系统都会受到损害。

最常见的有乙醇相关性肝病、乙醇相关性心肌病、胎儿酒综合征等。

酒依赖性除具有上述基本特征外，还有各种各样的常见表现：①饮酒的强迫感，一经饮酒则不能停止；②固定的饮酒模式，必须定时饮酒，以解除或避免戒断症状的出现；③饮酒已成为一切活动的中心，影响到事业、家庭、社交和娱乐等；因饮酒常与家人尤其配偶争吵，影响家庭和睦；④饮酒量逐渐增加；⑤常独自饮酒或借酒浇愁；⑥睡前饮酒，或晨起饮酒；⑦有藏酒行为，或无计划饮酒；⑧因为饮酒影响工作，甚至出现各种事故；⑨多次戒酒，时间不长又复饮，不能控制；⑩人格扭曲，常因饮酒而说谎、欺骗、偷盗、强词夺理，丧失责任心。

此外，酒依赖还具有躯体特征。查体时，遇下列体征时，应高度怀疑酒依赖慢性中毒的可能，应作进一步询问和检查。①各种外伤，身上有多处与手术无关的疤痕；②两手震颤；③面部呈过早衰老的容貌，有蜘蛛痣、酒糟鼻；④伸舌有震颤；⑤肝脾肿大，腹水；⑥胰腺炎；⑦步态不稳，肌肉萎缩，手脚心出汗；⑧眼球震颤或眼肌麻痹。

（二）戒酒综合征的表现

戒酒综合征（uncomplicated alcohol withdrawal）是指酒依赖者突然停止饮酒或骤然减少饮酒量时出现的一组症状。多在停酒后6~28小时出现症状，表现为心烦、失眠、颤抖、幻觉、抽搐等。戒酒综合征的出现，标志着躯体对酒已产生了依赖，酒依赖已形成。影响戒酒综合征的出现时间及严重程度的因素很多，包括饮酒速度、饮酒量、酒的类型、年龄、身体状况等。总的来说，饮酒量大、饮用高酒精度酒、年龄大、身体状况差、既往发作的戒酒次数多，戒酒后症状严重。

（三）戒酒治疗

乙醇有精神依赖性和身体依赖性，因此，戒酒治疗包括两个方面，即控制戒断症状和防止再次饮酒。酒依赖者对酒有强烈渴求和身体依赖性，往往不能自拔。因此，除了轻症以外，一般应在住院条件下戒酒，而且住院期间也应杜绝一切酒的来源，以保证戒酒成功。另一个非常重要的方面是利用社会力量对嗜酒者进行宣传教育，加强心理调控和治疗，是戒酒成功的要因，是任何药物不能替代的。

1. 控制戒断症状

戒酒治疗一般不用递减法。可用镇静催眠药或抗焦虑药，如地西泮（安定）、舒乐安定等对抗戒酒引起的兴奋、焦虑、失眠、震颤等症状。有幻觉等精神症状者，可用小剂量泰尔登等抗精神病药治疗。此外，及时纠正水、电解质平衡失调；补充营养物质和维生素；对伴有严重脑功能障碍者，使用能改善脑代谢的药物。

2. 防止再次饮酒

1940年，Voegtlin 应用阿朴吗啡和催吐剂依米丁（吐根碱）的厌恶疗法，有2/3的病人取得明显的效果。1948年，丹麦学者首先介绍使用双硫醒（disulfiram，antabuse）戒酒，到目前此药仍是重要的戒酒药之一。对于健康状况较好又肯合作者，可以用双硫醒戒酒。双硫醒使乙醇代谢阻断于乙醛氧化阶段，饮酒后血中乙醛浓度增高，5～10分钟后出现发热感觉、面部潮红、搏动性头痛、心悸、心率加快等，使嗜酒者感到难受，为了避免这种难以忍受的感觉，可加强戒酒的决心。这是一种厌恶疗法，可谨慎地用作戒酒辅助治疗，对严重依赖者，应在医院监护下进行；心血管疾病或年老体弱者禁用或慎用。

防止复发的药物还有：盐酸纳曲酮、乙酰高牛黄酸钙、曲唑酮等。经过长期的临床摸索，发现服用曲唑酮期间，如果饮酒，也可出现轻度的“乙醛样反应”，且对性功能障碍有治疗作用。曲唑酮在戒酒治疗中具有如下优点：①抗抑郁、抗焦虑，治疗失眠，改善酒依赖者的心境，预防因心理因素而导致的复发；②有酒厌恶治疗作用；③可治疗酒依赖者的阳痿，改善性功能，酒依赖者乐于接受；④毒性小，适于长期使用。因此，曲唑酮可用于酒依赖的防复发治疗，尤其适合于伴有抑郁、失眠的酒依赖者。

当今社会，完全禁酒不现实，但有必要提倡科学健康的饮酒方法：①最好饮用发酵酒、低度酒；②饮酒量适宜；③避免空腹饮酒；④饮白酒时，不能同时饮用含 CO_2 的饮料，因其可加速乙醇的吸收；⑤饮葡萄酒时不宜同食萝卜；⑥将白酒烫热后饮用，可使甲醇、乙醛等有害物质挥发；⑦服药后不能饮酒。

第三节 茶和咖啡

一、茶及咖啡的有效成分

(一) 茶的有效成分

茶叶的化学成分复杂，已分离鉴定的化合物有500余种，包括有机化合物450余种，无机成分也有几十种，且因茶叶种类、品种、产地、气候、茶龄、采摘时间、加工方法等而有较大的变化。现已证明，茶叶中与人体健康关系密切的成分主要有生物碱类、多酚类、维生素类、矿物质等。

1. 生物碱类

茶叶中的生物碱主要有咖啡碱（咖啡因）、茶碱和可可碱。三者均为甲基嘌呤类化合物，且作用近似。茶叶中茶碱含量较低，而可可碱在水中的溶解度不高，因此，在茶叶的生物碱中，起主要药效作用的是咖啡因。

咖啡因是茶叶中含量很高的生物碱，达2%～5%。每100ml

茶水中约含40mg咖啡因。咖啡因呈弱碱性，可溶于水，尤其是热水，通常在80℃水温下即能溶解。咖啡碱常与茶多酚成络合状态。

2. 多酚类

多酚类化合物是一类以儿茶素（约含总量的70%）为主的具有生物氧化作用的酚类化合物，已发现有30余种。其含量因茶的品种、制作方法等不同而波动很大。绿茶中多酚类含量为干重的15%~35%，有的品种达40%；红茶因发酵使茶多酚大部分氧化，含量低于绿茶，约为10%~20%。

茶叶中多酚类化合物主要由儿茶素类、黄酮类化合物、花育素和酚酸组成，以儿茶素类化合物含量最高，约占茶多酚总量的70%。在儿茶素类中，有4种主要活性物质：表儿茶素（EC）、表没食子儿茶素（EGC）、表儿茶素没食子酸酯（ECG）和表没食子儿茶素没食子酸酯（EGCG）。其中EGCG含量最高，约占儿茶素的50%左右。

3. 维生素类

茶叶中含有丰富的维生素类，一般分为水溶性（主要为维生素B、维生素C）和脂溶性（主要为维生素A、维生素E）两类。B族维生素含量约为茶叶干重的100~500ppm，其中B_5含量最高，其次为维生素B_1、维生素B_2、维生素B_3、维生素B_{11}等。茶叶中维生素C含量很高，高级绿茶中维生素C含量高达0.5%。维生素A原含量比胡萝卜高，维生素K含量约为300~500IU/g。

4. 矿物质

茶叶中含有多种矿质元素。其中以磷、钾含量最高；其次为钙、镁、铁、锰、铝；微量成分有铜、锌、钠、硫、氟、硒等。

5. 其他

茶叶中含有多达25种氨基酸。其中茶氨酸最多，占氨基酸总量的50%以上。此外，茶叶还含有一些次要的活性成分，如脂多糖、α－氨基丁酸等。

（二）咖啡的有效成分

咖啡与茶、可可一起被称为人类三大饮料，在欧美国家饮用咖啡的历史较长，地域也较广泛，近年来在国内也成为普通饮料。一杯（175 mL）焙制咖啡含咖啡因 85～110mg，另外还有适量的茶碱等。

茶的传统医疗功效包括：少睡、安神、明目、清头目、止渴生津、清热、消暑、解毒、消食、醒酒、去肥腻、下气、利水、通便、治痢、去痰、祛风解表、坚齿、治心痛、疗疮治瘘、延年益寿等24项。近代医学研究又增加了许多茶的医疗功能，如减肥、降血脂、防治动脉硬化、降血压、升高白细胞、抗衰老、抗癌、降血糖、抑菌消炎、减轻重金属毒等。为什么茶叶具有如此多的医疗效能呢？主要与其含有的各种化学物质有关。

二、甲基黄嘌呤类的代谢动力学特点

茶和咖啡中含有的化学成分多，各种成分间又有药动学或药效学上的相互作用，因此难以全面准确地阐述其代谢动力学特点。在此，仅介绍了解较清楚的甲基黄嘌呤类成分。

（一）咖啡因

咖啡因口服吸收快而完全，生物利用度近 100%。血浆蛋白结合率 10%～35%。由于本品脂溶性高，主要以简单扩散方式在体内转运和透过血脑屏障，少部分经低亲和力载体转运至脑内，脑内浓度在口服后 5 分钟即上升，30 分钟达高峰，脑内浓度大致与血浆浓度相等。咖啡因通过肝微粒体混合功能氧化酶代谢，其中 84%去甲基化成为副黄嘌呤，该产物有与咖啡因相同的药理活性。

咖啡因最后代谢成1，7－二甲基尿酸、1－甲基尿酸等排出体外，仅1%～5%以原型排泄。成人咖啡因的$t_{\frac{1}{2}}$为2.5～4.5小时。妊娠、新生儿、肝功能不全、口服避孕药、乙醇、西米替丁等可减慢咖啡因代谢，运动和吸烟可加快咖啡因代谢。

（二）茶碱

茶碱类口服吸收快而完全，生物利用率为96%，有效血浆浓度5～15mg/L。80%～90%药物被肝微粒体混合功能氧化酶代谢。正常人的$t_{\frac{1}{2}}$为7～11小时。新生儿、早产儿、肝硬化、充血性心力衰竭、肺炎、肺心病等情况下，$t_{\frac{1}{2}}$延长，如肝硬化患者$t_{\frac{1}{2}}$可延长至60小时，心力衰竭病人可至80小时。

三、茶叶功效的现代研究

（一）甲基黄嘌呤类的药理作用

甲基黄嘌呤类化合物是茶、咖啡等饮料的主要药理活性成分。甲基黄嘌呤类药物有咖啡因、茶碱和可可碱三种，它们的药理作用特点相似，但作用强度有差异（见表10－2）。据调查，北美1个成年消费者平均每天摄入咖啡因约200～250mg，中国人如饮用2杯茶，摄入咖啡因在140～200mg左右，还有相当量的茶碱，而咖啡因的治疗剂量在160～250mg，因此，饮茶和咖啡引起的药理作用，不容忽略。

表10－2　甲基黄嘌呤类药物作用比较

生物碱	来源	中枢兴奋	心脏兴奋	平滑肌松弛	利尿
咖啡因	咖啡、茶、可可	+++	++	++	++
茶碱	茶	++	+++	+++	+++
可可碱	可可	+	+	+	+

甲基黄嘌呤类药物，结构与腺苷类似，因而可竞争性拮抗腺

苷受体，对腺苷受体亚型 A_1 和 A_2 受体无选择性。另外，可抑制多种磷酸二酯酶，抑制 5－核苷酸酶改变核苷酸代谢，抑制腺苷摄入，抑制碱性磷酸酶活性，但产生这些作用所需的浓度高，在人体很难达到。甲基黄嘌呤类的主要药理作用有下述几方面：

1. 中枢作用

甲基黄嘌呤类药物对中枢神经系统各主要部位均有兴奋作用。小剂量主要兴奋大脑皮质，随着剂量的增加，继而兴奋延髓，在极大剂量时还可兴奋脊髓。咖啡因的中枢兴奋作用最强，茶碱次之。

咖啡因可使人清醒、消除疲劳、减轻困意，使思维清晰、敏捷，提高脑力劳动效率；也可兴奋延髓呼吸中枢，在中枢抑制时更为明显。呼吸兴奋表现为提高呼吸中枢对 CO_2 的敏感性，使每分钟通气量增高；在较大剂量引起的恶心呕吐可能与刺激延髓中枢有关；大剂量可引起兴奋不安、失眠、震颤等，也可导致惊厥。茶碱的中枢兴奋作用比咖啡因弱，但在治疗其他疾病时，成为一种副作用。

长期应用咖啡因可产生耐受性，机制尚不清楚，可能由于腺苷受体或其他有关受体的下调或上调。长期应用咖啡因引起的适应性变化，可增强内源性腺苷的作用，引起咖啡因作用性质的改变。如长期用咖啡因可降低脑缺血损伤的敏感性，降低癫痫发作的敏感性；而短期应用咖啡因则可加重脑缺血损伤，增强癫痫发作的敏感性。长期饮用茶或咖啡时，应注意到这一特点。

2. 心血管系统作用

甲基黄嘌呤类药物可加强心脏收缩力，增加心输出量，而心率可轻度减慢、略快或不变。本类药物直接使血管平滑肌松弛，对肺血管、冠脉和全身血管均有不同程度的扩张作用，但可兴奋延髓血管运动中枢，引起血管收缩，临床血压改变是上述多种作用的整合。对心血管的作用，茶碱强于咖啡因。

3. 舒张内脏平滑肌

本类药物对支气管平滑肌、胆道及胃肠道平滑肌也有较强的舒张作用，尤其对支气管平滑肌。其中茶碱舒张平滑肌作用最强，能对抗组胺、毛果芸香碱、氨甲酰胆碱、氯化钡等引起的支气管痉挛，小剂量茶碱还有调节免疫功能降低气道反应性，故茶碱可用于治疗支气管哮喘。此外，茶碱还用于治疗胆绞痛。

4. 其他作用

本类药物能引起胃液分泌量及酸度增加。本类药物具有一定的利尿作用，通过抑制肾小管对钠离子的重吸收及稀释功能，从而增加尿量。另外对心功能不全的病人可加强心脏收缩力，增加心输出量和肾血流量，提高肾小球滤过率。此作用茶碱强于咖啡因。

5. 不良反应

短期饮用大量茶或咖啡，血浆浓度超过30mg/L时，可出现兴奋、失眠、烦躁不安、神经质、颜面潮红、多尿、胃肠功能失调，严重的还可引起肌肉抽搐、心动过速甚至心律失常。长期大量饮用茶或咖啡（摄入咖啡因 > 600mg/天），可产生类似焦虑状态的综合征，包括焦虑、烦躁不安、失眠等。

（二）其他成分的药理作用

1. 多酚类

茶多酚为高效低毒的天然抗氧化剂，通过清除体内自由基，阻断N-亚硝基化合物的生成，抑制脂氧合酶的活性和脂质过氧化过程，同时也可影响致癌物的代谢活化及对原癌基因和抗癌基因的表达和调控等，具有抗衰老、抗辐射、抗突变、抗肿瘤等作用。近年研究证实，茶多酚还具有降低血脂、抑制动脉硬化、降血压、抑制血小板聚集及保护心肌等作用，可防治心血管系统疾病。儿茶素具有维生素P样作用、抗放射性损伤及治疗偏头痛等作用。黄酮类可促进维生素C吸收，防治坏血病，还有一定利尿作用。

2. 维生素类

维生素 B_5 在人体内以烟酰胺发挥作用，是辅酶Ⅰ和辅酶Ⅱ的重要组成成分。若缺乏维生素 B_5，肝脏和肌肉中辅酶含量减少，可引起癞皮病。维生素 B_1 对维持神经、心脏及消化系统生理功能起重要作用，并促进人体糖代谢，有助于防治脚气病、多发性神经炎、消化功能障碍等。维生素 B_2 对维持视网膜正常功能，防治角膜炎、结膜炎、皮炎等有较好作用。维生素 B_3（泛酸）可抗脂肪肝，预防动脉粥样硬化，防治由泛酸缺乏引起的皮炎、毛发脱落等。维生素 C 作用广泛，可防治坏血病、促进伤口愈合、防治动脉硬化、抗癌等。维生素 A 能维持人体正常发育，维持上皮细胞正常机能状态，防止角化，并能参加视网膜内视紫质的合成。维生素 E 为抗氧化剂，可阻止人体中脂质的过氧化，具有抗衰老效应。维生素 K 可促进肝脏合成凝血酶，利于机体的凝血和止血。

3. 矿质元素

微量元素氟在茶叶中的含量远高于其他植物。氟可预防龋齿和防治老年骨质疏松。硒是人体谷胱甘肽氧化酶的必需组成成分，可刺激免疫蛋白的产生，增强机体的抵抗力，能防治克山病，对冠心病也有防治效果，且有一定抗癌作用。锌可通过形成核糖核酸和脱氧核糖核酸聚合酶而直接影响核酸、蛋白质的合成。缺锌可使儿童和青少年生长发育缓慢，性腺机能减退。锌还利于智力和抗病力。铁、铜与人体造血功能有关。铁在人体中组成血红蛋白，主要参与体内氧和二氧化碳的运输。铜可促进铁构成血红蛋白，是生物催化剂，参与各种氧化酶的构成。

四、饮茶注意事项

茶是饮用最多的饮料之一，同时又因具有复杂的有效成分和众多的药理功效，可预防和治疗多种疾病。应注意机体状况，科学合理地饮茶。

茶中的咖啡因、黄嘌呤类可促进胃酸分泌，可诱发或加重溃疡病。因此，对溃疡病患者切忌过量饮茶或饮浓茶；且溃疡病、慢性胃炎等患者宜饮用红茶，并加适量的牛奶和糖。肠道疾病患者如肠炎、痢疾等，较适宜饮用绿茶。饭前不宜大量饮茶以免稀释、中和胃酸，影响食物消化。

茶可通过多种途径具有防治冠心病的作用，但当其所含的咖啡因达一定量时，可兴奋心脏，加快心律。对伴有明显早搏、心动过速、心房纤颤的冠心病患者不可过量饮茶或饮浓茶。糖尿病患者宜饮用咖啡因含量较少的粗茶。失眠患者，夜间一般忌饮茶。

动物实验证实，饮用中等剂量（20mg/kg）即可致小鼠后代死亡率增加，早期发育迟缓，并有行为改变。此剂量相当于每人每天饮茶 35 克（21 杯），是正常人的 5~10 倍。虽然一般妇女饮茶量与此剂量相差较远，但仍应引起重视。因此，妊娠期和哺乳期妇女不宜饮用浓茶，以免对胎儿和乳儿的发育产生不良影响。此外，茶有收敛作用，可减少乳汁分泌，由此哺乳期妇女也应控制饮茶。

一般不宜用茶水送服药物，否则可降低药效，甚至产生副作用。在服用人参、党参、威灵仙、使君子等中药或铁剂、麻黄碱等药物时，不能同时饮茶。

思 考 题

1. 烟草有哪些有害成分？如何认识吸烟的危害？
2. 尼古丁的药理作用有哪些？有何用途？
3. 简述乙醇的体内过程。
4. 乙醇的药理作用有哪些？

5. 乙醇的急性毒性和慢性毒性各有什么表现？
6. 乙醇依赖性具有哪些特征？
7. 你对戒烟、戒酒有何认识？
8. 茶叶有哪些有效成分？药理作用分别是什么？

主要参考文献

1. 顾鸣敏主编：《医学导论》，上海，上海科学技术文献出版社，2001 年版.
2. 李鲁主编：《社会医学》（第 2 版），北京，人民卫生出版社，2003 年版.
3. 梁万年主译：《家庭医学教程》，北京，高等教育出版社，2003 年版.
4. 傅华主编：《社区预防与保健》，北京，人民卫生出版社，2000 年版.
5. 孙振球主编：《社区医学》，北京，人民卫生出版社，2001 年版.
6. 徐斌、王效道、刘士林主编：《心身医学——心理生理医学基础与临床》，北京，中国科学技术出版社，2000 年版.
7. 刘增恒、何裕民主编：《心身医学》，上海，上海科技教育出版社，2000 年版.
8. 于学忠、高文华：《家庭急症救治》，北京，石油工业出版社，2001 年版.
9. 程延安、段宗明：《实用院前急救》，西安，陕西科学技术出版社，2001 年版.
10. 吴承盛主编：《全科医师临床实用手册》，北京，中国医药科技出版社，2005 年版.
11. 朱豫川、郑海军、冯卫华主编：《常见症状鉴别诊断学》，北京，中医古籍出版社，2001 年版.
12. 彭文伟主编：《传染病学》（第 6 版），北京，人民卫生出版社，2004 年版.
13. 彭文伟主编：《现代感染性疾病与传染病学》，北京，科学出版社，2000 年版.
14. 张学军主编：《皮肤性病学》（第 6 版），北京，人民卫生出版社，2005 年版.
15. 叶任高、陆再英主编：《内科学》（第 6 版），北京，人民卫生出版社，2005 年版.
16. 肖和平主编：《结核病防治新进展》，上海，复旦大学出版社，2004 年版.

17. 郝伟主编:《精神病学》(第5版),北京,人民卫生出版社,2004年版.
18. 江开达主编:《精神医学新概念》,上海,上海医科大学出版社,2000年版.
19. 王祖承主编:《精神病学》(第1版),北京,人民卫生出版社,2002年版.
20. 张亚林:《神经症理论与实践》,北京,人民卫生出版社,2000年版.
21. 沈渔屯主编:《精神病学》(第4版),北京,人民卫生出版社,2002年版.
22. 张明岛主编:《医学心理学》(第2版),上海,上海科学技术出版社,2004年版.
23. 刘继红、熊承良主编:《性功能障碍学》,北京,中国医药科技出版社,2004年版.
24. 魏尔清主编:《药理学前沿,信号、蛋白分子、基因与现代药理》,北京,科学出版社,1999年版.
25. 师建国主编:《成瘾医学》,北京,科学出版社,2002年版.

中文索引